普通高等学校省级规划教材

心理学创新系列教材

护理心理学

第 2 版

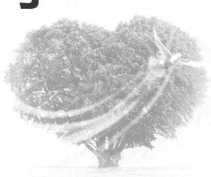

主　编　杭荣华　刘新民

副主编　王雪琴　李正姐　凤林谱
　　　　吴明飞

编　者（以姓氏笔画为序）

　　　　王雪琴　凤林谱　刘新民

　　　　刘　荣　朱　薇　李正姐

　　　　何苗苗　何佩佩　陈　筠

　　　　吴明飞　杭荣华　范佳丽

　　　　金明琦　郑　欣

中国科学技术大学出版社

内 容 简 介

本书分为7个部分,共12章内容:第一部分(第一、二章)介绍护理心理学的基础知识,第二部分(第三、四章)介绍护士职业心理素质及护患关系,第三部分(第五、六章)介绍心理应激与心理健康的知识,第四部分(第七章)介绍心理护理的概述、程序和心理护理诊断,第五部分(第八、九章)介绍临床心理护理的常用技术,第六部分(第十章)介绍心身疾病的心理护理,第七部分(第十一、十二章)介绍不同年龄、不同阶段及临床各科疾病的心理护理。本书的特色在于强调护理心理学知识在临床实践中的实用性和可操作性,体现了先基础后理论、理论和实践相结合的原创。在本书的编写形式上,每一章都以临床真实案例引出相关主题,在章节中使用丰富的图表和专栏,在章节末列出思考题等,从而提高学生学习的兴趣,便于学生更好地理解和掌握知识点。

本书适用于高等医学院校护理专业的本科生、专科生以及接受各类成人教育的护生,也可作为广大护理人员学习护理心理学知识的参考书。

图书在版编目(CIP)数据

护理心理学/杭荣华,刘新民主编. —2版. —合肥:中国科学技术大学出版社,2018.2
(2021.1重印)

(心理学创新系列教材)

普通高等学校省级规划教材

ISBN 978-7-312-04401-4

Ⅰ. 护⋯　Ⅱ. ①杭⋯　②刘⋯　Ⅲ. 护理学—医学—心理学　Ⅳ. R471

中国版本图书馆 CIP 数据核字(2018)第 028036 号

出版	中国科学技术大学出版社 安徽省合肥市金寨路 96 号,230026 http://press.ustc.edu.cn https://zgkxjsdxcbs.tmall.com
印刷	合肥华苑印刷包装有限公司
发行	中国科学技术大学出版社
经销	全国新华书店
开本	710 mm×1000 mm　1/16
印张	21.75
字数	448 千
版次	2013 年 6 月第 1 版　2018 年 2 月第 2 版
印次	2021 年 1 月第 5 次印刷
定价	42.00 元

再 版 前 言

护理心理学是护理学与心理学相结合的一门交叉学科,是心理学理论与技能在护理工作中的实际应用,同时具有基础学科和应用学科的性质。"护理心理学"是高等护理教育的主干课程之一。

随着医学模式从单纯的生物医学模式向"生物-心理-社会"医学模式转化,护理工作的模式从过去"以疾病为中心"的功能制护理,逐步转化发展为"以病人为中心"的整体护理模式。护理模式的转变对当今医学护理教育提出了新的要求。

为迎接新形势下卫生事业发展对医学护理教育的挑战,满足护理专业学生对护理心理学理论知识、实践技能及临床应用新进展的需求,我们对第1版教材进行了修订。此次修订秉承了第1版的主导思想,即围绕护理人才培养目标,突出护理专业特点,提升护士自身心理素质,培养学生应用心理学知识思考、分析和解决问题的能力。在保持第1版的特色、组织结构和内容体系基本不变的前提下,在形式和内容方面进行了修订,主要有以下几个方面:

1. 适当增加了护理心理学领域相关理论和技术方面的最新成果,并对案例、专栏、参考文献等进行更新和充实,力求达到内容新颖和完整。

2. 在每章的最后部分增加了内容小结,概括出本章内容的核心和精髓,帮助学生更好地理解和运用知识。

3. 对第1版中存在的疏漏和差错进行订正。通过修订,力求做到概念准确、表述正确、数字精确。

4. 对部分章节的内容和章节顺序进行调整、充实、更改甚至重写。通过修改,力求达到条理清晰、内容充实。

5. 将每章复习思考题从章节末移至正文中,这样做能及时引发学生思考,从而加深学生对当下所学知识的思考和理解,达到培养学生的学习能力、实现教学目标的最终目的。

本书适用于高等医学院校护理专业的本科生、专科生以及接受各类成人教育的护生,也可作为广大护理人员学习护理心理学知识的参考书。

在第2版的修订编写过程中,我们参阅了国内多位专家、学者和同行的相关教材和专著,在此对他们表示由衷的敬意和感谢!但由于编者的水平有限,加上时间仓促,书中错漏和不妥之处在所难免,恳请专家、同行和读者批评指正。对本书内容的改进建议,可直接发电子邮件至 rhhang311@163.com,进行交流和沟通。

在本书的修订过程中,我们得到了许多历年来使用本教材的同行、教师和学生的反馈意见,中国科学技术大学出版社的领导及编辑对本教材的修订出版付出了辛勤的劳动,也一并表示诚挚的谢意!

作为皖南医学院科技创新团队的"心理与健康促进的创新研究"项目成果之一,本教材还得到了安徽省重点人文基地皖南医学院大学生心理健康教育中心的资助,在此一并感谢!

编　者

2018 年 1 月

前　言

护理心理学是护理学与心理学相结合的一门交叉学科,主要研究心理学在护理工作中的应用,用来解决护理学领域中有关健康和疾病的心理行为问题。

随着医学模式由单纯的生物医学模式向生物-心理-社会医学模式的转变,人们开始重视心理社会因素在临床护理实践中的作用,心理护理已成为现代系统化整体护理中不可缺少的一部分。

为了迎接新形势下卫生事业发展对医学护理教育的挑战,满足护理专业学生对护理心理学基本理论知识与临床应用技能的需求,本书以现代医学观和整体化护理思想为导向,围绕护理人才培养目标,突出护理专业特点,在吸收和借鉴传统教材编写模式的基础上,系统地阐述了心理护理的理论基础和实践技能,目的在于提高护士自身的心理素质,培养学生运用心理学知识思考、分析和解决问题的能力。

在本书的编写过程中,编者以基本理论、基本知识和基本技能为重点,适当增加了护理心理学领域内的新理论和新技术。在本书的整体布局上,体现了先基础后理论、先理论后实践的原则。在本书的编写形式上进行了创新:每一章前均以临床真实案例引出相关主题,以激发学生的学习兴趣;在章节中使用图表等形式,便于学生理解和比较知识点;适当设置一些专栏,内容包括有关基础知识、背景材料、经典案例、研究进展和参考资料等,从而丰富教材内容、开阔学生视野;每章最后均列出思考题,加深学生对所学知识的思考和理解。本书的最终目的是培养学生的学习能力,实现教学目标。

全书共12章,主要介绍心理学基本知识(第一、二章),护士职业心理素质及护患关系(第三、四章),心理健康与心理应激(第五、六章),心理护理(第七章),心理护理评估及心理护理方法(第八、九章),心身疾病的心理护理(第十章),不同年龄、不同疾病阶段及临床各科病人的心理护理(第十一、十二章)。本书既可供医学院校护理专业本科生、专科生及接受各类成人教育的护生使用,也可作为广大护理人员学习护理心理学知识的参考书。

其中,第一章由刘新民编写,第二章由范佳丽编写,第三章由朱薇编写,第四章由刘新民、何佩佩编写,第五章由李正姐编写,第六章由凤林谱编写,第七章由王雪琴编写,第八、九章由杭荣华编写,第十章由刘荣编写,第十一章由何苗苗编写,第十二章由金明琦编写。

　　本书得到安徽省高校人文社科重点研究基地"皖南医学院大学生心理健康研究中心"项目、山东省高校人文社科重点研究基地"行为与健康研究基地"项目的资金支持。虽然本书的编写人员均是从事医学心理学和护理心理学教学的一线教师，但由于学识水平和能力有限，且护理心理学是一门新兴学科，可参考的资料较少，本书难免存在诸多不足之处，恳请各位专家、老师和同学不吝赐教，从而不断提高我们的教材编写水平。

编　者

2013 年 1 月

目　　录

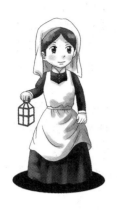

第一章
绪　论

案例 1-1　如何解决心理困扰

周某某,女,50岁,家庭主妇,两年前与丈夫离婚,半年前父亲因车祸去世,现与女儿住在一起。平时性格较内向,不爱与人交往,遇到不开心的事也不和家人说。一周前无意间发现左侧乳房有很硬的包块,经病理检查证实为乳腺癌,医生打算一周后给病人进行手术治疗。自确诊乳腺癌后,周某某整天情绪低落,经常流泪,总是说自己命苦、老天不公平。她晚上睡眠质量很差,入睡困难,有时早醒,情绪悲伤,认为自己好不了,不愿做手术。

 思考题

1. 病人目前主要的心理问题是什么?
2. 如何对病人进行心理评估?
3. 哪些心理护理方法有利于手术准备?
4. 如何用生物-心理-社会医学模式分析病人的状况?

第一节　护理心理学概述

一、护理心理学的定义

护理心理学(nursing psychology)是护理学与心理学相结合的一门交叉学科,它将心理学的知识、理论和技术应用于护理领域,研究有关健康和疾病的心理活动规律及最佳心理护理方法。护理心理学是心理学的一个分支,也是护理学的重要组成部分。

护理心理学从护理情境与个体相互作用的观点出发,研究这一特定情境下个体心理活动的发生、发展及其变化规律,特别是研究护理对象的心理行为特征和各种疾病的心理行为变化特点,从而提供更好的解决方法。不仅如此,它还同时研究护士的心理活动规律,以利于护士良好职业素质的养成,促进他们的心身健康和专业发展。

心理护理(mental nursing)是护理心理学最主要的任务。它研究护理过程中,护士通过运用心理学的理论和技能,影响病人的心理活动,解决护理中的心理问题,使护理对象获得最有利于疾病康复和心身保健的最佳状态。

二、护理心理学的研究对象

护理心理学的研究对象包括护理对象和护士两类。护理对象不仅包括病人,还包括亚健康状态的人和健康人。对于不同的护理对象,其研究重点不尽相同。

1. 病人　各类疾病病人是临床护理最主要的对象,即病人的心理活动规律及其对应的最佳心理护理方法。其主要研究内容有:① 疾病对病人心理活动的影响和心理因素对健康的作用,以及躯体因素与心理因素之间的相互作用。② 病人一般心理反应以及不同年龄、不同疾病阶段的心理变化特点。③ 一般病症病人和特殊病症病人的心理特点和心理护理方法。

2. 亚健康者　亚健康即非病、非健康状态,是指介于健康与疾病之间的状态,故又有"次健康""第三状态""中间状态""游离(移)状态""灰色状态"等称谓。其另一个近似术语为"慢性疲劳综合征"。护理心理学研究健康状态受到潜在因素威胁的亚健康状态的人,如社会文化因素、情绪因素、人格因素、不良行为方式等潜在因素对健康的影响,从而促进心身健康的改善,预防疾病的发生。

3. 健康人群　护理心理学要重视对正常人群心理活动的研究。因为正常心理不仅是病人心理康复的目标,也是各种异常心理行为现象参照的标准。对正常人心理的研究,如对健康的心理与健康的行为方式以及应激的应对等的研究,对提高心理护理效果和促进健康是非常必要的。

4. 护理人员　针对护士这一特殊行业,研究护理工作者的职业心理特征要求、优良职业素质的养成、职业心理问题的影响因素及其解决方法。

 思考题

护理心理学的研究对象有哪些?

三、护理心理学的任务

护理心理学的基本任务包括理论任务与实践任务两个方面。其主要任务是把心理学的基本理论和技术运用于临床护理,指导医护人员依据病人的心理活动规律做好心理护理。为完成这一任务,护理心理学必须深入研究以下几点内容。

1. 心理因素对健康的影响和心身交互作用 研究心理活动对躯体疾病和健康的影响,患病之后的各种心理反应与心理变化,揭示疾病与心理因素之间的内在联系。研究疾病的心理行为的一般特点和特殊规律,揭示健康与疾病的心理行为的生物学、心理学和社会学基础,从而更好地采取相应护理措施,达到最佳护理效果。这部分内容将在本书的第一、五、六章给予介绍。

2. 病人的心理活动特点 包括病人的一般心理活动规律和特殊心理表现,并依据其心理需要,给予针对性心理护理。这部分内容将在本书的第二、五、十、十一、十二章给予介绍。

3. 干预心理活动的理论与技术 如心理测验与评估、心理咨询与治疗、心理卫生与心理干预等,准确和科学地测评服务对象在认知、情绪、人格、行为等方面存在的问题,评价护理效果,并将这些理论与方法应用于护理相关的健康维护和促进。这部分内容将在本书的第四、七、八、九章给予介绍。

4. 医护人员的心理品质及其养成 包括护理工作者心理特征的研究、职业素质的培养,护士心理活动对护理行为的影响机制,护士心身健康的维护和压力管理等。这部分内容将在本书的第三、六章给予介绍。

思考题

护理心理学的研究任务是什么?

四、护理心理学的学科性质

护理心理学的研究范围很广,涉及多学科知识和技术的融合。因此,护理心理学是一门交叉学科。按照该学科的基础和应用的学科特点考察,护理心理学既是护理学的一门基础学科,又是一门临床护理工作的应用学科。

1. 交叉学科 护理心理学与许多医学课程相关,与基础医学、临床医学、预防医学、康复医学和精神医学等学科有交叉关系。这种关系体现在理论与实践两个方面。首先,护理心理学不仅与许多基础医学课程如生物学、神经心理学、神经生物化学、神经内分泌学、神经免疫学、病理生理学有密切的联系,而且与人类学、社会学、普通心理学和实验心理学等课程有密切的联系。其次,护理心理学不但与临床医学的内、外、妇、儿、耳鼻喉、眼、皮肤、神经、精神等学科有密切联系,而且与预防医学和康复医学课程也有广泛的联系。由于护理心理学交叉学科的性质,我们在学习的过程中要加强护理心理学与多学科知识的联系,开展学科间的协同和整合。

2. 基础学科 护理心理学揭示护理工作中人的心理行为的生物学和社会学基础,心理活动和生理活动的相互作用,以及对健康和疾病的发生、发展、转归和防治的心理作用规律,寻求战胜疾病和保持健康的心理学途径。因此,护理心理学是护理学专业的一门基础理论课程。

3. 应用学科 护理心理学同样也是一门临床护理的重要应用课程,它将心理行为科学的系统知识,包括理论和技术运用于护理工作实践,以提高护理临床服务的效果。

五、护理心理学的相关学科

近百年来,心理学获得了迅速的发展,心理学的研究领域日益扩大,正在成长为一棵枝叶繁茂的科学大树。目前,涉及心理、行为与护理学关系的学科很多,为了使我们对与护理学有关的学科有一个大概的了解,下面分别作简要介绍。

1. 普通心理学(general psychology) 是研究心理现象的一般规律和普遍规律的学科。内容囊括了各分支学科的研究成果,同时又为各分支学科提供理论基础。因此,学习心理学应该从普通心理学入手,它是学习心理学的入门学科。

2. 生理心理学(physiological psychology) 是研究心理现象的生理机制的一门学科,主要内容包括神经系统的结构和功能,内分泌系统的作用,本能、动机、情绪、睡眠、学习和记忆等心理及行为活动的生理机制等。生理心理学知识也是护理心理学的基础知识,试图解释各种心理现象和神经过程的关系,进而指导相关的临床实践。

3. 变态心理学(abnormal psychology) 是研究异常心理行为的学科,揭示异常心理现象的种类、原因、规律及机制。变态心理学的研究成果是护理心理学的若干理论和证据的重要来源。

4. 心理评估(psychological assessment) 是运用心理学原理和方法对人的心理特征加以定量与定性过程的学科。它采用观察法、会谈法、个案法和心理测验法等,评定个体行为的性质和程度,进行鉴别,做出结论。心理评估的研究重点是心理测验(psychological testing),它是研究心理现象个体差异的测量方法。心理评估是护理心理学的重要方法。

5. 咨询心理学(consulting psychology)和心理治疗学(psychotherapy) 咨询心理学是对正常人处理婚姻、家庭、教育、职业及生活习惯等方面的心理学问题进行帮助的一门科学。心理治疗学研究解决心理障碍或心理问题的方法,特别是矫正异常的认知、情绪以及各种心理障碍。两者之间有着非常多的重叠与联系,都是护理心理学中解决心理问题的重要方法。

6. 健康心理学(health psychology) 是将心理学的专业知识应用于心理卫生与保健,以保持和增进心身健康,预防和治疗疾病的学科。它涉及良好心理状态的保持和心理疾病的预防等问题,因而是护理心理学的基础。

7. 康复心理学(rehabilitation psychology) 是研究解决伤残、慢性病人和老年人存在的心理行为问题,促使他们适应工作、适应生活和适应社会,从而尽可能地降低其残废程度的学科。康复心理学对护理心理学,特别是康复护理工作有重要意义。

8. 心身医学(psychosomatic medicine) 是研究心身疾病的发生、发病机制、诊断、治疗和预防,以及生理、心理和社会因素相互作用对人类健康和疾病的影响的学科。心身医学与护理心理学密切相关。

9. 行为医学(behavioral medicine) 是综合行为科学和生物医学知识的交叉学科,研究有关健康和疾病的行为科学和生物医学的知识和技术,并将这些知识和技术应用于疾病的预防、诊断、治疗和康复的学科。行为医学的研究内容与护理心理学的发展密切相关。

思考题

护理心理学有哪些相关学科?

第二节 护理心理学的产生与发展

护理心理学是在现代心理学和护理学发展的基础上逐渐形成与发展起来的。但是,对病人的心理帮助与关爱的思想和行为有着漫长的历史。

一、心理护理的萌芽

在古代,无论是在东方还是在西方,对病人的心理关怀可追溯到人类诞生之时。可以推测,那时人类的生老病死,必然引发相应的心理护理行为与措施,可谓是心理护理的萌芽。

在我国医学悠久的历史长河中,对疾病心理因素的描述、对疾病机制的分析以及对病人情绪等心理活动的处理,都有着独特的心身一元论的理解,可以透视出医学心理学和护理心理学的思想雏形。

我国医学的基本观点是医护合一。在古代医学的心理学思想中,有许多精彩的理论与实践记载。我国最早的经典医学论著《黄帝内经》关于"怒伤肝,喜伤心,忧伤肺,思伤脾,恐伤肾"的记载,表明我国医学早在几千年前就已经开始关注情绪对健康的影响。《黄帝内经》在分析疾病原因时,除了注意"外邪的侵袭和人体正气的盛衰"之外,特别强调了社会因素和心理因素的致病作用,提出了"喜怒惊忧恐皆可损伤人体,精神内伤,身必败之"等心身相互影响的诊治观。《黄帝内经》还将人分为五类性格形态,要求医家根据病人不同的性格实施不同的医疗与护理。

《灵枢·师传篇》一书中曾记载:"人之情,莫不恶死而乐生,告之以其败,语之以其善,导之以其所便,开之以其所苦。"这就是说,只有使病人了解疾病的根源所在,解开病人的心头之苦,病人才能配合治疗。再如《儒门事亲》一书中记载:"昔闻山东杨先生治病,先问其所好之事,好棋者与之棋,好乐者与之笙笛。"据说,古代医家张从正在治七情之病时,装扮巫师、乐伎,舞蹈、吹打以治人之悲结,有时下针之时以歌舞、笛鼓治人之忧。这些就是运用转移情绪的方式来治疗疾病,说明古代医家十分重视心理治疗。

在隋唐五代时期,我国伟大的医学家和医学伦理学家孙思邈认为,妇女在生产前期要节制嗜欲、调和情绪,避免受惊。这就是针对产妇提出了心理护理的要求,强调产妇临产时情绪要安静,切忌惊扰。同时,要求接生员切不可显露出惊慌失措或忧愁不安的情绪,因为她们的情绪会影响产妇的心理变化。

总之,我国传统医学中有着极为丰富的医学心理与护理心理的内容,这与公元前460年的"西医之父"希波克拉底(Hippocrates)对心理因素在健康和疾病中的作用的认识是一致的。他强调在病人的床侧对病人进行仔细的观察,重视生活条件和周围环境对病人康复的意义。

二、心理护理在护理学中的实践

19世纪以前的护理以家庭照顾为主。虽然欧洲建立了医院,但条件很差,交叉感染率和死亡率高,护理工作主要由修女来做,她们出于爱心和宗教观念给病人提供一些生活照顾和心理安慰,但缺乏正规的培训和教育。

19世纪中叶,弗洛伦斯·南丁格尔(Florence Nightingale)开创了护理专业,她提出了科学的护理理论,撰写了大量报告和论著,她的《护理札记》《医院札记》等著作成为医院管理、护士教育的基础书。由于她的努力,护理学成为一门科学。她的办学思想由英国传到欧美及亚洲各国,南丁格尔被誉为近代护理专业的创始人(专栏1-1)。

专栏1-1 护理学的创始人——南丁格尔

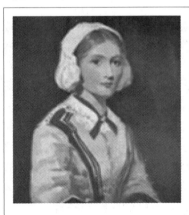

图1-1 南丁格尔

弗洛伦斯·南丁格尔(1820~1910)(图1-1)出生于意大利,英国护士和统计学家。她谙熟数学,精通英、法、德、意四国语言,除古典文学外,还精于自然科学、历史和哲学,擅长音乐与绘画。在德国学习护理后,曾在伦敦的医院工作。南丁格尔于1854年10月21日和38位护士到克里米亚野战医院工作,成为该院的护士长,被称为"克里米亚的天使"(又称"提灯女神")。1860年6月15日,南丁格尔在伦敦成立了世界上第一所护士学校。1907年12月,英王爱德华七世授予南丁格尔"丰功勋章"。1910年8月13日,南丁格尔在睡眠中溘然长逝,享年90岁。南丁格尔终身未嫁,对开创护理事业做出了超人的贡献。

为了纪念她的成就,1912年,国际护士会(ICN)倡议各国医院和护士学校在每年5月12日南丁格尔的诞辰日举行纪念活动,并将5月12日改为"国际护士节",以缅怀和纪念这位伟大的女性。

南丁格尔最早将心理护理思想和措施运用到护理学实践。她认为,护理学的概念是"担负保护人们健康的职责以及护理病人使其处于最佳状态"。她强调:"护士的工作对象不是冰冷的石块、木头和纸片,而是有热血和生命的人。"她还说:"人是各种各样的,由于社会职业、地位、民族、信仰、生活习惯和文化程度的不同,所得的疾病与病情也不相同。要使千差万别的人都得到治疗和康复所需要的最佳心身状态,其本身就是最精细的艺术。"这说明她对病人的心理护理很重视。她还强调,护士应由品德优良且具有献身精神的人担任,要求护士做到"服从、节制、整洁、恪守信用",说明她不但重视护理教育,而且重视护士的心理品质教育(专栏 1-2)。

专栏 1-2 南丁格尔的《护理札记》①

> *Notes on Nursing*: *What it is and What it is Not* is a book first published by Florence Nightingale in 1859. A 136-page volume, it was intended to give hints on nursing to those entrusted with the health of others. Florence Nightingale stressed that it was not meant to be a comprehensive guide from which to teach one's self to be a nurse but to help in the practice of treating others.
>
> In her introduction to the 1974 edition, Joan Quixley, then head of the Nightingale School of Nursing, wrote that despite the passage of time since Notes on Nursing was published, "the book astonishes one with its relevance to modern attitudes and skills in nursing, whether this be practised at home by the 'ordinary woman', in hospital or in the community. The social, economic and professional differences of the nineteenth and twentieth centuries in no way hinder the young student or pupil from developing, if he or she is motivated to do so, its unchanged fundamentals by way of intelligent thought and practice." "With its mid-nineteenth century background of poverty, neglect, ignorance and prejudice the book was a challenge to contemporary views of nursing, of nurses and of the patient." "The book was the first of its kind ever to be written. It appeared at a time when the simple rules of health were only beginning to be known, when its topics were of vital importance not only for the well-being and recovery of patients, when hospitals were riddled with infection, when nurses were still mainly regarded as ignorant, uneducated persons. The book has, inevitably, its place in the history of nursing, for it was written by the founder of modern nursing."

1943 年,美国学者奥利维亚(Olivia)指出:"护理是一种艺术和科学的结合,包括照顾病人的一切,增进其智力、心理和身体的健康。"(专栏 1-3)

① 资料来源:维基百科。

　　直到 20 世纪 60 年代,尽管心理护理的思想和实践已经在影响着护理学临床,但由于生物医学模式等人类认识的局限性,护理心理学仍然处于母孕之中。

专栏 1-3　现代护理的内涵

> 　　1859 年,南丁格尔:护理是使病人置于能接受自然影响的最佳环境。
>
> 　　1943 年,奥利维亚:护理是一种艺术和科学的结合,包括照顾病人的一切,增进其智力、心理和身体的健康。
>
> 　　1966 年,汉德森:护理是帮助健康人或病人进行保持健康或恢复健康(或在临死前得到安宁)的活动,直到其能独立照顾自己。
>
> 　　1980 年,美国护士协会(American Nursing Association,ANA):护理是诊断和处理人类对现存的和潜在的健康问题的反映的科学。
>
> 　　现代认识:① 护理是助人的、为人类健康服务的专业。② 护理的研究对象是整体的、处于不同健康状态的人。③ 护理的目的是协助护理对象促进健康、预防疾病、恢复健康、减轻痛苦。④ 护理必须应用科学的方法,即护理程序。

三、护理心理学的形成与发展

　　一般认为,护理心理学是大约在 20 世纪 70 年代以后,医学模式从生物医学模式向生物-心理-社会医学模式转变,引发护理模式的相应变革而逐步形成的。

(一) 护理心理学的诞生

　　20 世纪 50 年代,美国学者弗赖伊(V. Fry)提出了在护理计划中应包括护理诊断这一步骤。1955 年,美国护理理论家汉德森提出了应该在护理专业课程设置中用“护理问题”或“病人需要”来代替“医疗诊断组织”课程,以区别两个专业。这些理念促进了护理学的迅速发展,为心理护理学科的创立创造了条件。1957 年,克瑞特(Francis Reiter Kreuter)认为:“护理是对病人加以保护、教导以满足病人不能自理的基本需要,使病人感到舒适。”

　　20 世纪 60 年代,约翰逊认为:“护理是某人在某种压力下,不能达到自己的需要,护士给他们提供技术需求,解除其压力,恢复其原有的自我平衡。”护理不再由技术操作唱主角,而让位给帮助病人保持生理和心理平衡。1966 年,汉德森(Henderson)指出:“护士的独特功能是协助患病的或健康的人,实施有利于健康、健康地恢复或安详死亡等活动。这些活动,在个人拥有体力、意愿与知识时,是可以独立完成的,护理也就是协助个人尽早不必依靠他人来执行这些活动。”

　　1970 年,罗杰斯(Martha Rogers)提出了“人是一个整体”的护理学说,他认为:“人的自然属性是不可削减的,人是一个开放的系统,人与其所处的环境是一个综合体。”1973 年,他又提出:“护理是指协助人们达到其最佳的健康潜能状态,护理的服务对象是所有的人,只要是有人的场所,就有护理。”

　　1977 年,美国曼彻斯特大学恩格尔(G. L. Engel)教授提出了“生物-心理-社会医学模式",对医学与健康产生了深刻的影响。护理模式也随着医学模式的转变而转变,由原来功能制护理模式向整体制护理模式转变。

1980 年,美国护理学会将护理概念更新为:"护理是诊断和处理人类现存的和潜在的健康问题的反映。"这种"反映"既有生理的又有心理的,是发生在整体的人身上的。同时又提出:"护理的任务是'促进健康、预防疾病、协助康复、减轻痛苦';护理工作的对象包括已经生病的人、尚未生病但可能会生病的人、未患疾病但有'健康问题'的人。"这不仅反映了现代护理的进展,更推动了护理心理学的建设和发展。在护理临床中,护士学习心理学知识,研究人的心理与行为,开展心理护理实践,探索心理问题解决方法的意识与行为不断加强,心理护理在功能制护理、责任制护理、个案护理、家庭护理等整体护理的实践中显得日益重要,极大地促进了护理心理学进入科学化的学科发展阶段。

(二) 护理心理学发展的意义

1. 促进医学模式的转变　医学模式的转变促进了护理模式的转变(专栏 1-4),进而推动了护理心理学的形成。护理工作的内容已不再是单纯的疾病护理,而是以病人为中心、以人的健康为目标的整体护理。临床心理护理成为整体护理的核心内容之一。护士的角色不仅仅是病人的照顾者,更多的是担当病人的教育者、咨询者和病人健康的管理者;病人有机会参与对其治疗和护理方案的决策等。这样,功能护理必然要让位于整体护理模式。后者认为:人必须被视作一个多元的整体,包括生理的、心理的、精神的、环境的因素等,而不能仅仅注重其某一方面。主张把疾病与病人视为一个整体;把"生物学的病人"与"社会、心理学的病人"视为一个整体;把病人与社会及其生存的整个外环境视为一个整体;把病人从入院到出院视为一个连续的整体。

专栏 1-4　什么是医学模式的转变?

模式(model/pattern)是解决某一类问题的方法论,是把解决某类问题的方法总结归纳到理论高度。亚历山大(Alexander)认为:每个模式都描述了一个在我们的环境中不断出现的问题,然后描述了该问题的解决方案的核心。模式是一种认识论意义上的确定思维方式,是人们在生产生活实践中经过积累的经验的抽象和升华。它是从不断重复出现的事件中发现和抽象出的规律,是解决问题、形成经验的高度归纳和总结。

医学模式(medical model)是指医学对健康和疾病的总体认识和本质概括,体现了一定历史时期医学发展的主导思想与理念,包括疾病观、健康观等。医学模式经历了以下几个发展阶段。

1. 神灵主义医学模式　这是生产力水平低下的原始社会医学的主导思想。人们相信世间的一切都是由超自然的神灵主宰,疾病乃是神灵的惩罚或者是妖魔鬼怪附身。这种把人类的健康与疾病、生与死都归于无所不在的神灵，就是人们早期的健康观与疾病观。这种模式随着生产力水平的提高虽然已经失去了存在的意义，但在某些偏远落后地区和某些文化群体中还可以见到它的踪迹。

2. 自然哲学医学模式　产生于公元前 3000 年，它是运用朴素的辩证法和唯物主义观解释健康和疾病现象，把哲学思想与医疗实践联系起来，以直观的自然因素现象说明生理病理过程的一种医学模式。它是脱离于神灵主义医学模式的自体物质平衡观。如古希腊的"四液体论"、印度的"三元素论"、中国的"阴阳五行理论"等。这些观点对于今天的医学仍有许多启迪和指导作用，但毕竟是朴素的唯物论，对于生命本质的认识和关于疾病与健康的观点还是存在许多局限性的。

3. 生物医学模式　15 世纪中叶开始的欧洲文艺复兴运动极大地促进了科学的进步，自然科学包括医学获得了飞速发展。17 世纪显微镜的发明为现代实验医学的奠定做出了重要贡献，哈维创立了血液循环学说并建立了实验生理学的基础，这些领域的研究成果促进了医学的迅速发展。这种运用生物学与医学联系的观点认识生命、健康与疾病的理念称为生物医学模式，它为人类的健康事业做出了巨大的贡献。

4. 生物-心理-社会医学模式　随着社会的发展、科学技术的进步，人们逐步认识到生物医学模式已不能全面概括和解释现代医学所面临的全部课题，生物医学模式强调的是以"病人"为对象、以"疾病"为核心，而不是以"人"为中心、以人的"健康"为目标。它舍弃了人与自然、人与社会的关系，忽视了心理因素和社会因素对人类疾病和健康的影响，使医学与社会的分离越来越大。1997年，美国罗彻斯特大学医学院精神病学和内科学教授恩格尔在《科学》杂志上发表了题为《需要新的医学模式——对生物医学的挑战》的文章，批评了现代医学即生物医学模式的局限性，提出了生物-心理-社会医学模式。它要求把人看成一个多层次的、完整的连续体，也就是在健康和疾病的问题上，要同时考虑生物、心理和行为的以及社会的各种因素的综合作用。生物-心理-社会医学模式认为：对于疾病和健康问题来说，无论是生病、治疗、预防及康复，都应将人视为一个整体，充分考虑到病人的心理因素和社会因素的特点，综合考虑各方面因素的交互作用。

2. 促进护理人才的培养　为了提高护理专业人才适应人类健康事业发展所需要的能力，一些发达国家在普及高等护理教育的同时，根据现代护理人才的培养目标，对专业教育的课程设置及人才的知识结构进行了大幅度的调整，强调护士应具有丰富的(包括心理学在内的)人文学科知识，在课程设置中增加了心理学课程的比重。例如，美国四年制本科护理教育课程计划中，平均每年有近百学时的心理学课程,包括普通心理学、发展心理学、生理心理学、社会心理学、变态心理学、临床心理治疗学等,在培训中还特别强调护患关系及治疗性沟通对病人心身康复的重要性以及护士的沟通技能训练。在发达国家,护理心理学教科书多冠以"护理用心理学"(Psychology for Nursing/The Psychology of Nursing Care)的名称。

3. 促进临床护理的发展 人们发现,许多心理学技术与方法对于解决病人的心理行为问题相当有效。北美护理协会(NANDA)1984 年通过的 128 种护理诊断中,有 50%以上的护理诊断与心理社会方面的功能有关,约 1/3 的护理诊断是纯粹的心理障碍问题。因此,通过学习护理心理学,掌握心理护理方法和技术,对心理问题的估计、诊断和对干预计划的制订与实施以及干预效果的评估是非常重要的。临床护理心理学方法、心理护理评估和心理健康教育等为护理实践提供了有效的技术支持。将各种心理治疗技术运用于临床,解决病人的心理困惑与心理障碍,对千差万别的个体实施有针对性的个性化护理,使护理工作更加有效。

4. 促进护理学的研究 心理学的量性研究与质性研究是医学与护理学科学研究的重要手段。人们逐渐认识到,运用量性研究揭示病人及其家属和护士自身的心理特点,心理干预策略和心理护理效果评价是护理心理学研究的主要方法。质性研究是通过参与观察、无结构访谈或深度访谈来收集病人资料,从病人非普遍性的陈述及个案中获得印象和概括的过程。这些研究的开展提高了护理心理学的科学性和实践价值,对学科发展起到了极大的推进作用。

总之,自南丁格尔时代以来,护理心理学随着人们对"护理"这一职业的认识不断完善、充实、深入,随着病因学的发展以及医学护理模式的转变被逐步认识和肯定,直至运用于护理实践。由于护理观念和护理模式的快速变化,护理心理学从护理学中脱颖而出,成为一门独立的新兴学科。

思考题

医学模式转变对现代护理有哪些指导作用?

四、我国护理心理学发展概况

我国护理心理学起始于 20 世纪 40 年代。1943 年,国立贵阳医学院徐儒教授主编出版了我国第一部《护理心理学》教科书,成为全国高级护士院校和临床护士进修的教科书。

护理心理学的兴起和发展是在 20 世纪 80 年代以后。1981 年,刘素珍为《医学与哲学》杂志撰文,提出了"应当建立和研究护理心理学"。

1991 年,人民卫生出版社出版的高等医学院校教科书《医学心理学》,将护理心理学作为医学心理学的一个分支学科。近 30 年来,我国出版的以"护理心理学"命名的书多达数十个版本。

1995 年,中国心理卫生协会成立护理心理学专业委员会,各地方专业学会也陆续成立,开展护理心理学的研究与学术活动,举办护理心理学讲座或讲习班,促进心理护理的临床应用。护理心理学成为护理教育的必修课程。

1998 年,我国卫生部颁布了中等卫生学校护理专业教学大纲和教学计划,内容包括心理学的基础理论知识、心理卫生、心理应激与心身疾病以及心理护理的基本理论与方法等。

护理心理学的科研活动广泛开展,护理心理学的地位和作用日益突出,护理心理学的研究论文在数量上逐年递增,研究内容涉及护理心理学的各个方面。广大护理工作者积极开展临床心理护理应用研究,探索病人心理活动的共性规律和个性特征。

五、护理心理学存在的问题

近几十年来,护理心理学已经逐渐形成为一门独立的学科,有教科书、参考书、学术论文,还有学术机构、专业组织等,众多的护士学校开设了护理心理学课程。但是,它作为一门新兴的学科尚有许多先天缺陷。

首先,护理心理学的学科体系不够健全。明确的研究对象和任务、独特的研究方法、确定的研究范围等要素构成的学科体系,是一门独立学科的必要条件和特征。护理心理学试图将心理学的理论与技术运用于护理工作,但在理论体系上还不够全面和深入。

其次,护理心理学的方法与手段不够完善。作为一门应用型学科,它以解决护理对象的各种心理行为问题为目标,对这些心理现象的描述、解释和解决还存在大量尚待研究的问题,一些应用技术也显得力不从心。

因此,作为一门学科,无论是理论研究还是实践研究,都还处于初创阶段,有待于经过长期的努力使之逐步完善。

第三节　护理心理学的研究方法和研究方式

一、护理心理学的研究方法

由于护理心理学研究中经常同时涉及社会学、心理学、生物学等有关学科的因素和变量,再加上护理心理学的基础理论尚且薄弱,而且许多心理现象的定量难度很大,本身常有一定的主观性,因此运用好研究方法尤为重要。根据所使用的手段,可分为观察法、调查法和实验法。

(一) 观察法(observational method)

观察法是指研究者直接观察记录个体或团体的行为活动,从而分析研究两个或多个变量之间关系的一种方法。观察法在研究病人的心理活动、心理评估、心理护理、心理健康教育中被广泛应用。观察法进一步分为主观观察法和客观观察法、自然观察法和控制观察法、日常观察法和临床观察法、直接观察法和间接观察法等。

1. 主观观察法和客观观察法 主观观察法是指个人对自己的心理进行观察和分析研究,传统上称为内省法。该方法存在较大的局限性,因为只有当事人自己的体验,影响对结果的验证、推广和交流。客观观察法是研究者对个体或群体的行为进行观察和分析研究。它按照严格的客观规律记录,正确地反映实际情况,并对观察的结果进行科学的分析,用以解释心理实质。

2. 自然观察法和控制观察法 自然观察法是指在不加任何干涉的自然情境中对研究对象的行为进行直接观察记录,而后分析解释,从而获得行为变化的规律。如护士通过生活护理、治疗护理、巡视病房等对病人的心理活动和行为方式所进行的观察。控制观察法是指在预先控制观察的情境和条件下进行的观察,如传染性疾病病人隔离病房、重症监护病房(ICU)、白血病病人的无菌病房等。在特定情境中的情绪和行为反应的观察即属于控制观察法。

3. 日常观察法和临床观察法 日常观察法是指对处于正常社会生活中的健康人群进行观察记录并获取资料进行分析研究;临床观察法是指通过临床的观察记录获取资料而进行分析研究。临床观察法是护理心理学的重要研究手段,如通过对临床病人异常行为的观察和分析进行研究。

4. 直接观察法和间接观察法 直接观察法是指对所发生的事或人的行为的直接观察和记录;间接观察法是指借助仪器或其他技术手段对客观事物或人进行观察和记录的方法。

(二)调查法(survey method)

调查法是通过访谈、问卷等方式获得资料并加以分析研究的方法。

1. 访谈法 访谈法是通过与被试者会晤交谈,了解其心理活动,同时观察其访谈时的行为反应,以补充和验证所获得的资料,记录和分析所得到的研究结果。此法既可用于病人,又可用于健康人群,是临床心理护理最常用的方法之一。

2. 问卷法 问卷法是采用事先设计的调查问卷,现场或通过信函交由被试者填写,然后回收问卷分门别类地分析研究,适用于短时间内书面收集大范围人群的相关资料。问卷法简便易行,信息量大,可在较短的时间内获得大量信息,但结果的真实性、可靠性受各条件因素的影响而有所不同,故必须以科学客观的态度分析、报告问卷以获得研究结果。

3. 测验法 测验法是护理心理学研究工作中以心理测验作为心理或行为量表的主要定量手段。常用的量表有人格量表、智力量表、症状量表等。心理测验作为一种有效的定量手段在护理心理学研究中使用得很普遍。

(三)实验法(experimental method)

实验法是在控制的情况下,研究者系统地操纵自变量,使之系统地改变,观察因变量改变引发的变化,以探究自变量与因变量的因果数。实验法是科学方法中最严谨的方法,它又可分为实验室实验和现场实验。

1. 实验室实验　　使用实验室条件,严格控制各种无关变量,借助各种仪器和设备,精确观察和记录刺激变量与反映变量,以分析和研究其中的规律。

2. 现场实验　　在临床工作、学习和其他生活情境中,对研究对象的某些变量进行操作,观察其有关的反映变量,以分析和研究其中的规律。

临床实验研究是现场实验的一种,在护理心理学研究中具有重要意义。例如,对有关心身疾病的临床研究可以认识心身疾病的相关性和心理治疗的疗效及心理护理的效果等。

 思考题

试举例说明每一种研究方法的具体应用。

二、护理心理学的研究方式

（一）个案研究与群体研究

1. 个案研究（case study）　　个案研究是指采用观察、访谈、测评、实验等方法,以单一的个案(某个人或某一群体)作为研究对象的一种研究方式。

2. 群体研究（population study）　　群体研究主要通过抽样研究（sampling study)实施,即在科学抽样的基础上,采用观察、访谈、测评、实验等多种方法,针对某一问题进行研究。抽样法的关键是所抽取的样本要有代表性。

（二）纵向研究与横向研究

1. 纵向研究　　纵向研究是对同一批研究对象在一连续时段内作追踪性研究,以探讨某一现象的发生发展规律。依据研究的起止时间,可分为前瞻性研究和回顾性研究。

（1）前瞻性研究（prospective study）:以当前为起点,综合采用多种研究方法,追踪至未来的研究方法。前瞻性研究具有较高的科学价值,但存在研究难度较大、周期较长、研究对象不易控制等局限性。因此,对研究者的知识结构和学术水平有较高的要求。

（2）回顾性研究（retrospective study）:以当前作为终点,综合多种研究方法,追溯到过去的研究。此方法较多采用访谈、问卷调查结合实验法等记录。这一方法具有条件限制少、易于实施等优点,故在临床心理学领域有较多应用,但科学价值远不如前瞻性研究,且存在较大缺陷,被试者目前的心理状态会影响过去资料报告的真实性和准确性。

2. 横向研究　　横向研究是对相匹配的实验组和对照组被试者在同一时间就有关变量进行比较分析研究,或者对相同背景的几组被试者分别采用不同的刺激(如心理干预),以对各组被试之间反应的差异做出分析研究。横向研究最关键的影响因素是不同被试者之间的可比性问题,这一研究方法在生物医学和护理心理学中都是常用的手段。

第四节 学习护理心理学的意义和方法

一、学习护理心理学的意义

1. 有利于促进整体护理模式理念的转变 护理学的产生一方面促进了护理工作的科学化和程序化,特别适合工业化发展和生物医学模式的理念;另一方面按人体的不同功能进行护理的分工操作,易导致忽视人的社会因素和心理活动。因此,以疾病为中心的功能性护理模式必然要向以病人为中心的整体护理模式转变。后者要求为病人提供全面、系统、连续的心身健康的整体护理服务,因为心理护理是整体护理的重要组成部分,整体护理的特点要通过心理护理才能得以完整实现。可以说,在疾病的康复过程中,每一个环节都离不开心理护理,心理护理在解除病人躯体疾病的同时,对维护心理健康有积极作用。

2. 有益于提高护理工作的质量 护士服务的对象是人,人是有复杂心理活动的高级动物。因此,提高护理工作的质量,不仅要满足病人的生理需要,也要满足病人的心理需要。不了解病人的一般心理规律和个别化的特殊规律,就不可能做好针对性的个性化护理。护理心理学的许多理论与方法,如心理评估、心理诊断、心理咨询、心理治疗、心理卫生等技术,都能运用于临床护理,以解决各种心理健康和心身疾病问题。护理心理学已经成为现代护理学中的重要组成部分,对提高护理工作质量起到非常重要的作用。

3. 有助于提高护士的心理素质 社会的进步以及医学和护理学科的发展,要求当代护士在具备一定护理专业知识和技能的同时,还必须具备良好的心理品质、职业素养、心态以及健全的人格。如果护士存在心理健康问题或心理障碍,会直接影响护理工作的质量,制约护理工作水平的发挥。学习护理心理学有助于培养护士自身良好心理素质的形成,促进职业角色人格和个体人格的最佳匹配。

4. 有利于推动护理科学的发展 护理心理学是现代护理学的重要组成部分,在很大程度上反映了护理学的未来发展趋势。随着传统的生物医学模式向现代生物-心理-社会医学模式转变的深入,必然要求护理学从以疾病为中心向以病人为中心、以健康为目标的理念进一步转变,进一步体现护理工作的人性化。这是一种以人为中心,对人的生存、价值、自由和发展尊重的人文精神。未来的整体护理应该是以人为本,强调以人为中心、以健康目标。即使是病人,也要将他们视为具有生理、心理、社会、文化等各种需要的人,进行疾病与健康、生存与发展的全面考虑和全方位护理。

思考题

学习护理心理学有哪些实际意义?

二、学习护理心理学的方法

1. 系统、全面的学习　本课程涉及护理心理学的基础知识和临床实践两个大的方面。知识范围广,每章之间既有联系又有很大区别,有的还保持相对独立性。学生应当在老师的指导下,全面、系统地学习各章,记忆应当识记的基本概念、名词,深入理解基本理论,弄懂基本方法的内涵;要注意区分相近的概念,并掌握它们之间的联系;最后在全面、系统学习的基础上,根据教学大纲,掌握重点,有目的地深入学习重点章节和重点内容。切忌在没有全面学习的情况下去抓重点。

2. 注重基本知识和基本技能的学习　正如前所述,学习护理心理学的主要任务是把心理学的基本理论和技术运用于临床护理,指导医护人员依据病人的心理活动规律做好心理护理。那么学生必须在全面、系统学习的基础上,加强基本知识和基本技能的学习,包括对心理学基础、心理学基本理论要有初步的认识和了解,掌握心理学的一般技能如心理评估、心理治疗方法,才能在临床实践中熟练运用心理护理方法,实现心理护理的目标。

3. 将理论知识与临床护理实践相结合　对于任何一门专业基础课的学习,学生要正确处理基础知识和应用能力的关系,将识记、领会与应用联系起来,提高自己把基础知识和理论转化为应用的能力,特别是培养和提高分析问题和解决问题的能力。那么,对于护理专业的学生来说,要学好护理心理学,不能仅满足于对理论知识的掌握,还要将护理心理学的知识渗透于护理工作的全过程,融合在各项护理措施中。

具体方法包括:学生在护理心理学实验课上或者课下,可以通过讨论演示法和角色扮演等形式,演示如何建立良好的护患关系,如何发现、了解病人的心理问题,如何解决病人的心理问题,如何在护理过程中树立良好的护士形象等;当学生在病房见习或实习时,可在护理全过程中结合书中的理论知识,为不同的病人实施心理护理。

4. 通过学习提高自身心理素质　使学生把护理学知识技能应用于自己的日常生活和学习中,提高自身的心理健康水平,增强自身心理素质,更好地为病人服务。如在学习"护患关系"一章时,可学习书中护患沟通的方法,在日常生活中加强人际沟通;在学习"心理治疗在心理护理中的应用"一章时,可利用行为治疗的方法改善自己或同学的考试焦虑等。

5. 不断强化　本课程融合了护理学和心理学的基本知识,需要记忆的概念多,这就要求学生不能放弃机械记忆的手段,且要根据艾宾浩斯的遗忘和记忆的规律,经常复习,不断强化,做到温故而知新。

 思考题

如何才能学好护理心理学?

本 章 小 结

1. 护理心理学是护理学与心理学相结合的一门交叉学科,它将心理学的知识、理论和技术应用于护理领域,研究有关健康和疾病的心理活动规律及最佳心理护理方法。护理心理学是心理学的一个分支,也是护理学的重要组成部分。

2. 护理心理学的研究对象包括护理对象和护士两类人员,护理对象不仅包括病人,还包括亚健康者和健康人群。

3. 护理心理学的基本任务包括理论任务与实践任务两个方面。其主要任务是把心理学的基本理论和技术运用于临床护理,指导医护人员依据病人的心理活动规律做好心理护理。

4. 护理心理学是大约在 20 世纪 70 年代以后,随着医学模式从生物医学模式向生物-心理-社会医学模式转变,护理模式的相应变革而逐步形成的。护理心理学随着人们对"护理"这一职业的认识不断完善、充实、深入,随着病因学的发展以及医学护理模式的转变,被逐步认识和肯定,直至运用于护理实践。同时作为一门学科,无论是理论研究还是实践研究,都还处于初创阶段,有待于经过长期的努力使之逐步完善。

5. 护理心理学的研究方法根据所使用的手段,可分为观察法、调查法、访谈法、测验法和实验法。护理心理学的研究方式包括个案研究与群体研究、纵向研究与横向研究。

6. 学习护理心理学有助于促进整体护理模式理念的转变,有益于提高护理工作质量,有助于提高护士心理素质,有利于推动护理科学发展。

7. 学习护理心理学的方法包括:系统全面的学习;注重基本知识和基本技能的学习;将理论知识与临床护理实践相结合;通过学习提高自身心理素质;不断强化。

(刘新民)

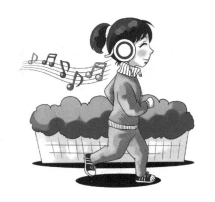

第二章
心理学基础

案例 2-1 小张到底怎么了?

　　小张,女,36岁,某工厂职工。一年前,因生产事故被单位领导批评。回家后突发高热、呕吐,后被送入医院,经检查是急性肠胃炎所致,很快便治愈出院。出院后重返工作岗位,不久出现恶心、腹痛、腹泻、心悸等症状,前往医院检查,然而检查结果显示各项生理指标都正常,可她的症状没有好转反而有加重的趋势,她认为是当地的医疗水平有限,辗转去上海、南京等大医院求治,医生均诊断其肠胃功能正常,并没有器质性病变。但小张还是一直向单位请假不再回去上班,四处奔波辗转,只为彻底治好自己的病。

 思考题

　　想要治好小张的病,究竟该从何处着手呢? 你认为小张的心理状况对她的身体健康有何影响?

　　想要了解异常心理就必须先知晓正常心理。本章将介绍正常心理的基础知识,为正确解释各种心理现象以及比较和识别各种异常心理与行为奠定基础。

第一节　心理学基础概述

一、心理现象

　　心理学(psychology)是研究心理现象发生、发展规律的科学。

心理现象（mental phenomena）是心理活动的表现形式，分为心理过程（mental process）和个性（personality）两个方面。心理现象的内容如图 2-1 所示。

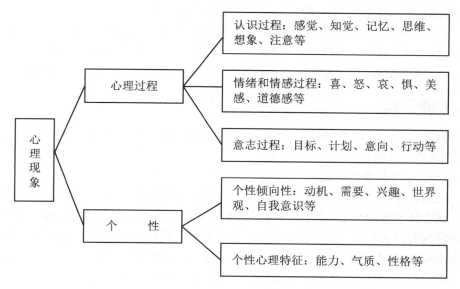

图 2-1　心理现象结构示意图

（一）心理过程

心理过程是指心理活动发生、发展的过程。心理过程包括认识过程、情绪和情感过程、意志过程三个方面。

1. 认识过程　指人们通过感觉、知觉、记忆、思维、想象等形式反映客观事物性质及其规律的过程。

2. 情绪和情感过程　指人们根据客观事物是否符合自身需要而对其持有一定的态度并产生喜、怒、哀、惧等主观体验的过程。

3. 意志过程　指人们自觉地确定目的，并根据目的支配和调节自身的行为，克服困难，坚持实现目的的过程。

认识、情绪情感和意志是一个统一的整体，三者之间相互联系、相互制约。认识是情绪情感和意志产生和发展的基础；情绪情感是认识和意志的动力；意志对认识和情绪情感具有调控作用。

（二）个性

个性是具有一定倾向性的、比较稳定的心理特征总和。个性心理包括个性倾向性和个性心理特征。

个性倾向性是人对客观现实的态度和积极活动的倾向，它是人进行活动的基本动力，制约着人所有的心理活动，需要、兴趣、信念、世界观等都是个性倾向性的重要组成部分。个性心理特征是一个人在心理活动中经常表现出来的、稳定的心理特点，主要包括能力、气质和性格。

心理过程是人类所共有的,具有一般的活动形式和规律,但由于遗传素质、生活环境和所受教育的不同,同样的心理过程在不同的人身上产生和进行时,总是带有个人的特点,这些特点构成了人们的个性心理差异。

心理过程和个性心理既有区别又有联系,共同组成了人的心理现象。因此在我们分别对它们进行研究时,可以从心理过程方面探讨心理的共同性,从个性心理方面探讨心理的差异性,而将它们结合起来考察,则能揭示出一个人完整的心理面貌。

二、心理实质

辩证唯物主义认为,脑是心理的器官,心理是脑的机能,心理是对客观现实主观的、能动的反映。

(一) 心理是脑的机能

从物种发展史来看,心理是物质发展到高级阶段的属性,是物质的反映形式之一。从个体发育史来看,心理的发生、发展与脑的发育完善是紧密联系的。有关大脑研究的资料表明,随着个体脑重量的增加和脑皮质细胞功能的成熟,人的心理活动水平也从感知觉阶段发展到表象阶段,从形象阶段发展到抽象阶段。临床研究显示,人脑一定部位的损伤会引起相应的心理功能丧失。例如,海马体的损伤,会使人失去将信息存入长时记忆的能力,枕叶的损伤会使人的视觉功能衰退甚至失明。人眼可看到五彩缤纷的世界,人耳可聆听优美动听的乐曲,人脑可储存异常丰富的知识,事过境迁而记忆犹存,人有堪称"万物之灵"的智慧。明代药物学家李时珍概括为"脑为元神之府",认为脑为自然的王冠,"脑是心理的器官"。解剖生理的研究表明,大脑皮层分为内层和外层,内(旧)皮层是低等、高等动物均有的,外(新)皮层是高等动物才有的,而尤以人类特别发达。所以,人脑可产生创造力、思考力。这些事实都证实了心理是脑的机能,脑是心理的器官,心理活动和人脑的活动是紧密联系在一起的。没有脑或脑停止发育,心理则不可能发生;但也并非有了人脑就一定有心理。它还依赖于客观世界的刺激,五彩缤纷的世界为心理活动所必需的视、听、嗅觉提供了丰富的刺激源,没有客观世界的刺激就不会有脑的发育。

(二) 心理是客观现实的反映

1. 客观现实是心理活动的源泉　客观现实泛指一切自然现象和社会现象,只有当客观现实作用于人脑时,人脑才能形成对外界的印象,产生心理现象。例如,人们的颜色视觉是对可见光谱中光波长度的反应,人们的音高听觉是对振动物体的频率的反应。所有心理活动的内容都是由客观现实决定的,而不是无端产生的。无论在哪个年龄段离开人类社会都将会因为得不到相应的客观刺激而影响心理的正常发展,狼孩和鲁滨孙的故事就可以说明这个道理。

2. 心理是客观现实主观的、能动的反映　人对客观现实的反映并不是机械的、被动的,而是主观的、能动的。个人态度和经验会影响人脑对客观现实的反应从而使反应带有个体主体的特点,不同的人或者同一个人在不同时间、不同环境对同一事物的反应都会有所不同。心理的能动性表现在心理反应具有选择性，能够根据主体的需要、兴趣而有选择地进行；而且人脑不仅能够认识客观世界，还能够调节自身的行动，改造客观世界。

第二节　认　识　过　程

一、感知觉

（一）概念

1. 感觉（sensation）　感觉是人脑对当前直接作用于感觉器官的客观事物的个别属性的反映。感觉能够反映客观事物的颜色、大小、声音、气味、软硬等个别属性，帮助人们了解和认识外界事物，同时也能够反映个体自身的状态，如身体各部分的位置、运动、疼痛、饥渴、冷热等，从而决定是否进行自我调节和调动防御机制。

根据刺激来源的不同，可以将感觉分为两大类：外部感觉和内部感觉（表2-1）。① 外部感觉是指接受外部刺激，反映外界事物的属性，主要包括视觉、听觉、嗅觉、味觉、肤觉等。② 内部感觉是指感受内部刺激，反映身体内部变化的感觉，主要包括运动觉、平衡觉、机体觉等。

表 2-1　主要感觉的适宜刺激及感受器

类别	感觉名称	适宜刺激	感受器
外部感觉	视觉	可见光波	视网膜的椎体细胞和棒体细胞
	听觉	可听声波	耳蜗内的毛细胞
	味觉	溶于水、唾液或酯类的化学物质	舌面和口腔黏膜上的味蕾细胞
	嗅觉	有气味的挥发性物质	鼻腔黏膜上的嗅细胞
	肤觉	物体机械的、温度的作用或伤害性刺激	皮肤和黏膜上的冷点、温点、痛点、触点
内部感觉	运动觉	骨骼肌运动，身体各部分位置变化	肌肉、肌腱、韧带、关节中的神经末梢
	平衡觉	头部及身体相对运动的速度和方向	内耳前庭器官中的细胞
	机体觉	内脏器官活动状态	内脏器官壁上的神经末梢

感觉是最基本的心理现象，是认识世界的开端。一切高级的、复杂的心理活动，都是通过感觉获得材料，在感觉的基础上产生的。限制或剥夺人的感觉经验，会影响到知觉、记忆、思维等高级心理过程，导致心理活动出现异常。

2. 知觉（perception）　知觉是人脑对当前直接作用于感觉器官的客观事物的整体属性的反映。它在感觉的基础上产生，但不是各种感觉的简单总和，而是通过对感觉信息的组织和解释,形成了一个完整的映象。

专栏 2-1　感觉和知觉的关系

> 　　感觉和知觉的关系十分密切,既相互区别,又相互联系。
> 　　感觉和知觉的区别主要表现在:第一,反映内容不同。感觉反映的是事物的个别属性,知觉反映的是客观事物的整体属性。第二,反映机制不同。感觉是单一感受器活动的结果,知觉是多种感受器协同活动的结果。第三,依赖主体因素的程度不同。感觉反映内容简单,主要依赖外界事物的刺激特性以及感觉器官的状态,而对主体因素的依赖程度不高;知觉的反映内容更为复杂,它的产生不仅依赖于外界事物的刺激特性以及感觉器官的状态,而且更多地依赖主体因素,尤其是主体的知识经验,会对知觉的结果产生很大影响。
> 　　感觉和知觉的联系主要表现在:第一,感觉和知觉同属于认识过程的初级阶段,都是对直接作用于感受器的事物的反映,当客观事物在我们感官所及的范围之内消失了,感觉和知觉也就随之停止了。第二,感觉是知觉的基础,知觉是感觉的深入。没有对事物个别属性的反映,就无法产生对事物整体的反映。对事物个别属性反映越精确、越丰富,对该事物的知觉也就越正确、越完整。

(二) 感受性与感觉阈限

　　感觉是由刺激物直接作用于感受器官引起的,然而人的感受器官只对一定范围内的刺激做出反映。这个刺激范围及相应的感觉能力,我们称为感觉阈限和感受性。

　　1. 绝对感受性与绝对感觉阈限　刺激物只有达到一定强度才能引起人的感觉,例如人耳只能接受振动频率为 16～20 000 Hz 的声音,低于 16 Hz 的次声,人们感觉不到它的存在。这种刚刚能够引起感觉的最小刺激量叫作绝对感觉阈限,而人的感受器官觉察这种微弱刺激的能力称作绝对感受性。绝对感受阈限越小,即能够引起感觉所需要的刺激量越小,表明感受性越高;绝对感受阈限越大,即能够引起感觉所需要的刺激量越大,表明感受性越低。因此,绝对感受性与绝对感受阈限在数值上成反比,公式如下:

$$E = 1/R$$

式中,E 表示绝对感受性;R 表示绝对感受阈限。

　　2. 差别感受性与差别感觉阈限　两个同类的刺激物,只有它们的强度达到一定差异,才能引起差别感觉,即能够将它们区别开来。这种刚刚能引起差别感觉的刺激物间的最小差异量,叫作差别阈限或最小可觉差。对这一最小差异量的感觉能力,称作差别感受性。差别感受阈限越小,即能够引起差别感觉所需要的刺激量越小,表明差别感受性越高;差别感受阈限越大,即能够引起差别感觉所需要的刺激量越大,表明差别感受性越低。因此,差别感受性与差别感受阈限在数值上成反比。

经研究发现,为了引起差别感觉,刺激的增量与原刺激量之间存在着一定的关系。公式如下:

$$K = \Delta I / I$$

式中,I 表示标准刺激的强度或原刺激量;ΔI 表示引起差别感觉的刺激增量,即 JND。K 为一个常数,此公式称为韦伯定律。对于不同的感觉,K 的数值是不同的,即韦伯分数不同。

(三)知觉的特性

1. **整体性**　知觉的整体性是指人的知觉对象有不同的属性并由不同的部分组成,但人们并不将其作为孤立、个别的部分,而是把各种属性或各个部分有机组合起来形成完整的映像。例如,图 2-2 中,从客观的物理现象看,这个图形并不是完整的,是由一些不规则的线和面堆积而成的。然而大部分人都能理解其中包含了一个三角形,虽然实际上图形中的三角形没有边缘、也没有轮廓,但神奇的是,在知觉经验上却是边缘清楚、轮廓明确的图形。

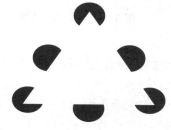

图 2-2　知觉的整体性

另外,知觉对象的各种属性和各个部分在整体知觉中所起的作用不同,对象中强的部分决定着知觉整体性的特点,而弱的部分常常被掩盖了。

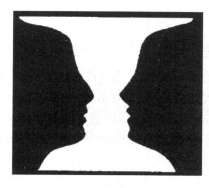

图 2-3　知觉的选择性

2. **选择性**　知觉的选择性是指人总是有选择性地将某一事物作为知觉的对象,将其周围的事物作为知觉的背景,将对象从背景中突显出来。影响知觉选择性的因素有客观因素和主观因素:① 客观因素有知觉对象的强度、位置、运动、对比、出现的频度等。② 主观因素有个体的兴趣、需要、动机、情绪状态以及经验等。那么你从图 2-3 中看到了什么?花瓶还是对视的人脸?

3. **理解性**　知觉的理解性是指人总是根据自身的知识、经验去加工处理知觉对象。人的知识经验越丰富,对事物的知觉就越精确、完整和深刻。例如,图 2-4 对于一个从没见过帆船的人来说,或许只是三角形、梯形和线段的叠加,而对于不论以何种形式——直接或者间接,见过或接触过帆船的人来说,这幅图就很容易被视作一艘帆船。

4. **恒常性**　知觉的恒常性是指当知觉的客观条件在一定范围内改变时,人们的知觉映像在相当程度上保持稳定。在视觉范围内,恒常性有形状恒常性、大小恒

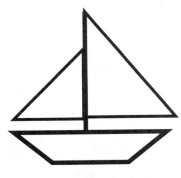

图 2-4　知觉的理解性

常性、颜色恒常性、明度恒常性四种。

（1）大小恒常性：在一定范围内，由于个体观察物体的距离不同，投射在视网膜上的影像大小发生改变时，人们仍按实际大小知觉物体的特征。例如，公交车远远地向你驶来，它投射在你视网膜上的影像渐渐由小变大，你并不会觉得它的大小产生了变化，而是一直按实际的大小对其进行知觉。

（2）形状恒常性：当个体的观察角度发生变化而导致投射在视网膜的影像形状发生改变时，人们知觉到物体的形状相对保持不变的特征。例如，无论你在房间的哪个地方看房间的门，也无论门是全开着、半开着，还是关着，你总把门看成是长方形的，这就是形状恒常性。

（3）颜色恒常性：当个体知觉有颜色的物体时，颜色知觉不受色光照明的严重影响而趋于保持相对不变的知觉特征。例如，室内的家具，在不同颜色的灯光照明下，人们对其颜色的知觉仍保持相对不变。

（4）明度恒常性：个体对物体的相对明度或视亮度的知觉，不随照明条件改变而保持相对不变的知觉特征。明度指眼睛对光源和物体表面明暗程度的感觉，不论是在日光还是在月光下，一只白兔总是要比一只灰兔白些，而一只灰兔又总是比一只黑兔白些，这就是明度恒常性的表现。

（四）常见的感知觉现象

1. 感觉现象　常见的感觉现象有以下四种。

（1）适应：感觉适应是指感受器在刺激物的持续作用下感受性发生变化的现象。古语所说的"入芝兰之室，久而不闻其香；入鲍鱼之肆，久而不闻其臭"，就是嗅觉的适应现象。适应既可以表现为感受性的提高，也可以表现为感受性的降低。

（2）对比：感觉对比是指同一感受器接受不同的刺激而使感受性在强度和性质上发生变化的现象。感觉对比可分为同时对比和继时对比：① 同时对比是指几个刺激物同时作用于同一感受器时产生的感受性变化。② 继时对比是指刺激物先后作用于同一感受器时产生的感受性变化，例如，先吃糖后吃药，会觉得药特别苦。

（3）后像：感觉后像是指对感受器官的刺激停止作用后，感觉印象不会立即消失，还能保留一段时间的现象。感觉后像分为正后像和负后像：正后像在性质上和原感觉的性质相同；负后像的性质则同原感觉的性质相反。例如，持续不断地注视白色荧光灯一段时间后，闭上眼睛，感觉灯还在眼前亮着，这就是正后像；但如果将视线转向一面白墙，就会感到有一个黑色灯的形象，这就是负后像。

（4）联觉：联觉是指一种感觉引起另一种感觉的现象，它是感觉相互作用的一种表现。色觉易产生联觉，例如，色觉可以引起温度觉，红、橙、黄等能带来温暖感，而蓝、青、紫则会带来寒冷感。色觉还可以引起轻重感,如浅色系的室内家具,就会给人轻巧的感觉。医院病房多采用米白、暖黄色,也是巧妙运用联觉,以达到让病人感到情绪平和、舒适放松的目的。

2. 知觉现象　常见的知觉现象有以下两种。

(1)似动:人们把客观上静止的物体知觉为是运动的,或者把客观上非连续的、变化的物体知觉为连续的变化的物体的现象。

(2)错觉:在特定条件下所产生的对客观事物歪曲的知觉,这种歪曲带有固定的倾向。

延伸阅读

有趣的错觉

错觉的种类很多,常见的有大小错觉、形状错觉、方向错觉、形重错觉、方位错觉、时间错觉、运动错觉等。大小错觉、形状和方向错觉可统称为几何图形错觉。

1. 大小错觉(图 2-5)

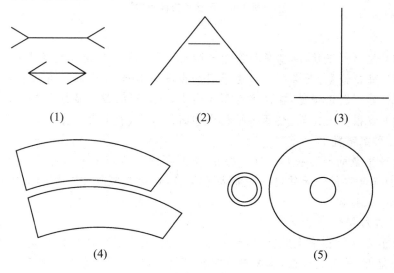

图 2-5　大小错觉

(彭聃龄,2004)

(1)缪勒-莱耶错觉:该图箭头内的线是一样长的,但我们看上去箭头向外的线比箭头向内的线要长。

(2)潘佐错觉:在两条辐合线的中间有两条等长的直线,结果上面一条直线看上去比下面一条直线要长。

　　（3）垂直-水平错觉：两条等长的直线，一条垂直，一条水平，但看上去垂直线要比水平线长。

　　（4）贾斯特罗错觉：两条等长的曲线，包含在下图中的一条看上去要比包含在上图中的一条长些。

　　（5）多尔波耶夫错觉：两个面积相等的图形，被大圆包围的显得小，被小圆包围的显得大。

　　除图形外，现实中的物体，也能在一定条件下产生大小错觉，如初升的（天边）月亮看起来好像比天顶上的月亮要大一些。

　　2. 形状和方向错觉（图 2-6）

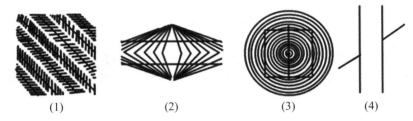

（1）　　　　　　　　（2）　　　　　　　　（3）　　　　　　（4）

图 2-6　形状和方向错觉

（彭聃龄，2004）

　　（1）佐尔拉错觉：一些平行线由于附加线段的影响而看上去不平行了。

　　（2）冯特错觉：两条平行线由于附加线段的影响，使中间显得凹下去了。

　　（3）爱因斯坦错觉：在许多环形曲线中，正方形的四边显得有点儿向内弯。

　　（4）波根多夫错觉：被两条平行线切断的直线，看上去不在一条直线上。

　　3. 形重错觉

　　物理重量同样为一斤的铁和棉花，如果不用仪器而用手的感觉进行比较的话，人们都会觉得一斤铁比一斤棉花重得多，这就是视觉之"形"影响到肌肉感觉之"重"的错觉。

　　4. 方位错觉

　　飞机驾驶员在海上航行时，远处水天一色，缺失了环境中的视觉线索，以为大海是蓝天，蓝天是大海，容易产生"倒飞"错觉，这就是方位错觉的例子。

　　运动错觉、时间错觉在前面的内容中已经有所介绍，例如，动景运动就是运动错觉的一种；而由于态度、兴趣、情绪的不同，对相同长度的时间，做出不同的估计，实际上就是一种时间错觉。

　　错觉研究具有重要的实现意义，一方面它有助于消除错觉对实践活动的负面影响，例如法国国旗是由蓝、白、红三条色带组成的，最初按蓝、白、红三色同样宽窄的尺寸做成后，产生了红色带看上去总是没有蓝色带宽的视错觉，后来将蓝、白、红的宽度比例改为 30∶33∶37，即蓝色条带缩窄，把红色条带加宽，就很好地克服了这一错觉,使得三条色带看起来十分自然、匀称、宽窄一致;另一方面,可以利用某些错觉为人类的生产、生活服务,例如,室内设计师们在设计一个较小的房间的装潢方案时,会选择较浅的墙壁颜色,并在房屋中间(而非靠墙)摆放一些较矮的桌子和沙发,使得房间看起来比实际上更大。

二、记忆

(一)概念

记忆(memory)是人脑对过去经验的反映。记忆反映的事物不仅包括客观对象,而且包括主体的思想、体验和愿望等。

(二)记忆的基本过程

完整的记忆过程由三个基本环节构成:识记、保持、再现(再认,回忆)。从信息加工的角度来看,就是人脑对外界输入的信息进行编码、存储和提取的过程。

1. 识记:信息的输入与编码 识记是主体获得和积累知识经验的过程,它是记忆过程的第一个环节,是记忆的开端。

2. 保持:信息的存储 保持是主体将获得的知识经验在头脑中存储和巩固的过程,保持是记忆过程的第二个环节。保持的对立面是遗忘。

3. 再现(再认,回忆):信息的提取 再现是从头脑中提取知识和经验的过程,是记忆的第三个环节。再认和回忆是对过去经验两种不同的再现形式:经历过的事物再次出现在面前,人能把它辨认出来的过程称为再认;经历过的事物不在面前,人能把它重新回想起来的过程称为回忆。

(三)记忆的分类

根据不同的分类标准,记忆可分为不同的种类。

1. 瞬时记忆、短时记忆和长时记忆 按信息保持时间的不同,可以把记忆分为瞬时记忆、短时记忆和长时记忆。

(1)瞬时记忆:当客观刺激停止作用后,感觉信息仍能保持0.25~2秒的记忆。注意是信息从瞬时记忆进入短时记忆的基本条件。

(2)短时记忆:信息保持在1分钟以内的记忆,又称为工作记忆。信息保持时间在无复述的情况下只有5~20秒,最长不超过1分钟,信息容量容纳量为7±2个组块(物体、字母或符号等)。复述是把信息从短时记忆转入长时记忆系统的重要条件。

(3)长时记忆:信息的保持在1分钟以上的记忆。信息储存的时间是永久性的;容量巨大,但不是无限的。瞬时记忆、短时记忆、长时记忆三者之间相互联系、相互影响,共同构成了一个结构性的信息加工系统,如图2-7所示。

2. 内隐记忆和外显记忆 按是否受意识的控制,可以把记忆分为内隐记忆和外显记忆。

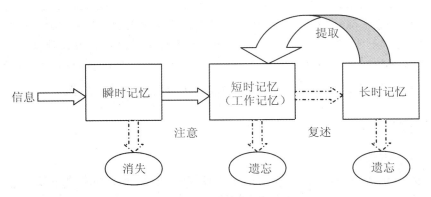

图 2-7　记忆加工系统图

（1）内隐记忆：在个体无法意识的情况下，过去经验对当前作业产生的无意识的影响。例如，很久以前你学过的儿歌，现在让你把它唱出来，你可能唱不出来，即你不能有意识地回忆它们，但是用别的方法（如听到别人哼唱这首歌，你会觉得很熟悉）可以证明你现在对这首歌依然是有记忆的。

（2）外显记忆：在意识的控制下，过去经验对当前作业产生的有意识的影响，它对行为的影响是个体能够意识到的，也叫受意识控制的记忆。将内隐记忆从外显记忆中分离出来，是当代记忆心理学研究领域的一个重要突破。

（四）遗忘

遗忘（forgetting）是指对识记过的材料不能再认或回忆，或者是错误的再认或回忆。遗忘可以分为暂时性遗忘和永久性遗忘：暂时性遗忘是指一时不能再认或回忆的遗忘，例如，有些同学在考试时由于心情紧张一时想不起来记得很清楚的内容，然而一踏出考场却又想起来了；永久性遗忘是指永久不能再认或回忆。

遗忘的规律首先由德国心理学家艾宾浩斯发现。他以无意义音节作为记忆材料，采用自然科学实验的方法，得出了保持和遗忘是时间的函数的研究结论，并将实验结果按遗忘和时间的关系绘成了著名的艾宾浩斯"遗忘曲线"。该遗忘曲线揭示了记忆的保存量随时间而变化的规律：识记后最初一段时间遗忘较快，以后遗忘逐渐减慢，并稳定在一定的水平上，遗忘的进程是不均衡的，呈现出先快后慢的规律。

影响遗忘的因素有以下几个。

1. 学习材料的性质与数量　一般而言，人们对熟悉的形象材料和动作遗忘较慢，有意义材料比无意义材料的遗忘要慢得多；在学习程度相等的情况下，需要识记的材料越多忘得越快，材料越少则遗忘越慢。这些研究结果对于我们的日常学习具有非常重要的启示作用：学习时可以将抽象的、无意义的材料转化为具体形象的、有意义的材料，并且根据材料的性质来确定学习的数量，切忌贪多求快。

2. 学习材料的类似性与系列位置　如果几种学习材料内容的类似性较大，材料之间相互抑制容易导致遗忘，若材料内容互不相干或类似性不大，则抑制较少。

材料排列的系列位置也会对遗忘产生影响：最后呈现的材料遗忘最少，最易回忆的现象称为近因效应；最先呈现的材料遗忘较少，较易回忆的现象，称为首因效应。

3. 学习者的心理状态　　学习者的兴趣、努力程度以及对学习材料的需要、态度等心理状态，都会对遗忘产生一定的影响。

三、思维

（一）概念

思维（thinking）是人脑对客观事物的本质与规律间接的、概括的反映。概括的反映是指思维只反映事物之间的本质特性及规律，例如，医生能够根据化验报告的结果推断病人所患的疾病以及病程；间接的反映是指思维借助于语言、表象、动作这些媒介，在一定的知识经验的基础上对客观事物进行反映，例如，我们可以根据病患呕吐、腹泻、食欲不振的症状，推断他可能患有胃肠病。思维主要表现在人解决问题的活动之中。

（二）思维的过程

思维的过程，即人们运用脑中存储的知识和经验，对外界输入的信息进行分析与综合、比较与分类、抽象与概括、系统化与具体化等过程。其中，分析与综合是思维的基本过程，它贯穿于整个思维活动之中，其他思维过程都是在此基础上派生的。

1. 分析与综合　　① 分析是指在人脑中将事物整体分解为各个部分或属性。例如，把人体分为消化系统、神经系统、呼吸系统、循环系统、运动系统、内分泌系统、泌尿系统和生殖系统，把植物分解为根、茎、叶、花、果，这些都属于分析过程。② 综合是与分析相反的思维过程，是在人脑中把事物的各个部分、各种属性结合起来形成一个整体的认识，例如，将英语单词组合成句子。

2. 比较　　比较是人脑把各种事物或现象加以对比，确定它们之间的异同点及相互关系的过程。比较是在分析、综合的基础上进行的，它是重要的思维过程和思维方法，在认识活动中的作用十分重要。

3. 抽象与概括　　① 抽象是将事物和现象的共同的、本质的特性抽取出来，舍去其个别的、非本质属性的过程。例如，从电子表、石英钟、挂钟等对象中，抽取它们共同的、本质的属性，即"能计时"，舍弃大小、形状、构造等非本质的属性。② 概括是把抽象出来的事物间的共同本质特征综合起来，去认识同一类的所有事物的过程。例如，生活中，我们知道铁、铜等金属能导电，可以概括出"金属可以导电"这一规律，并且将这一规律运用到对其他金属的认识中。

4. 具体化　　具体化是指人脑把经过抽象概括的关于事物本质特征和规律的知识应用于具体事物或具体情境的过程。例如，当老师讲授一个新概念时，往往都要举例说明，这就是一种具体化的过程。

任何思维活动都是分析、综合、比较、抽象、概括和具体化这些过程协同作用的结果。

（三）思维的分类

根据不同的分类标准，思维可分为不同的种类。

1. 直观动作思维、具体形象思维和抽象逻辑思维 根据思维凭借物的不同，分为直观动作思维、具体形象思维和抽象逻辑思维。

（1）直观动作思维：通过实际操作来解决直观而具体问题的思维。3 岁前的幼童基本上属于直观动作思维，思维在运动中展开，动作停止，关于对象的思维活动也随着停止，聋哑人靠手势与表情进行交际也属于动作思维。

（2）具体形象思维：凭借事物的具体想象和已有表象来进行的思维。学前儿童、小学低年级学生的思维以具体形象思维为主，作家、诗人、画家、设计师会更多地运用形象思维。

（3）抽象逻辑思维：依赖抽象概念和理论知识解决问题的思维。它是人类思维活动的核心形态，科研工作者根据实验材料进行推理、论证，就属于抽象逻辑思维。

2. 集中思维和发散思维 根据思维的方向不同，分为集中思维和发散思维。

（1）集中思维：又称辐合思维，是指把问题提供的信息聚合起来，得出唯一正确答案的思维。

（2）发散思维：又称求异思维，是指从一个目标出发，沿着各种可能的方向扩散，探求多种合乎条件答案的思维。

3. 常规性思维和创造性思维 根据思维的创新程度不同，分为常规性思维和创造性思维。

（1）常规性思维：又称再现性思维，指人们运用已获得的知识经验，按现成的方案和程序来解决问题的思维。例如，学生运用公式解决同一类型的问题，就是常规性思维。这种思维对原有的知识不需要进行明显改组，创造性水平较低，缺乏新颖性、独创性，也没有产生新的思维成果。

（2）创造性思维：人们重新组织已有的知识经验，用新颖、独特的方式来解决问题的思维。创造性思维能够创造出新的思维成果，所有的发明创造都是创造性思维的例子。

 思考题

结合本节学习的内容，请谈谈我们应该从哪些方面入手培养自己的创造性思维？

四、表象与想象

（一）概念

1. 表象（representation） 表象是客观事物不在面前时，在人脑中所保持的过去经历过的客观事物的形象。

2. 想象(imagination)　想象是人对头脑中已有的表象进行加工改造从而形成新形象的过程。

（二）表象的特征

1. 直观性　表象是在知觉的基础上产生的,构成表象的材料均来自过去知觉过的内容。因此表象是直观的感性反映。但表象又与知觉不同,它只是知觉的概略再现。知觉与表象的区别在于:① 知觉的形象较具体、鲜明、生动,而表象比较模糊、暗淡。② 知觉形象较稳定,表象则不稳定、易变换。③ 知觉形象较完整,表象不如知觉完整,不能反映客体的详尽特征,仅仅反映某些突出的、主要的部分。

2. 概括性　表象一般综合了多次知觉的结果,是对某一类对象的表面感性形象的概括性反映,它不表征事物的个别特征,而是表征事物的大体轮廓和主要特征,因此表象具有概括性。表象可以有视觉、听觉、嗅觉、味觉、触觉和动觉等多种形式。

表象是位于感知和思维之间的中介反映阶段,是一种过渡反映形式。表象作为反映形式,接近而又高于知觉,因为它的产生可以脱离具体对象;表象的概括性是低于词的概括水平的,但它可以为词的思维提供感性材料。

3. 可操作性　人们可以在头脑中对表象进行操作,如同人们通过外部动作控制和操作客观事物一样。

（三）想象的不同分类

根据不同的分类标准,想象可分为不同的种类。

1. 无意想象和有意想象　根据想象有无目的,分为无意想象和有意想象。

（1）无意想象:又称不随意想象,是指没有预定目的、在某种刺激物的作用下不由自主地产生的想象。例如,看到天边的浮云,人们会不自觉地将其想象成海浪、动物或者人物等。

（2）有意想象:又称随意想象,是指有预定目的、自觉努力地进行的想象,这种想象活动具有一定的预见性和方向性,它在人的想象中占主导地位。

2. 再造想象和创造想象　根据想象的创造性程度,分为再造想象和创造想象。

（1）再造想象:根据语言文字的描述或图样、模型、符号的示意,在头脑中形成相应的新形象的过程。例如,读《哈利·波特》系列书籍时,我们会在头脑中再现出哈利·波特、赫敏以及罗恩等人物的形象。再造想象的基本特点是再造性,必须以已有的描述和提示为前提。

（2）创造想象:根据一定的目的和任务,不依据现成的描述,在头脑中独立地创造新形象的心理过程。创造想象具有独立性、首创性和新颖性的特点。文学和艺术创作、科学发明、技术革新等活动中的想象,大多属于创造想象。

3. 幻想　幻想是一种指向未来并和主体愿望相结合的想象,它具体表现为理想和空想两种形式。

(1) 理想:符合事物发展的客观规律、有实现可能的幻想。理想往往与远大、崇高的生活目标联系在一起。例如,医学生向往自己将来努力工作,争当先进医务工作者,把毕生精力献给医疗事业,造福于人类。理想是通过努力可以实现的愿望,它是积极的、有益的,能激励人奋发上进的。

(2) 空想:不符合客观事物发展规律、毫无实现可能的想象。有些人缺乏表演天赋,却成天空想自己将来成为演员;有些人不努力工作,却成天空想自己能不劳而获成为百万富翁。空想是消极的,能使人脱离现实生活,不能激励人们前进,容易导致挫折、失败,甚至误入歧途。

(四) 想象的作用

人一切的创造性活动都是想象的结晶,想象在人们认识和改造客观世界的活动中起着十分重要的作用。它的作用主要有以下三个方面。

1. 对认识活动的补充作用　由于时空的限制,很多事物人们无法直接接触或感知,只能借助想象的补充去认识和理解。

2. 满足需要的替代作用　人有多种多样的需要,有些需要能够得到满足,有些需要却不能在现实生活中得到满足,人们常常借助于想象来寻求某种寄托,这对维护人的心理健康,保持人的心理平衡有一定的益处。

3. 对人的心理活动的丰富和深化　想象是促使心理活动丰富和深化的重要因素,人的任何心理活动,不论简单还是复杂,都和想象密切地联系着。

五、注意

(一) 概念

注意(attention)是指心理活动对一定事物的指向和集中。注意不是独立的心理过程,而是一种心理状态,它不能离开心理过程而独立存在,总是在感知、记忆、思维、情感、意志等心理过程中产生。注意具有以下三种功能。

1. 选择功能　注意能够对信息进行选择,选择有意义的、符合需要的和与当前活动任务一致的刺激,避开或抑制其他无意义的、干扰当前活动的各种刺激。例如学生在课堂上,会将老师讲课的内容作为注意的对象,而忽略电扇的噪声。

2. 保持功能　各种信息单元需要经过注意才能得到保持,如果不加注意就会很快消失。

3. 调节和监督功能　有意注意能控制活动向一定的目标和方向进行,使注意适当分配、适时转移,作为医疗工作从事者,如果在工作中出现注意分散或者注意没有及时转移的情况就很容易发生事故。

(二) 注意的分类

根据注意的产生和保持时有无目的以及意志努力的程度不同,注意可以分为无意注意(不随意注意)、有意注意(随意注意)和有意后注意(随意后注意)三种。

1. 无意注意　　无意注意指事先没有预定目的,且不付出意志努力的注意。例如,同学们正在上课,一只小鸟飞入教室,大家都会不由自主地将目光投向它,这种注意就叫作无意注意。

2. 有意注意　　有意注意是一种有预定目的,需要做出一定意志努力的注意。有意注意服从于预定的目的或任务,它受人意识的调节和支配。例如,当我们开始学习护理心理学这门新学科时,基于对这门学科知识的重要性的认识,上课时会特别自觉地将注意力集中于所学的内容,而当学习过程中遇到困难或环境中出现干扰因素时,也会主动地通过意志努力克服困难,将注意维持在所学的内容上,这种注意就是有意注意。

3. 有意后注意　　有意后注意指有预定目的,但无需意志努力的注意。从事某一项活动时,个体开始时对它没有兴趣或者不熟练,需要意志努力才可以维持注意;但随着活动的深入,个体逐渐对它产生了兴趣或达到熟练的水平,即使不需要意志努力也可以保持注意,这时有意注意就转化成了有意后注意。例如,骑自行车,刚学时会小心翼翼,注意维持身体平衡,注意踩脚踏的频率,学会了以后这些都变成了自动化的过程,不需要付出意志努力也能完成。

在现实生活中,无意注意、有意注意和有意后注意三者是紧密联系在一起的,无意注意和有意注意可相互转换,有意注意可以发展成有意后注意。

（三）注意的品质

注意的品质主要有稳定性、广度、分配和转移,它们反映了注意的发展水平。

1. 注意的稳定性　　注意的稳定性是注意保持在同一事物或者活动上的时间,是注意的时间特征。

（1）狭义的注意稳定性:指注意保持在同一对象上的时间。在感受同一事物时,注意很难长时间地保持固定不变。注意的这种周期性变化称为注意的起伏。例如,当我们注视图 2-8 时,可以明显地觉察到注意的起伏现象。小方形时而凸起（位于大方形之前）,时而下陷（大方形凸到前面）。

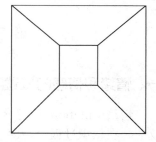

图 2-8　注意的起伏

（2）广义的注意稳定性:指注意保持在同一活动上的时间。注意并不总是指向于同一对象,而是虽然人注意的对象或行动有所变化,但是对整个活动仍保持着注意。例如,我们在听课时,偶尔看看黑板,偶尔看看书,时不时记些笔记等,但注意的总方向始终保持在上课这一活动上。

2. 注意的广度　　注意的广度又称注意的范围,是指在单位时间内人能清楚地把握对象的数量。速示器实验结果表明,一般成人在 0.1 秒的时间内,能注意 8～9 个黑色圆点,4～5 个没有联系的汉字,4～6 个没有联系的外文字母,3～4 个几何图形。影响注意广度的因素有:① 知觉对象的特点,知觉的对象越集中,排列得越有规律,越能成为相互联系的整体,注意的范围也就越大。② 任务难度,作业难度越大,注意范围越小。③ 个体的知识经验,个体的知识经验越丰富,对知觉对象越熟悉,注意的广度就越大。例如,我们一般读中文小说可以一目十行,阅读英文小说时注意的广度却小多了。

3. 注意的分配 注意的分配,即人在同一时间内能把注意指向于两种或两种以上的对象,即"一心多用"。例如,教师一边上课,一边观察学生听课的情况;汽车司机一边开车,一边注意路上行人、车辆、交通信号灯等。这些都是日常生活中随处可见的现象,说明注意分配不仅是可能的,而且对人的实践活动也是必要的。研究表明,注意分配是有条件的,它取决于同时进行的不同活动的性质、复杂程度及个体对活动的熟悉程度等。

思考题

你能想到生活中还有哪些注意分配的例子吗?

4. 注意的转移 注意的转移,是指根据新任务的需要,人主动地把注意从一个对象转移到另一个对象,或者由一种活动转移到另一种活动上,它是注意灵活性的表现。学生想要在学校里较好地完成学习任务,必须能根据课表安排有计划地组织注意的转移,及时把注意稳定在新的科目或新的任务上,否则就很难顺利地、高质量地完成学习任务。注意的转移和注意的分散是不同的:虽然两者都是注意对象的变换,但是转移是注意的优良品质,分散是注意的不良品质。这是因为注意的转移是根据实际需要有目的地主动转移,注意的分散则是被无关事物干扰使注意离开所要注意的对象。

第三节 情绪和情感过程

一、情绪和情感的概述

情绪(emotion)和情感(feeling)是人们对客观事物的态度体验及相应的行为反应。在认识过程中,人们对客观事物产生何种态度体验,做出何种行为反应,取决于客观事物是否满足自身需要。与人的需要和愿望相符的客观事物,使人产生趋向这些事物的态度,并产生满意、愉快、喜爱等积极的情绪、情感体验,而与人的需要不相符的客观事物,则会引起人的恐惧、愤怒、悲哀等消极情绪、情感体验。

情绪和情感在日常生活中往往被当作同义词,其实它们既有区别又有联系。两者的区别表现在以下三个方面:① 情绪主要是与生理需要(饥渴、冷暖、性等)相联系的、低级的态度体验,情感则是与人的社会性需要(亲情、友情、道德等)相联系的、高级的态度体验。② 情绪具有情境性、冲动性和短暂性,情感具有稳定性、深刻性、持久性;情绪往往由当时的情境引起,一旦情境发生改变,情绪很快就会减弱或消失,情感一般不受情境左右,是对人、对事稳定的态度体验。③ 情绪在个体发展和人类进化中发生得早,是人和动物尤其是高等动物所共有的,而情感是人在社会化过程中产生的,发生得晚,为人类所特有。

情绪与情感虽有区别,但又紧密联系。一方面,情绪是情感的基础,情感依赖于情绪;另一方面,情绪受情感的制约,是情感的外在表现。

二、情绪的维度与两极性

情绪所固有的某些特征即情绪的维度,主要包括情绪的强度和紧张度、动力性、激动性等方面。情绪特征具有两极性的变化幅度,即每个特征都存在两种对立的状态。

1. 情绪的强度　情绪的强度有强、弱两极状态。一般情绪都有从弱到强的等级变化,如从欣喜到狂喜,从微愠到暴怒。客观事物对于个体意义的大小决定了情绪的强度。

2. 情绪的紧张度　情绪的紧张度有紧张和轻松两极状态。情境的紧迫性、个体心理的准备状态、应变能力等因素都会对人们情绪的紧张程度产生影响。

3. 情绪的动力性　情绪的动力性有增力和减力两极状态。积极的情绪和情感可以提高人的活动能力,起到"增力"的作用。人们常说的"人逢喜事精神爽"就是指愉快的情绪和情感使人精力充沛,干劲十足。相反,消极的情绪和情感则会降低人的活动能力,起到"减力"作用,例如,在抑郁的心境下,人会表现得萎靡不振、心灰意冷。

4. 情绪的激动性　情绪的激动性有激动与平静两极状态。激动是一种强烈的、短暂的、外显的情绪状态,往往是由在人的生活中占重要地位、起重要作用的事件引起的。与激动相对立的平静是一种平稳、安静的情绪状态,它是人们正常生活、学习和工作时的基本情绪状态。

三、情绪的生理唤醒和外部表现

1. 生理唤醒　情绪的生理唤醒是指伴随着情绪活动产生的一系列生理变化,它支持和维持着情绪,且影响着情绪的强度和持续时间。情绪的生理唤醒涉及广泛的神经系统和内分泌系统,例如,人在兴奋时,会出现血压升高、心跳加速、呼吸急促、肾上腺分泌增加等变化。有时生理唤醒的差异能显示不同情绪、情感之间的差异,所以测量个体的生理变化是了解一个人当时所处的情绪状态的重要客观手段。测谎仪的设计原理就是通过分析生理唤醒,来考察这些改变背后蕴含的意义。

2. 外部表现　表情是与情绪、情感有关的,可以被直接观察到的某些行为表现,它是情绪、情感活动的外部表现。表情主要包括面部表情、姿态表情和语调表情等。面部表情是指通过面部肌肉的变化来表现各种情绪状态。仅眼部肌肉的运用,就足以表达人的多种不同的情绪和情感,例如,快乐时"眉开眼笑",愤怒时"怒目而视",悲哀时"两眼无光",恐惧时"目瞪口呆"等。姿态表情指通过人的四肢和躯干的姿势和动作的变化来表现各种情绪状态。例如,高兴时"手舞足蹈",懊悔时"捶胸顿足"等。语调表情是指利用语音的高低、语速的快慢、语调的抑扬顿挫等语言方面的变化来表现各种情绪状态的一种手段。例如,喜悦时语调较高、语速较快,悲伤时语调低沉、语速缓慢、时断时续等。

四、情绪和情感的分类

1. 基本情绪　快乐、愤怒、悲哀和恐惧是最基本的、最原始的四种情绪,为动物和人所共有。这些情绪常常与基本需要相联系,新生婴儿不用学习就能体验到。快乐是需要得到满足、紧张得到解除时产生的情绪体验,如读到一本好书、考试取得好成绩等。愤怒是由于愿望和利益一再受阻、紧张状态逐渐积累所产生的情绪体验,如受到不公平的对待。恐惧是个体面临或预感到危险,企图摆脱、逃避又无能为力时的情绪体验,如被困在电梯里。悲哀是在所热爱的事物和所盼望的东西失去时产生的情绪体验,如失恋、丢失了贵重物品等都会引起悲哀之情。

2. 情绪状态分类　根据情绪发生的强度、持续性和对人影响的大小,可以把情绪分为心境、激情、应激三种状态。

(1) 心境:一种比较微弱而持久、影响人整个精神生活、具有渲染作用的情绪状态。当一个人处于某种心境中时,仿佛一切事物和活动都染上了同样的情绪色彩。"感时花溅泪,恨别鸟惊心",就是心境的绝佳写照。

(2) 激情:一种强烈而短暂的、爆发性的、暴风骤雨般的情绪状态,例如,欣喜若狂、勃然大怒等。激情往往由生活中的重大事件、对立意向的冲突、过度的兴奋或抑制引起。激情有积极和消极之分,积极的激情有利于提高活动的效率,而如果消极的激情频繁发生,则会对健康产生严重的影响。

(3) 应激:突然的、出乎意料的、高度紧张的情绪状态。应激状态下,人们有可能被突如其来的刺激所笼罩,手足无措,陷入一片混乱之中;也有可能清醒冷静、急中生智,想出有效的应对方法。

3. 情感的分类　道德感、美感、理智感是人特有的、与社会性需要相联系的高级情感体验。

(1) 道德感:指个体对自己及他人的思想言行是否符合道德需要和道德观而产生的情感体验。如果行为符合道德准则,就会产生肯定的体验,如感到敬佩或自豪等;反之,如果行为违反了道德准则,就会产生否定的体验,如感到愤恨或内疚等。主要包括爱国感、集体荣誉感、责任感和正义感等。

(2) 美感:指客观事物是否符合自己的审美需要而产生的情感体验。美感包括自然美感、艺术美感和社会美感,辽阔壮丽的自然景观,巧夺天工的艺术作品,高尚无私的品德行为,凡是符合美的需要的对象都会引起美感。美感具有显著的地域性、社会性和历史性，例如，唐朝的女子以体态丰腴为美，而现代社会的女性大多以苗条、匀称的形体为美。

（3）理智感：指人在认识客观事物的过程中产生的情感体验，是与人的求知欲、认识事物的需要、解决问题的需要以及对真理的追求密切联系的情感体验，体现着个体对自身认识过程和结果的态度。例如，面对第一次接触知识时的新奇感，经过认真思考找到解决问题方法时的喜悦感，这些都属于理智感。它对人的智力活动是一种动力，能够促使人们克服智力活动中的各种困难和障碍。

五、情绪与健康

情绪和情感对人的生活、工作、学习和身体健康有很大的影响。积极乐观的情绪、情感会促使人发挥主动性和创造性，有利于提高活动效率，并有益于人的生理和心理健康。而消极、不良、悲观的情绪、情感则会使人意志消沉，不利于主观能动性的发挥，甚至危害人的生理和心理健康。例如，对愤怒的压抑容易引发心血管疾病，长期压抑悲伤和哭泣会提高呼吸系统疾病的发病率等。因此，学会对自己情绪、情感的调节，做自己情绪、情感的主人，对我们而言是十分重要的。

延伸阅读

生活、变化和应激

每个人都知道应激这一概念。对大多数人而言，应激是一种令人不快的、消极的情绪体验。尽管给应激下定义并不容易，但我们可以从这样一个角度来看待它，即应激是情绪的极端形式。以此而论，极度的恐惧、愤怒，悲哀，甚至是快乐都可能产生应激。你会如何面对应激状态？你能得心应手地应对它吗？你是否发现它正威胁着你的健康？

在过去的十多年间，经过心理学和医学界的研究人员共同合作，为应激与健康之间存在的相关提供了非常有力的证据，并且在认识和干预应激状态方面做了大量的工作。在行为科学领域，关注该问题的人被称为健康心理学家。主要关注由心理因素而非生理因素所导致的健康问题。这些疾病是真实存在的，其不适感和疼痛都是临床上的真实症状。健康心理学家所做的很多研究业已证明，在生活中，当人们必须做出某种重大的内在心理调整，以适应某种外部变化时，其患病概率将相应地上升。我们称这些外部变化为生活应激。

霍尔姆斯和瑞赫根据他们的临床经验，编制了一个由 43 项生活事件组成的量表，这些事件一般能使人们达到应激状态，因为它们均需要做出心理上的调整来加以适应。这一研究的重要性和价值在于测量所获得的结果以及该测量工具的应用，这一测量工具被称为"社会再适应评定量表"片（social readjustment rating scale，SRRS）。《社会再适应评定量表》作为一种检验应激与疾病之间关系的工具为很多研究者所使用。该量表的价值在于它能够根据人们的生活变化单元分值对疾病进行预测。你的分值(特别是当它较高的时候)可以作为你在生活中所处的应激水平的一种指标,同时它也可以表示这种应激对你的身体健康将有多大的危害。

在一项对 2500 名海军军人所做的测量中,研究者用《社会再适应评定量表》记录了他们在上船执行任务前六个月内生活变化单元的数量。在此后的海上执行任务的六个月期间,生活变化单元量低于 100 的军人平均患病 1.4 次,生活变化单元介于 300 到 400 之间的军人平均患病 1.9 次,而那些生活变化单元量在 500 到 600 之间的军人平均患病 2.1 次 (Rahe, Mahan, Arthur, 1970)。这些研究都给予霍尔姆斯和瑞赫的观点以广泛的论据支持,也就是说,《社会再适应评定量表》在预测与应激有关的疾病方面是有效的。

第四节　意志过程

一、概念

意志(will)是一个人自觉确定目标,并根据目标来支配、调节、控制自己的行为,去克服困难、实现预定目的的心理过程。意志是人类特有的高级心理活动过程,是意识能动性的典型表现,实现着内部意识向外部行为的转化。

二、意志行动的特征

人的意志需要通过行为表现出来,意志行动就是受意志支配的行为。人的意志行动具有以下四种特征。

(一) 明确的行动目的

能够自觉地确立目的,是意志行为的最基本特征。人的活动和动物的活动的本质区别在于动物的活动是盲目的、自发的;而人的活动是有意识、有目的和有计划的。人在从事活动之前,就可以对活动的结果做出准确的预测,并将其作为行动的目的存于头脑中来指导自己的行动。

(二) 随意运动是意志行动的基础

人的行动分为不随意运动和随意运动。不随意运动是指不受意识控制、调节的活动,例如,打喷嚏、分泌唾液、说话时无意的手势等。随意运动是受主观意识控制和调节的活动,具有一定的方向性和目的性。意识调节下的一系列随意运动组成了人的意志行动,随意运动的熟练程度越高,意志行动越容易顺利进行。

(三) 意志行动与克服困难相联系

虽然人的意志行动以随意运动为基础,但并不是所有的随意运动都是意志行动,因为只有与克服困难密切联系而产生的行动才是意志行动。例如,不论春夏秋冬、刮风下雨,有的人每天都坚持跑步锻炼身体;有的人生病坚持学习和工作等。一个人意志力强弱的程度往往和困难的性质及克服困难的努力程度有关。

困难包括外部困难和内部困难两种。外部困难指在意志行动中遇到的客观条件的障碍,如自然环境条件恶劣。内部困难指来自于主体自身的障碍,如能力有限,知识经验不足,性格保守、懒惰等。外部困难一般通过内部困难起作用,内部困难更难克服。

（四）意志对行为的调节作用

意志对行为的调节表现在两个方面:发动和抑制。发动表现为意志调动积极性,推动个体去从事为达到一定目的必需的行动;抑制表现为意志约束、控制个体,制止与预定目的相矛盾的行动和干扰。两者是相互联系和统一的,意志通过这两个功能,对人的行为进行调节和控制。意志不仅调节人的外部行为,而且还可以调节人的内心状态,并通过对内心状态的调节间接对人的某些内脏活动产生影响。

三、意志的品质

在行动中所形成的明确和稳定的意志特点,就是一个人特有的意志品质。

（一）自觉性

自觉性是指人在行动中有明确的目的,能充分认识到行动的社会意义,使自己的行动服从于社会和集体利益的一种品质。意志自觉性高的人既不轻易受外界的影响,也不拒绝有益的建议,能独立、主动地调节自身的行动。与自觉性相反的是受暗示性,如人云亦云、缺乏主见等都是自觉性差的表现。

（二）果断性

果断性是指善于明辨是非,能迅速有效地采取决定和执行决定的品质。果断性以正确的认识为前提,以深思熟虑和大胆勇敢为基础,是一个人聪明、学识、机智的有机结合。与果断性相反的特性是优柔寡断和草率,如顾虑重重、犹豫不决或者不加思考、轻举妄动都是意志薄弱的表现。

（三）坚韧性

坚韧性是指以充沛的精力和坚韧的毅力,百折不挠地克服困难而实现预定目标的品质。坚韧性要求经得起长期的磨砺,抵制各种干扰,坚持对目标的追求。良好的坚韧性品质不仅表现在坚持贯彻既定的决定,而且也表现在必要时善于当机立断,灵活地采取新措施。与坚韧性相反的特性是动摇性和顽固性,如见异思迁、虎头蛇尾或者固执己见、一意孤行都是不能正确对待行动中的困难的表现,属于消极的意志品质。

（四）自制性

自制性是指在行动中善于控制情绪、约束自己言行的品质。例如,遇到地震时不惊慌失措,生病时遵医嘱忌食自己喜爱的食物等,都是自制力的表现。自制性表现在两个方面:第一,善于控制自己冲动的情绪,表现出应有的忍耐性;第二,善于控制自己,促使自己去执行已经采取的决定,自觉调节自己的言行。与自制性相反的特性是冲动性,表现为易受外界的引诱或干扰而不能克己自律。

自觉性、果断性、坚韧性和自制性四种意志品质之间是相互联系、缺一不可的。因此,我们只有在实践活动中不断地加强意志的自我锻炼,才能形成优良的意志品质。

第五节 个 性

一、概述

(一) 概念

个性(personality),又称人格,指一个人的整个精神面貌,即具有一定倾向性的、比较稳定的心理特征的总和。个性是多层次、多侧面的,由复杂的心理特征的结合构成的整体。个性心理主要包括个性倾向性和个性心理特征。

(二) 个性的结构

1. 个性倾向性 个性倾向性指人对客观现实的态度和积极活动的倾向,它是人进行活动的基本动力,制约着人的所有心理活动,它主要是在后天的培养和社会化过程中形成的,较少受生理、遗传等先天因素的影响。需要、兴趣、信念、世界观等都是个性倾向性的重要组成部分。

2. 个性心理特征 个性心理特征指一个人在心理活动中经常表现出来的、稳定的心理特点,主要包括能力、气质和性格,反映个体处理事务的水平、方式和方向。

(三) 个性的一般特征

1. 稳定性和可变性 只有在社会实践的过程中,经常的、一贯表现出来的心理特征才是一个人的个性;相反地,那种暂时的、偶然表现出来的心理特征,不能认为是一个人的个性。个性的稳定性使我们能够预料个体在一定情况下会有什么样的行为举止,从而将一个人和另一个人在精神面貌上区别开。但这种稳定性是相对的,当一定的心理活动的外部条件与内部条件发生变化时,人的个性也会有所变化。

2. 共同性和独特性 个性的共同性是在一定的自然环境、社会环境和群体环境的影响下,逐渐形成的一致性。如一个民族或者一个阶级的人,他们对人、对事、对己所持的态度和价值判断,都容易形成相似的或相同的心理特点。但是在不同的神经系统活动作用下,或在不同的外界刺激下,人的个性除了共同性,还表现出极大的个别差异,即独特性。

3. **整体性**　个性是人的整个精神面貌的表现,是一个人的各种个性倾向性和个性心理特征的有机结合。这些成分或特性不是孤立地存在着,也不是机械地联合在一起,而是相互联系、相互制约组成一个多层次、多维度、多侧面且有高低、主次之分的,完整的、复杂的个性系统。

4. **生物制约性和社会制约性**　人的个性既具有生物属性又具有社会属性,即它受到自然和社会的双重制约。人的生物属性(先天或遗传的属性)是个性形成的基础,但人作为复杂的社会关系的体现者,必定受复杂的社会关系所制约,脱离人类社会的实践活动,个性不可能形成,所以个性的本质是社会性。

(四) 个性的影响因素

生物遗传因素是个性形成和发展的基础,但不能决定个性的发展。社会环境、家庭环境、文化环境等环境因素才是个性形成和发展的决定因素。此外,人的个性不可能离开实践活动单独存在,个体的自我调控也起到了主观能动的作用。即遗传奠定了个性发展的可能性,环境决定了个性发展的现实性,实践活动尤其是教育起到了关键性作用,自我调控则是重要的内部决定因素。

二、个性特征

(一) 能力

1. **能力的概念**　能力(ability)是顺利实现或完成某种活动所必备的心理条件,它是个性心理特征的一个重要方面。它包含已经表现出来的实际能力,例如,会驾驶汽车、会说外语等。还包含尚未表现出来的潜在能力,这种能力是通过后天的学习训练发展起来的。一方面,人进行活动都需要有相应的能力,如艺术家进行艺术创作需要有丰富的想象力;另一方面,能力在活动中形成和发展,并在活动中表现出来。能力的高低会直接影响到活动的效果。

2. **能力的分类**　根据不同的分类标准,能力可分为不同的种类。

(1)根据范围的不同,可以将能力分为一般能力和特殊能力。① 一般能力又称智力,指在不同实践活动中都表现出来的能力,例如,观察力、记忆力、想象力、创造力等。② 特殊能力是顺利完成某种特殊或专业活动所必需的能力,如音乐、绘画、运动能力等。一般能力与特殊能力紧密联系,一般能力是特殊能力的重要组成部分,特殊能力的发展有助于一般能力的发展。

(2) 根据形成方式的不同,可以将能力分为模仿能力和创造能力。① 模仿能力是通过观察他人的行为和活动,对事物做出相同或相似反应的能力。② 创造能力是利用已有的信息,产生出新颖、独特的思想或产品的能力,创造性思维能力是创造力的核心。模仿力和创造力之间存在紧密的联系,一般人们是先模仿再创造,所以模仿力是创造力形成的前提和基础。

(3) 根据发展趋势的不同,可以将能力分为流体能力和晶体能力。① 流体能力较少依赖于文化和知识的内容,取决于个人的禀赋,是在信息加工和问题解决过程中所表现的能力,例如,抽象概括能力、逻辑推理能力等。这种能力的发展与年龄有密切关系,在个体发展的早期流体能力明显发展,20 岁左右达到顶峰,30 岁以后开始衰退。② 晶体能力与社会文化关系密切,取决于后天的学习,是获得语言、数学知识的能力。这种能力在人的一生中是持续发展的,只是到 25 岁后,发展的速度渐趋平缓。晶体能力依赖于流体能力,在其他条件都相同的条件下,一个拥有较强的流体能力的人将更容易发展出较强的晶体能力。

（4）根据功能的不同,可以将能力分为认知能力、操作能力和社交能力。① 认知能力是人脑加工、储存与提取信息的能力。② 操作能力指操纵肢体完成活动的能力。③ 社交能力反映在人际交往活动中的能力,对加强人际交往和促进信息沟通起到十分重要的作用。

3. 能力的个体差异　由于遗传和环境的交互影响,不同个体之间在能力上存在显著的差异,它主要表现在以下几个方面。

（1）能力的发展水平差异:以智力为例,全人类智力水平呈现正态分布,智力超常或天才以及智力落后或低下的个体只占全体的极少部分,大部分人的智力处于中间水平。

（2）能力的年龄差异:即能力表现早晚的差异,有些个体到达能力高峰的时间早,即早慧;而有些个体到达能力高峰的时间晚,即所谓大器晚成。

（3）能力的类型差异:个体在知觉、记忆、言语和思维能力方面表现出的类型差异。例如,在知觉能力方面,有些人属于分析型,他们对细节的感知清晰;有些人属于综合型,他们善于概括和综合;而有些人则属于两者兼有之的分析综合型。

（二）气质

1. 气质的概念　气质(temperament)是个体典型的、稳定的心理活动的动力特征。所谓心理活动的动力特征,是指心理过程的速度、强度、稳定性、灵活性和心理活动的指向性特点。心理过程的速度指知觉的速度、思维的灵活程度等;心理过程的强度指情绪体验的强度、意志努力的程度等;心理活动的稳定性指情绪的稳定性、注意的集中性等;心理活动的灵活性指注意转移的灵活性、思维的灵活性等;心理活动的指向性指心理活动是倾向于外部事物,从外界获得新印象,还是倾向于内心世界,经常体验自己的情绪,分析自己的思想和印象。气质具有典型性和稳定性,仿佛使一个人全部的心理活动都染上了个人独特的色彩,正如俗语所说的"江山易改,本性难移"。某种气质类型的人,常常在内容很不相同的活动中都显示出同样性质的动力特点。气质是高级神经活动特征的心理表现,很大程度上受先天的遗传因素的影响,由生理机制决定,人一出生我们就可以观察到他的气质特点:例如,有的新生儿比较活泼好动,对外界刺激反应迅速;而有的新生儿则比较安静,对外界刺激反应比较迟缓。

2. 气质的生理基础　关于气质的生理基础存在着各种不同的学说,其中影响较大且被广泛接受的有巴甫洛夫的神经活动类型说。他根据神经过程的三个基本特性,神经过程的强度(即神经细胞和神经系统的兴奋与抑制的工作能力和耐力)、平衡性(即兴奋与抑制在强度方面的相对均势或优势)和灵活性(即兴奋与抑制过程相互转化的速度)相互组合的特点,把高级神经系统活动划分为四种类型:① 强而不平衡型又称兴奋型或不可遏制型,这种类型的特点是,兴奋过程强于抑制过程,易兴奋易怒而又难以控制的类型。② 强、平衡且灵活的类型,又称活泼型,这种类型的特点是反应灵敏、能很快适应迅速变化的环境。③ 强、平衡且不灵活的类型,又称安静型,这种类型的特点是行动迟缓。④ 弱型又称抑制型,这种类型的特点是,兴奋过程和抑制过程都很弱,灵活性差。

巴甫洛夫认为,上述四种神经系统的基本类型是动物和人所共有的,可以称为一般类型。而神经系统的一般类型就是气质的生理学基础,气质就是神经系统一般类型的心理表现。

3. 气质类型　根据巴甫洛夫的神经活动类型说,可以相对应地划分出四种气质类型:兴奋型相当于胆汁质,活泼型相当于多血质,安静型相当于黏液质,弱型相当于抑郁质。

胆汁质的人往往精力充沛,情绪易急躁,易冲动,自制力差。多血质的人活泼好动,注意力易转移,兴趣易变换,动作、语言敏捷迅速,情绪体验不深刻且外露。黏液质的人安静沉着,注意稳定,情绪慢而持久且不外露。抑郁质的人敏感,观察力强,情绪体验深刻且不外露,易孤独和伤感。

在实际生活中,兼有这四种典型气质类型的人并不多见,大部分人都是近乎某种气质,但同时又具有其他气质的某些特征,属于过渡型气质或两种或两种以上气质的混合型。

心理学家进一步研究揭示,感受性、耐受性、反应的敏捷性、可塑性以及情绪的兴奋性、外倾性和内倾性等特性都是构成气质类型的重要心理特征。其中,感受性是指人对外界刺激的感受能力。耐受性是指人经受外界刺激时表现在时间上和强度上的能力。反应的敏捷性包括不随意的反应性,即各种刺激引起心理的指向性与心理反应和心理活动的速度、灵活度。可塑性指人根据外界的变化改变自己的行为从而适应环境的难易程度。情绪兴奋性,包括情绪兴奋性的强弱以及情绪外露的程度。外倾性和内倾性,是指人的言语、动作和情绪反应是表现于外还是表现于内的特性。

四种气质类型和四种高级神经活动类型以及心理特征之间的关系如表 2-2 所示。

表 2-2　高级神经活动类型、气质类型与心理特征的关系

高级神经活动类型	气质类型	神经过程的特性					心理特征			
		强度	平衡性	灵活性	感受性	耐受性	敏捷性	可塑性	兴奋性	倾向性
兴奋型	胆汁质	强	不平衡	灵活	低	高	快	不稳定	高而强烈	明显外倾
活泼型	多血质	强	平衡	灵活	低	高	快	可塑	高而不强	外倾
安静型	黏液质	强	平衡	不灵活	低	高	慢	稳定	低而强烈	内倾
弱型	抑郁质	弱	不平衡	不灵活	高	低	慢	刻板	高而体验深	严重内倾

思考题

请联系实际谈谈你觉得自己倾向于哪种气质类型？

4. 气质的意义　了解人的气质特征和气质类型对各种实践领域,尤其是对选拔和培养人才以及维护人的心身健康都具有十分重要的意义。大量研究表明,不同的职业对人的气质要求不同,例如,医护人员的工作需要经受高度的心身紧张和具有灵敏的反应能力,因此神经系统的兴奋程度过弱、反应迟缓的人相对而言不宜从事这类职业。此外,具有不同气质的人对不同职业也具有不同的适应性。

气质和心身健康之间的关系一直受到心理学和医学界的重视,已有的研究结果表明,具有情绪不稳定、过分急躁、冲动、易伤感等气质特征的人,往往容易发生心理健康问题,也更容易成为心身疾病的易感群体。

(三) 性格

1. 性格的概念　性格(character)是个人对现实所反映出稳定的态度和习惯化了的行为方式中表现出来的心理特征。性格是个人在活动中与特定的社会环境相互作用的产物,具有社会评价意义,即有好坏之分,是个性系统中的核心成分。

2. 性格的特征　性格的特征主要有以下几点。

(1) 性格的态度特征:指对待和处理社会各方面关系时所表现出来的性格特征。主要包括对社会、对集体、对他人的态度特征,例如,热爱集体、乐于助人、团结友爱、对集体漠不关心、损人利己、欺负弱小等。对自己的态度,例如,谦虚、自信、傲慢、自卑等。对学习、工作、劳动的态度,例如,勤奋、踏实、认真、懒惰、马虎、粗心等。

(2) 性格的理智特征:指人在感知、记忆、思维和想象等认识过程中所表现出来的个别差异。例如,有些人属于被动感知型,易受环境刺激的影响、易受暗示,另

一些人则属于主动观察型,有自己的主见,不易被环境刺激所干扰。

（3）性格的情绪特征:指人们在情绪活动的强度、稳定性、持续性和主导心境等方面表现出来的个别差异。有的人情绪体验微弱,能够用意志控制情绪,总显得平静安宁;有的人情绪活动非常强烈,一旦发生很难用意志加以控制,整个自我都被情绪支配着。有的人情绪不易起伏变化,即使处变也能不惊;有的人情绪则容易波动起伏,时而激动、时而平静。有的人情绪活动稍现即逝;有的人情绪活动持续时间比较长。有的人主导心境总是抑郁、沉闷的;有的人主导的心境总是欢乐、愉快的等等。

（4）性格的意志特征:指个体在调节自己的意志活动的方式和水平上表现出来的心理特征。例如,自制力是坚强还是薄弱,对行为目标的确立是自觉的还是被动的,遇到紧急状况时是镇定果敢的还是惊慌犹豫的,执行决定时是严肃认真的还是马虎草率的。

3. 性格的类型　在众多的性格类型理论中,荣格的内外向性分类最为有名,为内外倾向学说。荣格从精神分析的视角出发,提出按本能的力量"力比多"的流动方向来决定性格的类型,力比多朝向外部事物的是外向型,力比多朝向内部事物的是内向型。外向型的人,一般表现出自信、勇敢、开朗、活泼、好交际、情绪外露、易于适应环境;内向型的人,重视内心世界,一般表现出缺乏自信、谨慎、易害羞、冷漠寡言、好沉思、反应迟缓、较难适应环境。实际生活中,不存在纯粹的外向型或内向型的人,往往以其中占优势的倾向来确定性格类型,或是介于两者之间的中间型。

此外,英国培因的功能优势学说按理智、情绪、意志三种心理功能在性格结构中主导优势的作用划分为理智型、情绪型和意志型。① 理智型:理智支配和调节自己的言行,处理问题深思熟虑。② 情绪型:言行举止受情绪控制和支配,而不善于冷静思考。③ 意志型:处理问题果断,自制力强,行动目标明确。

美国魏特金的独立顺从学说按个体独立程度将性格分为顺从型和独立型。① 顺从型:独立性差,少主见。② 独立型:善于独立思考,紧急情况下易发挥自己的力量,独立解决问题,有时强加意见于别人。

专栏 2-2　气质和性格的关系

性格与气质都与个体生活实践有关,在一定程度上,气质可影响性格表现方式而性格又可掩盖和改造气质。两者是相互联系、相互制约又相互区别的。

1. 气质和性格的联系主要表现在:

（1）气质是性格形成的基础,如要形成自制力这种性格特点,抑郁质者较容易,而胆汁质需经极大地克制和努力。

（2）气质影响性格的表现方式,如同样是勤劳的人,胆汁质精神饱满、精力充沛;黏液质操作精细、踏实肯干;多血质机智灵活、充满热情;抑郁质认真且默默无声、埋头苦干。

（3）性格可掩盖改造气质，如胆汁质的外科医生，长期从事操作精细的工作，具备了细致的性格特征，职业的训练就可以改造胆汁质的冲动、不可遏制的缺点。

2. 气质和性格的区别：

（1）概念上的区别。气质是个体所具有的典型而稳定的心理活动动力方面的特征；性格是个体对客观现实的一种稳定的态度以及与之相适应的习惯化的行为方式所表现出来的心理特征。

（2）气质是先天的，较多受个体生理条件，特别是高级神经活动类型影响；性格是后天的，更多地受社会生活条件制约。

（3）气质表现范围狭窄，主要局限于心理的强度、速度、稳定性和指向性；性格表现范围广泛，几乎包括人的心理活动的一切稳定的特点，如意志、情绪、需要、信念、世界观，反映个体对现实的态度和倾向的特点。

（4）气质可塑性小，变化慢；性格可塑性大，变化快。

（5）气质无所谓好坏；性格则有好坏之分。

（6）气质在决定人的行为举止上，有从属意义；性格在决定人的行为举止上，有核心意义。

三、个性倾向性

（一）需要

1. 需要的概念 需要（need）是有机体内部的某种缺乏或不平衡的状态，是个体的心理活动与行为的基本动力。当人通过活动使原有的需要得到满足时，人和周围现实的关系就发生了变化，又会产生新的需要。

2. 需要的分类 需要可分为以下几类。

（1）根据需要的起源，可分为生物性需要和社会性需要。① 生物性需要是指保存和维持有机体生命和延续种族的一些需要，例如，饮食的需要、睡眠和休息需要、排泄的需要、性的需要等。动物也有这类需要，人的需要和动物的需要的本质区别在于人的需要具有社会性即满足需要的方式受具体的社会历史条件的制约，且受到意识的控制和调节。② 社会性需要是人类特有的需要，指与人的社会生活相联系的一些需要，如劳动需要、交往需要、成就需要等。这些需要源于人类的社会生活，对维系个体的社会生活，乃至推动整个社会进步都能起到十分重要的作用。例如，交往需要的满足不仅可以使个体的心身得到健康的发展，而且还可以使团体成员之间，团体与团体之间加深了解、相互信任，促进观点与态度的一致性，有利于创造一个和谐、稳定、安全的社会生活环境。

（2）根据指向对象的不同，可分为物质需要和精神需要。① 物质需要是指向并占有社会生活中的各类物质产品从而获得满足的需要。② 精神需要是指向并占有社会生活中的各类精神产品从而获得满足的需要,如看一场电影、听一场演唱会等都属于精神需要。

3. 需要层次理论　需要层次理论由美国心理学家马斯洛提出,他将人的需要从低到高分为五个层次:① 生理需要,即保障个体生存的基本需要,如对食物、水和氧气等的需要。② 安全需要,包括物质上和心理上的安全保障,如对和平稳定的社会环境、温馨和睦的家庭环境的需要。③ 归属和爱的需要,如对友谊、爱情、集体归属感的需要。④ 自尊需要,既包括自己具有的内在的自尊心,又包括受到他人尊重的需要。⑤ 自我实现的需要,是指通过努力,使自己的潜能得以发挥,实现对生活的期望的需要。如图 2-9 所示。

马斯洛需要理论的基本要点是:人的需要是天生的、内在的、下意识的,并且只有未满足的需要能够影响行为,满足了的需要就不能再成为激励因素。关于低级需要和高级需要之间的关系,他认为,需要的层次越低,力量越强、潜力越大。低级需要得到最低限度满足后,才会追求高级需要的满足,逐级而上。人类进化的过程中,低级需要出现得较早,高级需要出现得较晚。高级需要比低级需要更为复杂,满足高级需要必须要有更好的外部条件。

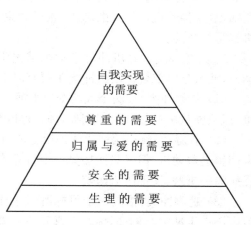

图 2-9　马斯洛需要层次理论

马斯洛需要层次理论系统地探讨了需要的实质、结构、发生发展的过程以及在人类社会生活中的作用,是一套比较完整的需要理论。但也还存在着一些问题,例如,把基本需要统统看作是先天的、与生俱来的,削弱甚至否定了后天环境和教育对需要的发生发展所起的作用,没有充分地说明各种需要之间的联系,也没有意识到高级需要对低级需要的调节作用等。

(二) 动机

1. 动机的概念　动机(motivation)是激发和维持个体进行活动,并导致活动朝向某一目标的心理倾向或动力。动机具有激发功能、指向功能以及维持和调整功能,这意味着动机能够激发个体产生某种活动,使行为指向一定的对象或目标,并且维持活动的进行,调节活动的强度和持续的时间。

2. 动机的分类　根据不同的分类标准,动机可分为以下几个种类。

(1) 根据动机的起源,可把动机区分为生物性动机(也称为生理性动机或原发性动机)和社会性动机(也称为心理性动机或习得性动机)。前者与人的生理需要相联系,后者与人的社会需要相联系。

（2）根据引起动机的原因，可分为外在动机和内在动机。① 外在动机是指活动动机是由外在因素引起的、是追求活动之外的某种目标。② 内在动机是指活动动机出自于活动者本人并且活动本身就能使活动者的需要得到满足。例如，有些学生学习的目的是获得父母的表扬或避免批评，而有些学生则是为了满足自身的求知欲。在一定条件下，外部动机可以转化为内部动机。

（3）根据动机的影响范围和持续作用时间，可把动机区分为长远的、概括的动机和短暂的、具体的动机。前者持续作用时间久，比较稳定，影响范围广；后者易受情绪影响，不够稳定，只对个别具体行动一时起作用。例如，一位护理专业的学生想成为一名优秀的护士，为祖国的医疗事业多做贡献，这一动机促使其努力学习专业知识，这种动机是长远的动机，相反如果只是为了应付考试而学习，那么这种动机就是短暂的。

3. 动机冲突　　动机冲突指动机结构中同时存在性质和强度相似或相矛盾的动机，使人难以取舍。动机冲突主要有以下三种形式。

（1）双趋冲突：指两个或两个以上的目标同时吸引着人们，产生同等强度的动机，但只能从中选择一个。例如，周末你既想上图书馆自习，又想上街购物。

（2）双避冲突：指两种或两种以上的目标都是对个人造成威胁或厌恶感的，使人产生逃避动机，但又只能接受一个目标才能回避另一个目标。例如，你既不想忍受病痛的折磨，又不想去医院看病。

（3）趋避冲突：指同一个目标既对个体产生吸引，又使个体想要回避，从而导致内心产生冲突。例如，你非常喜爱巧克力的甜蜜滋味，但又害怕吃了会长胖。

4. 动机与工作效率的关系　　耶克斯和多德森通过研究发现了动机与工作效率之间的关系，有趣的是动机与工作效率之间并非大多数人事先所预想的线性关系，而是呈现出倒"U"形，即中等强度的动机，活动效率最高；过高或过低的动机强度，都会导致活动效率的下降。例如，过强的学习动机，使人长期处于焦虑和紧张中，不能激起学习的积极性，降低了学习的效率。进一步的研究表明，每一种活动都存在一个最佳的动机水平，动机的最佳水平随着任务性质的不同而有所区别，在较为容易的任务中，工作效率随着动机的提高而上升；而随着任务难度的逐渐增加，动机的最佳水平逐渐下降，这意味着在难度较大的任务中，较低的动机水平反而有利于任务的完成。

（三）兴趣

1. 兴趣的概念　　兴趣（interest）是个体积极探究客观事物的心理倾向，它表现为对某一事物的选择性态度和肯定的情绪。兴趣以人的需要为基础，并和认识紧密联系，能够促使个体主动地去关注和感知与这一事物有关的一切。兴趣能够扩大人们的知识面，丰富人们的精神生活，提高人们活动的能力。

2. 兴趣的分类　　根据指向目标的不同，可以把兴趣分为直接兴趣和间接兴趣：前者是对活动本身的兴趣，后者是对活动结果的兴趣；根据社会伦理评价的不同，可以把兴趣分为高尚的兴趣和低级的兴趣,高尚的兴趣有利于人的心身健康和社会发展,低级的兴趣则相反;根据内容的不同,还可以把兴趣分为物质兴趣和精神兴趣。

3. 兴趣的品质　兴趣具有以下几种品质。

(1) 兴趣的指向性:指人对什么事物产生兴趣。例如,有的人对绘画感兴趣,有的人对音乐感兴趣。

(2) 兴趣的广度:指兴趣的范围,有的人兴趣广泛,有的人兴趣单一,对很多事情都漠不关心。

(3) 兴趣的持久性:指对事物感兴趣持续时间的长短即稳定程度。

(4) 兴趣的效能:指兴趣推动活动的力量。当一种兴趣能够转化成一种力量,成为工作和学习的推动力,并产生实际的效果时,这一兴趣才是有效能的。

(四) 理想、信念、世界观、自我意识

1. 理想　理想(ideal)指符合客观规律的,同奋斗目标相联系的,并有可能实现的想象。理想是对奋斗目标的向往与追求,这一奋斗目标,人既对它含有生动的想象内容、明确的思想认识,又怀有喜爱、赞扬等肯定的情感体验,并决心努力实现。

2. 信念　信念(faith)指人坚信某种认识的正确性,并以此来支配自己的行为的个性倾向。信念受社会文化环境的影响,建立在个体知识经验的基础上,在社会实践的过程中逐渐形成。信念指引着人的思想和行为,具有巨大的激励作用。信念是相对稳定的,一旦形成不会轻易改变,为了实现自己的信念,人们愿意付出努力,甚至可以牺牲生命。

3. 世界观　世界观(world-view)是信念的体系,是个人对客观世界的总的、根本的看法和态度。世界观是个性倾向性最高的表现形式,它是言行的总动力,指引和制约着人的思想倾向和整个心理面貌。

4. 自我意识　自我意识(self-consciousness)指个体对自己身心活动的觉察,即自己对自己的认识,具体包括认识自己的生理状况(如身高、体重、体态等)、心理特征(如兴趣、能力、气质、性格等)以及自己与他人的关系(如自己与周围人们相处的关系,自己在集体中的位置与作用等)。

专栏 2-3　心理学主要理论

　　心理学的各种理论构成该学科的主要理论基础。在心理学的产生与发展的过程中,形成了解释和解决心理问题的一个又一个不同的心理学理论。这里介绍五种重要的心理学理论。

　　一、精神分析理论

　　精神分析(psychoanalysis)又称心理动力理论,是奥地利精神科医生 S. Freud(1856~1939)于 19 世纪末 20 世纪初创立。Freud 通过"自由联想"和"梦的分析",从病人的谈话和自己的深入观察中,对许多心理和病理现象进行了分析和推理,形成了精神分析学说。

Freud 把人的心理活动分成意识、潜意识和前意识 3 个层次。他把这 3 个层次形象地比喻为漂浮在大海上的一座冰山（图 2-10）。

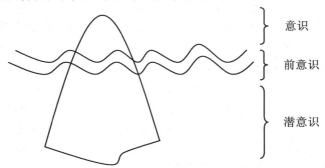

意识

前意识

潜意识

图 2-10   精神分析理论结构示意图

1. 意识（conscious）   与语言（即信号系统）有关的，人们当前能够注意到的那一部分心理活动叫作意识。如感知觉、情绪、意志、思维等，以及可以清晰感知的外界刺激。意识仅是个人心理活动很小的一部分，是图中海平面以上的冰山部分。

2. 潜意识（unconscious）又称为无意识，是个体无法感知到的那一部分心理活动。这部分的内容往往是不被客观现实、道德、理智所接受的各种本能冲动、欲望，已经被意识遗忘了的不愉快的童年经历、心理创伤等。按照 Freud 的观点，潜意识几乎是各种精神活动的原动力，即图中海平面以下的冰山部分。

3. 前意识（preconscious）   介于意识与潜意识之间，主要包括未被注意到或不在意识之中，但通过自己努力注意或经他人的提醒又能被带到意识区域的心理活动和过程。前意识的存在保持了个体对欲望和需求的控制，使其尽可能按照现实要求和道德准则来调节，成为意识和潜意识之间的缓冲地带。是图2-10 中两条曲线中间的部分，介于海平面上下部分，随着波浪的起伏时隐时现。

精神分析理论认为，潜意识的欲望只有经过前意识的审查、认可才能进入意识。人的各种心理、行为并非完全由个体的意志决定的，而是被无意识的欲望、冲动等决定的。被压抑到潜意识中的各种欲望或观念，如果不能被允许进入到意识中，就会以各种变相的方式出现而获得间接的满足，心理、行为或躯体的各种病态都与此有关。

二、行为学习理论

行为学习理论（learning theories of behavior）是一组学习理论的总称，该理论强调个体行为的习得性，认为人类的行为都是后天习得的，环境决定了一个人的行为模式，无论是正常的行为，还是病态的行为，都是经过学习而获得的，也可以通过学习或训练的方式加以改变。包括经典条件反射理论、操作条件反射理论、社会学习理论等。行为学习理论作为一种心理学理论由美国心理学家 J. B. Watson(1878～1958)于 20 世纪 20 年代创立。

三、人本主义理论

人本主义心理学(humanistic psychology)是 20 世纪 50 年代在美国兴起的一种心理学流派,主要代表人物是 A. H. Maslow(1908～1970)和 C. Rogers(1902～1987)。人本主义心理学认为,行为主义心理学基于动物行为的研究,混淆了人和动物的本质区别,因而是一种狭隘的研究途径;而精神分析主要来自对精神障碍病人的研究,只注意人的缺陷和阴暗面,无视人的积极品质和特征,只能产生一种残废的心理学和残废的哲学。人本主义心理学派认为,凡是有机体都有一种内在倾向,即有助于维持和增强有机体的方式发展自身的潜能。这种潜能包括一般生物潜能和心理潜能。人本主义反对将人的心理低俗化、动物化的倾向,研究对象主要为健康人和有自我实现者进行研究。

四、认知心理学理论

认知模型是包括各种与认知过程有关的理论系统、治疗策略和技术有关的一组理论和方法的总称。一般认为 A. Ellis、A. Beck 和 D. Meichenbaum 的贡献最大。

认知心理学(cognitive psychology)是 20 世纪 50 年代中期在西方兴起的一种心理学思潮,20 世纪 70 年代成为西方心理学的一个主要研究方向。它研究人的高级心理过程,主要是认知过程,如注意、知觉、表象、记忆、思维和语言等。

认知心理学通过学习活动理解人的智能本质以及人的思维,了解人是如何获得客观环境中的信息,即信息是如何作为知识得以再现和转换,如何被储存,以及如何被用于指导人的心理和行为的。认知心理学不像传统的心理学派,它的理论不是由某个人独创,而是在许多学者研究的基础上产生的。有关的基本概念、内容要点也在不断发展过程之中。

五、心理生物学理论

心理生物学研究是由生理学家和心理学家以生物学的方法探索心身相关的规律而形成的,心理生物学是目前心身相关研究中的最前沿部分。其研究对象主要是心理现象的生理机制。特别是神经系统的有关结构和功能,内分泌系统所起到的作用,感知、思维、情绪情感、记忆、学习、睡眠、动机等心理活动和生理机制等方面。不同时期的生理学家在这方面做出过重要贡献,他们的研究成果为心理生物学的发展奠定了基础。

20 世纪 20 年代,美国生理学家 W. B. Cannon(1871～1945)和 P. Bard 在总结当时生理学实验研究结果的基础上,提出了情绪的丘脑假说。该理论认为,情绪的控制中枢在丘脑,丘脑一方面传递情绪冲动至大脑皮质产生情绪体验,另一方面通过自主神经系统影响外周心血管活动和内脏功能。Cannon 还指出，强烈的情绪变化(恐惧、发怒等)会使动物产生"战斗或逃避"反应，该反应通过下丘脑—垂体—肾上腺髓质轴，引起交感神经系统活性增强，最终导致心血管系统活动的改变，如果不良的情绪反应长期反复出现，就会引起机体生理功能紊乱和病理改变。与此同时，俄国著名生理学家 I. P. Pavlov(1849～1936)提出了情绪的动力定型和高级神经活动学说，认为高级神经活动控制情绪并调节内脏功能，并进一步推论，高级神经活动的异常可导致内脏功能失调，使机体产生各种各样的疾病。他强调大脑皮质在心身调节、心身疾病产生中起主导作用。

20 世纪 30 年代，加拿大生理学家 H. Selye 提出了著名的应激适应假说，认为应激是机体对恐惧等有害因素进行抵御的一种非特异性反应，即一般适应综合征(general adaptation syndrome, GAS)，根据这一假说，个体对外界紧张性刺激首先表现为警戒反应，之后是适应或抵抗期。如果应激源持续存在，进入衰竭期后，个体会出现焦虑、头痛和血压升高等一系列症状，并可导致心身疾病的发生。

20 世纪 40 年代，瑞士生理学家 W. Hess 首先利用电刺激等方法研究动物的情绪反应，他发现用微弱的电流刺激猫的下丘脑特定部位可引起恐惧、发怒等情绪反应和攻击行为。他的研究带动了寻找"情绪中枢"的热潮。随后，美国心理学家 Olds 和 P. Milner 通过实验发现了下丘脑和边缘系统中存在一个"愉快中枢"。已证实下丘脑存在"性中枢""摄食中枢""饱食中枢"等。这些"情绪中枢"的发现为中枢控制情绪的假说提供了丰富的证据。

美国心理学家 H. G. Wolff 是现代生物学研究方向的代表人物，他系统地研究了各种心理变量和生物学变量之间的关系，探讨了心理社会因素与生理因素相互作用对人类健康的影响。Wolff 最大的贡献是在研究中对心理变量进行定量化，并客观的测量所观察的生理和病理学变化。所以，他所开创的心理生物学的研究方法，在 20 世纪 50 年代以后成为研究心身疾病的主要方向。

1977 年，美国精神病学和内科教育家 G. L. Engel 提出人对不同性质的心理应激所产生的生理反应主要分两大类：人面临危险、威胁，焦虑、恐惧时，主要通过交感—肾上腺髓质系统、垂体—肾上腺皮质系统和脑内上行激动系统活化，引起心血管反应、血糖升高，称为"或战或逃反应"；而抑郁、悲观、无助感和失助感则通过副交感神经系统活化垂体—肾上腺皮质，引起胃肠道分泌活动亢进、支气管痉挛和免疫力降低等，称为"保守-退缩反应"。前者的持续存在是产生冠心病、高血压、心肌梗死、脑卒中、糖尿病和脑血管病的重要原因；后者则是心脏猝死、溃疡病、癌症、哮喘、类风湿关节炎、皮肤病的原因之一。

本 章 小 结

1. 心理学是研究心理现象发生、发展规律的科学。心理现象指心理活动的表现形式,分为心理过程和个性两个方面。

2. 心理过程是心理活动发生、发展的过程。心理过程包括认识过程、情绪和情感过程、意志过程三个方面。认识、情绪情感和意志是一个统一的整体,三者之间相互联系、相互制约。认识是情绪情感和意志产生和发展的基础;情绪情感是认识和意志的动力;意志对认识和情感具有调控作用。

3. 认识过程指人通过感觉、知觉、记忆、思维、想象等形式反映客观事物性质及其规律的过程。

4. 感觉是人脑对当前直接作用于感觉器官的客观事物的个别属性的反映。感觉能够反映客观事物的颜色、大小、声音、气味、软硬等个别属性,帮助人们了解和认识外界事物,同时也能够反映个体自身的状态。

5. 知觉是人脑对当前直接作用于感觉器官的客观事物的整体属性的反映。它在感觉的基础上产生,但不是各种感觉的简单总合,而是通过对感觉信息的组织和解释,形成了一个完整的映像。

6. 思维是人脑对客观事物的本质与规律间接的、概括的反映。思维主要表现在人解决问题的活动之中。

7. 表象是客观事物不在面前时,在人脑中所保持的过去经历过的客观事物的形象。想象是人对头脑中已有的表象进行加工改造从而形成新形象的过程。

8. 情绪和情感过程指人们根据客观事物是否符合自身需要而对其持有一定的态度并产生喜、怒、哀、惧等主观体验的过程。

9. 意志过程指人们自觉地确定目的,并根据目标支配和调节自身的行为,克服困难,坚持实现目的的过程。

10. 个性是具有一定倾向性的,比较稳定的心理特征总和。个性心理包括个性倾向性和个性心理特征。个性倾向性指人对客观现实的态度和积极活动的倾向,它是人进行活动的基本动力,制约着人所有的心理活动,需要、兴趣、信念、世界观等都是个性倾向性的重要组成部分。个性心理特征指一个人在心理活动中经常表现出来的、稳定的心理特点,主要包括能力、气质和性格。

（范佳丽）

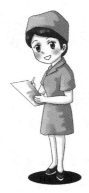

第三章
护士职业心理素质与护士角色人格

案例 3-1 "委屈"的护士

张红今年 31 岁,消化内科护士,本科学历,护龄 8 年,已婚,女儿 3 岁。一天张红接女儿回家,由于路上车多,导致上夜班迟到,受到护士长批评,她十分委屈,正好这时呼叫器响了,病人输液液体出现外渗,张红去了病房,冲家属发火:"让你们好好看护,不好好看,你们是干什么的?"病人家属立即大怒,于是和张红发生口角。

思考题

1. 张红是一名称职的好护士吗?
2. 你觉得张红的职业心理素质怎么样?

护士角色与职业心理素质是护理心理学学科理论的重要组成部分,不仅关系护理专业人才的培养质量和身心健康,还与人类健康事业紧密相关。

第一节　护士职业心理素质与护士角色人格概述

一、护士职业心理素质的定义

护士职业心理素质,又称"护士角色人格"(role personality of nurse),是指从事护士职业的人们,共同具备并能够形成相似的角色适应性行为的心理特征的总和。定义中的"适应性"是区别于"心理素质"的关键词,隐含护士的个体人格与心理素质的匹配要求,也是该定义的特定内涵。护士职业心理素质所隐含的适应性行为特征,则要求从事护士职业的个体必须具有其"角色适应性行为"。

角色适应性行为表现为个体在生理条件基础上,受护士职业角色环境影响(教育、实践和环境适应),逐渐内化成的适应护理职业的比较稳定的、衍生的、效能的综合心理特征。这里的"适应护理职业"指护士心理素质应具有职业特色;"比较稳定"指护士心理素质在一段时间内保持相对不变;"衍生"指个体不断受护士职业化环境潜移默化的影响,护士职业心理素质是一个逐渐发展的过程;"效能"指护士职业心理素质对自身护理行为产生的实际影响,有增力和减力作用。

二、护士职业心理素质的特征

1. 鲜明的职业特异性　护士职业心理素质需与个体人格相匹配。若某人的个体人格与其职业心理素质不匹配,其道德水准再高也难以胜任职业角色。要想做一名好护士,不但要具有爱岗敬业、乐于奉献等各行业必需的心理品质,还要具备良好的职业心理素质(良好的情绪调节与自控能力、较出色的人际能力、熟练的操作能力等)。

2. 以职业经历为前提　护士职业心理素质会伴随职业经历的丰富逐渐走向成熟,如新护士初到急诊室,面对争分夺秒的紧急救治,会显现慌张、冲动行为,或因高度紧张导致技术操作走样;经历多次急救场面后就能以沉着冷静的态度、迅速有序的方式去应对,驾轻就熟地胜任本职工作。

3. 良好的个体人格特质　个体人格特质是护士职业心理素质的核心成分。护士职业心理素质并非"万丈高楼平地起",而是建立于个体人格构筑的基本框架之上的。著名职业指导专家霍莱指出,每种性格类型的人,都有其相对应的感兴趣、易适应的职业。如女性个体的温柔、细腻、感情丰富、善解人意等人格特征,都是护士职业心理素质的基本构架和良好元素。随着护士职业的社会职能增强,其职业心理素质内涵更加深邃,"凡女性即可当护士"的观点早已过时,情绪稳定性、社会适应性、人际关系主导性等人格特质,均为不可或缺的护士职业心理素质的核心成分。若某个体自身存在护士职业心理素质"核心成分"的严重缺陷,很难成为一名称职的护士。

三、护士角色人格的形象

角色是社会学、社会心理学的专门术语,是社会结构中的一个特定位置。每个社会角色的扮演者,都要按照该角色的行为模式进行活动。护士角色的扮演者,也应通过角色的学习和实践来调整、规范自己的行为,遵守职业道德,承担角色所赋予的义务和责任。护士角色是指护士应具有的与职业相适应的社会行为模式。人格是心理学的一个概念,比较抽象,一旦与个体的外在行为相联系,即可栩栩如生,如黛玉的抑郁与聪慧,曹操的奸诈与雄心。职业角色人格形象亦然。比如说某人具有学者风范,就是对其职业角色人格形象的表述。护士角色人格以其特定的职业角色形象呈现,随时代发展,社会需求不断演变,曾经历以下几个阶段。

(一)历史形象

护士的最初称谓是看护,首创于 4 世纪,此后漫长的十多个世纪中,护士主要经历了三种典型的历史形象。

最初护士的角色形象是以"母亲形象"出现,护士像母亲一样给受疾病折磨的人以关怀和照顾。中世纪的欧洲,由于受宗教的影响,许多教会设置医院,众多修女、基督徒从事护理工作,护士被赋予了"宗教形象"。在 16~19 世纪,疾病被认为是一种惩罚,护士往往由出身低微、道德不好的妇女甚至酒鬼、罪犯来担任,护士地位低下、收入菲薄,被视为"奴仆"。

(二)现代形象

自 19 世纪 60 年代南丁格尔创立了第一所护士学校,护士职业有了明确目标,护士角色人格形象日渐鲜明,其现代形象大致体现为三个发展阶段。

1. 南丁格尔塑造的早期形象　南丁格尔率先向"凡具有女性天赋和才能者,便足以出任护士职业"的世俗观念挑战,积极倡导"从事护理工作,要有高尚的品格、相当的专业化知识、专门的操作技能"等,护士崭新的形象是具有高尚品格和一定的心理学知识,能够满足病人需要的专门学科人才,是人类健康的使者。

2. 继承南丁格尔的扩展形象　19 世纪末至 20 世纪 40 年代,近代医学的高速发展对促进护理学科形成系统理论及专门技术均具有重要影响。护士以"擅长配合医疗工作""具有熟练操作技巧"等角色形象,获得社会的进一步承认和赞扬。护士角色继承南丁格尔早期形象的同时,又扩展为"技艺形象"和医生的"助手形象"两种新职业形象。

3. 新时代的健全形象　近半个世纪以来,高等护理教育在发达国家普及、在世界各国相继迅速推开,显著拓展了护士的知识结构和社会职能。护士从单一的专业技能型人才,发展成结构合理的知识型人才;优化的知识结构促使护理学科从"理解掌握专业理论、熟练运用专业技术"等扩展到"探索学科发展前沿、研制推广先进技术"的较高境界,护士成为开拓创新的研究型人才;护士的足迹遍布医院、家庭、社区,承担大量健康保健,成为社会保健的管理型人才。

(三)未来形象

护士角色人格的未来形象如专栏 3-1 所述。

专栏 3-1　护士角色人格的未来形象

　　世界卫生组织关于"21 世纪人人享有卫生保健"的全球性策略目标,对护士职业的发展提出了更高的标准和更新的要求:护士不仅要帮助病人恢复健康,而且要使健康人保持健康。护士角色人格的未来形象,将以更理想的模式展现在世人面前。这是社会进步趋势、历史必然发展,也是每个护士引以为豪的人生境界,主要有以下八个表现形式。

1. 专家、学者型人才　指护士具有较渊博的人文学科知识和必备的专业基础理论,能独当一面地开展专业的理论、实验研究,能独立解决学科发展的重要课题。具体有以下三点要求:① 懂得医学科学的最新成就。② 掌握高层次的科学知识水平。③ 具有较宽的知识面和熟练的操作技术。

2. 科普教育工作者　指护士能向不同层次、需求的人们提供因人而异、实用有效的心身保健知识,能广泛开展公众的自我身心保健等普及性健康教育。

3. 应用型心理学家　指护士必须参与各类心理健康、心理卫生问题的研究,能为不同年龄、职业、社会文化氛围的人群提供心理卫生保健,尤其侧重于病人、老人的心理卫生保健;能将相关心理学理论运用于临床护理实践中。

4. 健康环境设计师　指护士能系统地应用心理学、美学、生物学、建筑学等专业的知识和技能,设计、美化、营造有益于人们身心健康的物理环境和社会环境,全方位地为病人提供温馨的环境氛围。

5. 人际关系艺术家　指护士具有较高的社会智能,能在频繁、复杂的人际交往中游刃有余,较好地掌握并灵活应用人际沟通技巧,主导护患关系,协调病人与他人的人际氛围。

6. 高层次技术能手　指护士必须以高层次专业教育为基础,能对一切运用于人体的操作技术,做到"知其然亦知其所以然",既能熟练掌握,又能知晓原理,必要时能给予病人合理、科学的解释。

7. 默契合作的医疗伙伴　指护士与医生互为助手,面对共同的工作对象时,能体现"你中有我,我中有你"的默契合作。

8. 崇尚奉献的优秀人才　南丁格尔曾坚持"优选人才"的原则,从1 000～2 000名应聘者中严格挑选15～30名学生。未来的护士职业,宜优选文化素质较高、富有爱心、乐于奉献、具有良好人格特质的个体。

四、护士角色人格的要素特质

护士角色人格的要素特质的"核心成分",是从事护士职业必备的人格特质。

(一) 护士角色人格要素特质的定义

护士角色人格要素特质,特指在护士角色人格的形成和发展过程中不可缺少、起决定作用、随时可能影响职业角色行为模式的人格特质。护士角色人格如同"人格",可用"温柔、体贴、细致、周到、敏捷、宽容、热情、冷静"等诸多词汇描述。其中,有些特质是护士角色人格的核心成分,具有鲜明的职业特点,乃个体胜任护士职业所必备;有些特质是护士角色人格的非核心成分,体现独特的个性色彩,允许个体间存在程度、内容等方面的显著差异。

(二) 要素特质具有相对的职业特异性

护士角色人格要素特质,既为胜任护士职业不可或缺,又与个体的整个人格结构交叉重叠。其相对职业特异性,有两层含义:① 强调护士角色人格的要素特质有别于其他职业,是护士角色的必备特质,却非其他职业角色所必需。如人际能力,对从事护士职业的个体至关重要,对财会、电讯等职业个体却未必举足轻重。② 注重要素特质与一般特质的相辅相成,即职业角色的要素特质不能脱离一般特质而存在,其发展以一般特质为基础,又反作用于一般特质。如某个体"合群"等一般特质,可作为其建立良好护患关系的基础;但职业化人际能力的强化,也促使其日常人际交往技巧、语言表达能力的提升。

(三) 护士角色人格要素特质的主要内容

美国心理学家奥尔波特(G. W. Allport)指出,特质具有可测性、一贯性、动力性、相对独立性、独特性、普遍性以及与道德判断标准不能混为一谈等特征。根据其人格特质理论,护士角色人格的要素特质主要包括以下几方面内容:

1. 忠于职守与爱心　　忠于职守,由护士职业的特殊性所决定。无论置身何时、何地,护士个体都必须忠实执行各项工作规则,自觉遵守职业法规。独自工作时,护士必须自觉地执行"三查七对",不允许有半点敷衍、搪塞。忠于职守,要求护士具有较强的自我约束能力,能够长时期、持之以恒地在无任何监督的情况下,自觉地维护职业准则。爱心,指护士维护病人的利益,能随时给受病痛煎熬的病人以较大的热忱与关心,护士有时甚至需要为病人奉献一些在常人眼里比较特殊、出入不平衡的情感,为"救死扶伤"忍辱负重。护士的情感,不应是一种直觉的情绪反应,不应是个人的某种狭隘情感,而应是一种合乎理智、具有深刻社会意义的情感活动。

2. 高度负责与同情　　根据心理学的一般原理,相似的刺激反复呈现,接受者易对刺激产生适应或疲劳,逐渐降低对刺激的敏感性,即感觉的适应现象。但"治病救人"的神圣职责,却不允许护士对发自病人的反复、持续的"相似信号"有丝毫迟钝或疏忽。职业要求护士凭借高度负责与同情,对病人的各种刺激保持"高敏状态",及时、准确地对病人的"报警信号"做出最迅速的反应。作为常人,初次或偶然看见病人痛苦呻吟,大多会充满同情和关注;久之则可因司空见惯而麻木不仁;但职业使命却不容许护士对病人的痛苦呻吟有半点习以为常或视而不见,否则随时可能造成延误诊治、危及生命等严重后果。

3. 良好的情绪调节与自控能力　　此要素特质对护士的意义非同一般。一方面,特殊的工作性质、环境氛围等易使护士产生情绪问题;另一方面,特定的工作对象要求护士始终保持稳定、积极的情绪状态,为病人营造良好的情绪氛围。良好的情绪调节与自控能力,是护士情绪修养的基础,也是为病人营造积极、乐观情绪氛围的前提。《现代护理学》记载着"每个护士都应牢记的惨痛教训":一位年轻的心肌炎女病人,在即将病愈出院的一次服药中,听闻护士惊呼其所属床号的药发错了,随即倒地抽搐,继而发生心室颤动,终因救治无效而死亡。事后,院方确认该病人猝死的直接原因是"心因性恐惧"。由此可见,护士若存在情绪调控等角色人格要素特质的明显缺陷,极易导致职业角色的不适应行为。

4. 较出色的人际能力　护士始终处于护患关系的中心,具有与病人密切接触的优势,是连接各种复杂人际关系的纽带,如护士需协助病人或家属与医生沟通,促进病人彼此间交往,协调病人与家属的关系等。尤其与疾病状态下心身失衡、人际能力减弱的病人频繁交往,欲使病人尽快适应特殊情境的人际氛围,很大程度上取决于护士的人际能力及其主导性。如与不同年龄、层次、个性的病人交往,护士的语言方式和沟通技巧需因人而异,"以不变应万变",因势利导地把病人引入有益其心身的良好人际氛围。正如有学者指出,人际能力是护士胜任职业角色的最主要因素。

5. 较健全的社会适应性　"社会工作者"的职业属性,要求护士学会适应各种环境,无论置身于纷繁或孤寂的环境中,都能保持良好适应,沉着应对。如门急诊护士具备较健全的社会适应性,才能日复一日地冷静、理性地面对大量迫切就医病人的纷争或嘈杂。此外,护士的社会适应性,还包括对各种从未体验过的角色的适应。一些护士就业前,只有"父母身边娇娇女""十数年寒窗苦读生"等体验;一旦做了护士,就需学会体恤各类病人的病痛。如在患儿面前,需做爱幼的长辈;在老人面前,则为敬老的晚辈;面对痛不欲生的病人,需给予其共情和宽慰等。

6. 较适宜的气质与性格类型　个体的较适宜气质与性格类型,对其日后形成较理想护士角色人格至关重要。非常典型或极端的气质、性格类型者,不适宜做护士。如典型胆汁质个体的缺乏自制力、易怒、生硬急躁等特征;典型抑郁质个体的情绪深沉、压抑、过分腼腆等特征;典型不稳定内向个体的忧郁、悲观、缄默、刻板等人格特质,均与护士职业特质的要求相去甚远。一般认为,多血质、黏液质及各种混合型、一般型的气质,稳定外向型或稳定内向型的性格类型等,具有谨慎、深思、平静、节制、可信赖、活泼、随和、健谈、开朗、善交际、易共鸣等特质,与护士角色人格的要素特质较吻合。

第二节　护士角色人格的匹配理论及其模式

一、护士角色人格的匹配理论

本书主要从个体与职业的匹配性角度,提出护士角色人格的基本理论框架。

(一)个体人格与角色人格的匹配理论

心理学中人格与职业的匹配性研究,较多涉及"气质对职业的影响"。有学者曾将职业的人格特质研究用于飞行员、宇航员、运动员等特殊职业人才的心理选拔,鉴于特殊职业对个体人格特质的要求,专家认为必须经过严格的选拔和培训。人类首位遨游太空的宇航员加加林,在太空火箭起飞升空前7分钟还安睡如常;我国航天英雄杨利伟,在失重状态下仍能准确无误地完成操作200多次,其高度情绪稳定性,绝非一般个体均具有的,也是其作为宇航员的重要条件,是确保其充分展现职业角色人格的必备基础。

作为职业角色人格的基础,个体人格结构中某些稳定性特质(受个体遗传等生理基础制约,非后天易改变的特质),对个体实现角色人格转换具有决定性影响。如"情绪稳定性",即护士角色人格要素特质,它是保证护士沉着应对职业性应激并准确判断、适当反应的基本条件。若某护士自身的情绪稳定性较差,就难以适应职业经常面对的多变职业环境,甚至不经意间会对病人心身造成不利影响。

此匹配理论,主要指个体的稳定性人格特质与角色人格要素特质的匹配,其匹配程度越高,越有利于个体的职业角色人格发展;若匹配程度太低,个体的职业角色人格发展进程则充满坎坷甚至无法继续。

(二) 教育层次与培养目标的匹配理论

形成护士角色人格,重在个体接受职业教育的过程:针对不同层次人才培养目标,护理教育能否恰当定位护士角色人格标准,对护士角色人格发展具有决定性影响。倘若以同一标准要求不同层次的培养对象,其在职业角色人格形成过程中,便会因目标不明确或缺乏动力而各行其是。如恰当定位本科护理教育的培养目标,或许对本科人才的职业角色人格形成具有积极引导效用;但若把本科生的职业发展目标置于中专护生,则易使其难以认同过高职业发展目标,反而阻碍其职业角色人格发展。反之,若将中专护理教育标准施用于本科护生,则易使其感到职业发展目标过低而不易激发其发展职业角色人格的内在动力。

护士人才的培养目标,若能紧密地结合受教育者的层次特点,为各个层次、不同特点的学生提出明确、具体、针对性的职业角色人格标准,既可减少护士职业角色人格发展的盲目性,也有助于提高护生角色人格的整体水平。

此匹配理论,是保障个体发展职业角色人格的重要前提。

(三) 成就动机与择业动机的匹配理论

当代心理学研究表明,任何职业角色人格的形成与发展,若能谋求个体的成就动机与择业动机的相对匹配,其职业角色人格便可达较理想境界。

成就动机是个体对自己所认为重要或有价值的事情去从事、完成、追求成功并要求达到完善状态的动力源泉。成就动机犹如一架大马力"发动机",激励人们努力向上,对个人发展和社会进步都具有巨大的积极作用。

成就动机,如美国心理学家麦克莱伦(D. C. Meclelland)和阿特金森(J. W. Atkinson)所指的,是"一个人人格中非常稳定的特质与个体的抱负水平有着密切联系"。"成就动机强的个体对学习、工作都非常积极,较能控制和约束自己,不易受社会环境影响。"即成就动机虽有年龄、程度等个体差异,但一经形成就不会有大的改变。但也有例外,我国老一辈护理专家,因受其所在时代的背景、职业教育等限制,虽未接受高学历教育,但其自我完善的成就动机却极大地开发了个人潜能并为社会做出了突出贡献。

　　成就动机的另一个特点,是其与个体的知识结构、工作能力、文化水平等成正比,即"学历越高者,成就动机越高,其择业动机的影响因素越复杂。"若将该特点与护士角色人格发展相联系,可得出"受教育程度较高的护士,其成就动机较强且择护动机较复杂"的结论。我国某护理教育机构对 273 名护生(本科生 117 人、中专生 156 人)所做的关于择业动机调查结果表明,本科护生与中专护生,对护士职业价值的主观认同呈现非常显著的差异,也可间接反映个体的成就动机差异(表 3-1)。

表 3-1　　本科护生与中专护生的择业动机调查

择业动机	符合人数(符合率)		χ^2
	本科生($n=117$)	中专生($n=156$)	
选择护理专业为第一志愿	54(46.3%)	119(76.2%)	24.862
选择护理专业是出于自信	85(71.4%)	151(96.7%)	38.218
高中毕业学护理是"大材小用"	71(61.3%)	43(27.3%)	28.807

　　择业动机,是个体成就动机的最重要组成和满足个体成就需要的直接途径。择业动机之强弱不一定与个体成就动机成正比,但它又隐含个体成就动机,甚至为其所左右。一般认为,个体的择业动机若与其成就动机相吻合或趋近,"发动机"即可发挥最佳功率;反之,"发动机"的功率过大或过小,都会使其功效不能正常发挥。

　　成就动机只有与具体事业紧密联系,与相应职业角色相互匹配,"发动机"才能产生最佳功效,个体才能以出色业绩展现才智、效力社会。

　　根据个体成就动机的作用规律,结合我国现有护理教育层次,构建护士的成就动机与择业动机匹配性理论,对护士角色人格发展具有以下指导意义:①多数护士个体成就动机的总体水平不宜要求过高,否则易造成护士个体的职业价值困惑,不利于护士队伍稳定。②对少数高成就动机的护士个体,须给予职业发展积极引导,鼓励其趋近本领域高层次人才目标,在满足追求自我发展的同时成为护理学科骨干。③结合教育层次与培养目标的匹配理论,量化评估不同层次护生的成就动机,并酌情制定相对应的角色人格培养标准,以充分调动所有人才发展自我、造福社会的最大潜力。

(四) 社会智能与职业智能的匹配理论

　　"社会智能"指个体的社交或处世能力,如人际关系能力、语言感染能力等。"职业智能"则特指个体对某职业环境具备的社会适应能力,也称"职业性社会智能",以下简称"职业智能"。不同职业对个体的社会智能要求不同,如自然科学领域对个体的社会智能要求可低于社会科学领域;以物质为主要对象的职业之社会智能标准可低于以人为主要对象的职业。如某人的社会智能不高,并不影响其游刃有余于自然科学领域;但若其置身于复杂的人际氛围中,则或许导致其无所适从。

　　个体的社会智能与职业智能的内涵相联系,可衍生为职业适应的个体差异,且对其职业角色人格发展有重要影响。尤其对社会智能要求较高的职业,社会智能较低者易产生不适应职业角色的行为,护士职业要求个体的社会智能至少高于社会人群的平均水平。

护士职业需要从业者终日围绕特殊对象——健康丧失或心态失衡的人,频繁地周旋于复杂人际交往中,这就要求个体的社会智能较高。除要求护士擅长人际交往外,还需具有建立和协调良好人际氛围的主导性,以尽可能地降低非常态下病人的人际适应不良,避免不良人际关系对病人心身的消极影响。若某个体的社会智能显著偏低,便无法达到护士角色人格的起码要求。但社会智能具有一定的可塑性,其发展水平与个体的生活经历、社会实践等成正比,可通过职业教育、技能培训等途径使之不断得到强化。

社会智能与职业智能的匹配理论,对护士职业角色人格发展的指导意义,至少可体现为三点:① 避免社会智能低下的个体从事护士职业。② 对社会智能偏低的护士个体实施强化性职业行为训练,促其职业角色人格的发展。③ 依据护士个体的社会智能差异,科学实施"人-岗匹配",既有利于护士个体扬长避短,又可减少其因职业智能的差距而产生角色不适应行为。如重症监护室、门急诊单元等岗位,宜优选社会智能较高的个体。

二、护士角色人格的匹配模式

护士角色人格匹配模式,借鉴美国著名职业指导专家霍莱"性格类型-职业匹配"模式。依据护士个体人格与角色人格的匹配程度,主要有以下四种模式(表 3-2,图 3-1)。属于哪种模式并无优劣之分,仅反映护士个体适应职业角色的程度差异。

表 3-2 护士个体人格-角色人格匹配模式的基本特点

模式类型	个体人格与角色人格的匹配特点			待选人群符合率
	相似程度	协调性	角色适应性	
重合匹配模式	很相似	很协调	很适应	5%
基本匹配模式	较相似	较协调	较适应	80%
少许匹配模式	少相似	难协调	难适应	10%
完全不匹配模式	不相似	不协调	不适应	5%

(一) 重合匹配模式

重合匹配模式指个体人格特质与角色人格特质彼此重合,是最协调的匹配模式(图 3-1(a))。

符合该模式的个体,大多可在护士角色人格的发展中获得满足体验,扮演职业角色有"如鱼得水"之感,可通过职业行为最充分发挥其特长。如同人们评价某人的职业行为:"某人干这行真适合或天生是这块料"。正是因为某人的个体人格特质与其从事职业的角色人格特质达到了高度统一。相关研究报告:此类个体约占护士群体的5%。

但该模式并非最理想匹配模式,符合此模式者往往存在角色适应范围较窄的问题。如有人很适宜做内科护士,改做外科却难以胜任;有人数十年如一日,连年出色完成本职工作,多次被评"优秀护士",担任护士长后却陷入窘境,最终因无法胜任而卸任,故使用、培养该模式的护士,重在恰当"对号入座",以充分发挥其个体积极性。

(二) 基本匹配模式

基本匹配模式指个体人格特质与角色人格特质彼此接近,是较协调的匹配模式(图3-1(b))。符合该模式的个体,是较理想的护士人群。此类护士大多具有较强可塑性、灵活性,其获得角色适应性行为基本无个体人格的障碍,经努力均可实现个体人格与护士角色人格的较完美匹配。符合该模式者,约占护士群体的80%。

此类个体对角色的适应范围较大,无论什么岗位,均能较快适应且表现出色,护士骨干人才主要出自其中。此类个体是护士队伍的主力军,蕴藏着提高护士职业角色化水平的最大潜力。调动其积极性,最重要的是引导其较好地认同护士职业的社会价值,一旦有了明确的发展目标,他们会心甘情愿地为之追求不息、奉献不止。

(三) 少许匹配模式

少许匹配模式指个体人格特质与角色人格特质略有相似,是难协调的匹配模式(图3-1(c))。

符合该模式的个体,虽有积极适应职业角色的主观愿望并能付诸努力,但却常出现与职业角色难协调的不适应行为,以致最终难以胜任护士角色。如少数个体护士在临床工作多年,既无职业态度的明显偏差,工作态度也较端正,但其专业素质始终滞留于较低水平,工作屡出破绽,常需他人"补台"。每当其工作失误便深感懊恼,却对日后减少失误力不从心。

符合该模式者,最终能否胜任护士角色,取决其个体人格的可塑性、灵活性等。此类个体,约占护士群体的5%~10%。

(四) 完全不匹配模式

完全不匹配模式指个体人格特质与角色人格特质彼此相斥,是不协调的匹配模式(图3-1(d))。

符合该模式的个体,有的潜质很好,可能成为其他领域的出色人才,却难成为合格的护士。如某本科护生的写作、演讲等才能出类拔萃,可她在临床实践中却遭遇极大困扰,昔日"佼佼者"成了"无能之辈",几乎所有带教老师都认为她根本不适合做护士。此类"完全不匹配模式"的典型个案并非偶然现象,约占护士总数的5%。

符合该模式者,属于护士人才培养的误区,无论对本人或人才培养机构,都是极大的浪费。

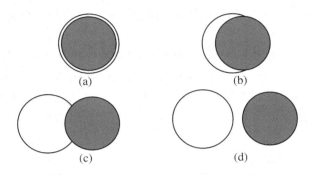

图 3-1　护士个体人格-角色人格匹配模式图

 思考题

请比较护士角色人格的匹配模式的不同,谈谈你个人的看法。

第三节　护士职业心理素质与职业教育

"护士职业心理素质"是"护士角色人格"的通俗表述,故本节将以人们更熟悉的"护士职业心理素质"概念加以阐述。

一、护士应具备的职业心理素质

在护理实践中,人们越来越认识到护士心理素质的重要性,认识到优化护士职业心理素质的研究对提高不同层次的护士成才率和优良率,保证护理队伍质量建设,促进人类健康事业,提高人类生命质量都具有极其重要的意义。护士职业的核心心理素质应包括以下几个方面。

1. 护士应该具有以积极情感为核心的心理品质　心理品质是包含个体思想、情感和行为等各方面的特质的集合。护士应该坦诚、善良、人道、情趣高尚,并应该具有相应的良好心理品质,如敏锐的观察、稳定的注意、广阔的记忆、积极的思维、顽强的意志、开朗的性格等。

2. 护士应该具有以良好职业道德为核心的职业境界　护士首先应该具有救死扶伤、无私奉献的道德品质,热爱护士职业,并建立与之相适应的行为规范,如关心护理对象、严守护理制度、钻研护理业务等。

3. 护士应该具有适应护士角色的职业心理特质　心理特质是个人所特有的,是使人在不同情况下表现出适应行为和外显行为一致性的内在驱动力。护士应该具有的心理特质请参照本章第一节关于"护士角色人格要素特质"的主要内容。

二、护士职业心理素质的教育途径

职业教育与义务教育、终身教育的显著区别在于其阶段性、目的性、限定性更强,一般几年内即需完成某领域专门人才的培养和输送。因而职业教育更强调学有专长、学以致用,其核心包括人才职业心理素质的塑造和养成。

开展护士职业心理素质的教育,既是职业教育、管理者的职责,也是每个护士、护生自我培养和提高职业技能的主要内容和义务。主要应从以下五个方面着手。

(一) 职业态度与价值观的教育

我国护理教育存在一些问题,培养的护理人才有明显流失的现象,是职业教育的一大缺憾。职业态度与职业价值观,是护士心理素质的核心成分,是现代护士整体素质的首要成分,在护士人才素质全面优化的过程中居主导地位,起导向性、决定性作用。因此,优化护士职业心理素质,首先要解决的是如何确立护士的积极的职业态度和职业价值观,称为"职业态度与价值观的优势教育"。可从以下四个方面入手。

1. 达成专业共识　师生就护理教育达成共识是"优势教育"的关键,对此护理教师应高度重视其教学活动对护生职业价值观的导向作用,学生则应在其中发挥主体作用,在教学中应将"优势教育"贯穿于专业教学的全过程,给护生职业价值观以潜移默化的积极影响。

2. 丰富教育形式　指实施职业价值观教育时,除注重讲历史、忆传统,还需深入讲发展、畅未来,尝试以培养对象的层次、发展目标等特征为施教切入点,以护士的社会职能激励个体的发展需求,引导护生对"优势教育"产生强烈共鸣。师生共同探索符合国情、教育内容丰富且具体、教育形式多样而灵活的新型职业教育模式,以确保护士职业心理素质的"优势教育"言之有物、行之有效。

3. 注重三个结合　即注重职业态度与价值观的优势教育过程的三个结合:① 教书与育人结合,指专业教师传授知识的同时,尤其应注重良好职业心理素质的言传身教,成为护生确立积极职业价值观的表率。② 基础与临床结合,指各阶段专业教师(理论教学师资与临床带教师资、基础课教师与专业课教师)需彼此呼应、默契合作,注重实施优势教育的衔接和配合。③ 理论与实践结合,指教师并举优势教育的理论阐述与实践探索,促使护生以亲身经历更深切地感悟、铭记职业态度与价值观的优势教育。

4. 共创良好氛围　指"优势教育"提倡教师与学生的角色互换,既做教育者,又做受教育者,努力营造师生共同参与、护生自我教育的氛围。诸多实践表明,师生共同参与的职业价值观主题教育,收效十分明显。和谐的教育氛围,可促进师生的交流与沟通,有益于学生充分畅想未来职业发展目标,还可显著增强护生在"优势教育"中的积极性、主动性和有效性。

(二) 角色人格要素特质的特色教育

特色教育,指护士职业心理素质的优化应紧紧围绕那些支配护士职业行为的要素特质而展开。基于护士角色人格要素特质的主要内容及其可测性,特色教育需遵循因人而异的"补缺原则",尤其是角色人格要素特质存在明显缺陷的护生或护士,需接受较具针对性的职业行为培训,以便顺利地形成及稳固护士角色人格要素特质。

如某护士情绪稳定性较差,一遇突发事件即极度紧张、手忙脚乱,其较突出的特质缺陷所致的职业行为,既可造成特定情境中病人心身的巨大压力,又不利于护士心身健康以及职业心理素质的培养。对其实施"特色教育",就应针对其情绪稳定性差的特点,由施教者为其拟定一套"紧张-放松"的系统化训练方案并经常、反复地练习,帮助其逐步掌握放松技巧,直至其能在高度紧张的应激情境中较好地达成情绪的自我调控。再如某个体的社会适应能力较弱,因工作需要变动岗位后持续处于较强应激状态,很长时间仍难以胜任新角色。其所需要的特色教育,即换岗前的适用性强化培训。施教者可针对其可能发生的角色不适应行为及其原因,设置新岗位的一些虚拟情境,再酌情给予建设性的指导意见或针对性的培训,助其尽快适应和胜任新岗位的角色。诚然,特色教育的效果,同样取决于个体的主观能动性。

自我教育能动性较强的个体,善于在特定情境下或与他人的互动中审视、比较自己的角色行为,觉察其与角色人格要素特质的符合度,主动就其自身不足寻求指导、接受针对性的强化培训,以便更好地胜任职业角色。

(三)职业核心价值观的优势教育

职业核心价值观,是护士职业心理素质的核心成分,是当代护士整体素质的首要成分,居于护士职业心理素质的主导地位,具有导向性、决定性作用。优化职业心理素质的自我教育,护士首需确立自身的职业核心价值观,这在护士整体素质培养中占较大比重,故称之"优势教育"。加强护士职业核心价值观的自我教育,可从四个方面入手。

1. 确立核心价值　忠于职守与爱心是护士角色人格要素的首要特质,它体现护士的职业核心价值观是救死扶伤,传递关爱。然而,职业价值观与个体的人生观密切关联,奉行"与人康乐,于己康乐"价值取向的护理专业学生或护士,可较快确立并逐渐稳固其职业核心价值观;而更多关注功名利禄、切身利益的学生或护士,则较难确立且不易稳固其职业核心价值观。因此,确立职业核心价值观,是优化护士心理素质的前提,也是其自我教育的起点。步入职业生涯初始阶段的护理专业学生,其确立职业的核心价值大多会经历一个从朦胧、彷徨到清晰、坚定的过程。尽管教育机构、教师、辅导员均特别注重开展职业核心价值的强化教育,真正内化为学生的理念和行为则更多依靠其自我教育。学生的自我教育主动与否,或许恰是其确立职业核心价值的差异所在。主动加强自我教育的学生,接受职业价值观教育时多积极呼应,更愿深入思考,促进其确立核心价值。如她们会为南丁格尔出身贵族却献身护理事业深受感动;她们能从"提灯女神"的卓越人生感悟其职业魅力;她们立志尽其一生续写南丁格尔的辉煌业绩。至此,她们便为确立其职业核心价值迈出了可喜的第一步。诚然,确立职业的核心价值绝非一蹴而就,特别在职业生涯前期,还会有各种因素干扰护士确立其核心价值。若能尽早将其对职业的理性认知与亲身体验相结合,可使其职业核心价值得以稳固。

2. 深入职业实践　近年来,学生早进、常进临床,已成为我国护士人才培养的普遍做法,除全面提高学生的专业能力、增进其职业情感,也为其确立职业核心价值观提供了很好的平台。18～20 岁的学生正值其人生观、价值观成型阶段,些许懵懂、充满好奇、不乏新鲜感的她们步入职业实践领域后,感同身受患者的病痛缠绕和身心需求,耳濡目染那些整日奔波、疲惫不堪却依然面带微笑且热忱服务的一线护士,其职业价值观也可随之净化、升华。职业榜样的言传身教,是对学生确立其核心价值的潜移默化。如有护理本科生感言:"每次去临床都给我不同的感受,其实只要我们愿意,可以为患者做的事情很多。临床实践让我体验到,护士是在帮助、服务于他人,他人的感激和赞赏是我们职业价值的体现。"

"临床见习改变了我的想法,将支持着我走完、走好从事护理这条路。"众多临床护士以真诚关爱促进患者身心健康的良好职业形象,如同映照学生未来职业发展的一面镜子,激励着他们追求较理想职业目标。然而,同期、同样的临床实践经历,对学生职业核心价值的影响却可呈显著差异,无疑与其自我教育的能动性密切相关。仅仅在临床实践过程中"走马观花"的学生,很难对其确立职业核心价值产生积极影响;能在临床实践过程中就其见闻做细致观察、深刻反思的学生,便会从看似平常的现象中解读其深邃的实质,进而促使自身的职业核心价值得以确立、升华。护理专业学生可结合不同阶段的临床实践,在专业教师、临床护士的指导下撰写其理解职业核心价值的反思日记,记录自身确立职业核心价值的心路历程。无论其清晰或困惑、断然或迟疑、接受或排斥、坚定或徘徊,都是学生日后乃至整个职业生涯发展的宝贵财富,有助其职业核心价值的确立。

3. 领悟职业内涵相关的理论教育与临床实践　学生对职业内涵的领悟程度与其确认核心价值紧密关联,且同样取决于其自我教育的能动性。深刻领悟职业内涵,包括主动地遵从"从业是个体社会化发展的必由之路"的人生规律;明晰"就业是人类满足其自我实现与社会欲求的充分条件";奉行"职业只有社会分工不同、绝无高低贵贱之分"的价值取向;直面"人生就业之必然性与择业之偶然性"的社会现实;悦纳"珍惜与职业的缘分且倾情投入、快乐分享职业回馈"的哲学理念;认同"切莫拘泥职业现状、更多放眼职业前景"的目标定位等。教育者、管理者为引导学生较深入领悟职业内涵,除全程不间断地展开日常宣教,还积极把握学生入学初始、"护士节"、毕业典礼等重要契机,或邀请业界英模、学科精英与学生交流其职业投入及人生获益,或组织学生为主体的自我体验式教育活动,以期强化学生的职业核心价值。如邀请获得南丁格尔奖或全国"三八"红旗手的护士与学生对话,可提升学生的职业荣誉感;我国知名护理专家从普通护士到学科带头人的职业经历,则可对谋求较高人生价值的学生构成震撼性冲击,激发其职业成就动机。此外,毕业典礼的授帽仪式可让学生心灵受到洗礼;学生自行扮演、再现南丁格尔的生平,则令"演员、观众"均为之动容,刻骨铭心。自我教育能动性较强的学生,善于从各类主题活动中汲取精华、拓展思路,尝试多视角解读其职业价值,即所从事职业在当下及久远地对社会、对他人、对家人、对自己的意义,便可更多领悟职业的发展内涵,不会因一时的职业困境而茫然,而会义无反顾、更坚定地认同其职业核心价值。

4. 关注职业发展 任何职业的发展均与时代变迁息息相关,更与其中每个职业人的作为紧紧相系且相辅相成。诸多从业个体或许都期盼其所从事的职业是"时代宠儿",欲以职业优越感满足其自尊需要,甘愿终身从事其职业并在其职业生涯中有所作为甚至大展身手。由此可见,职业发展关乎其业内个体的职业认同。近百年来,全球性高等护理教育极大地带动了护士职业心理素质的提升,护士职业的社会职能正随社会发展不断增强;但护士职业的社会地位提升有赖每名护士的尽心竭力与更多作为,再由此形成"促进人类健康事业与提升职业社会地位"的良性循环和共赢局面。既往护理教育者、管理者始终强调职业发展新趋势对学生确立核心价值的引导作用,且付诸于各种形式,但效果并不理想,其主要原因之一是学生与之呼应度不够。在校期间,学生大多对其职业发展的动向关注不足或不以为然甚至视而不见,或尚未认同其所学专业,或认为"正式成为护士后再关注不晚",很少以职业发展目标激励自己,在其确立职业核心价值的过程中常陷入困境。自我教育能动性较强的学生,能以"与职业发展共成长"的主人翁态度,纵向、动态地关注职业发展的过程及趋势,可较深入理解历代同道为之拼搏、铸就辉煌的职业精神,较深切地感受职业"由小到大、由弱到强"的苦尽甘来,从而激励自身有所作为的使命感和能动性,并促进职业核心价值的确立。

(四) 培养目标的分层教育

分层教育,指护士职业心理素质的优化,还必须遵循受教育者的年龄特点规律、职业培养目标,采取分层教育的方式。我国护理教育的对象,从以往单一层次的中专人才扩展到现今多层次的人才(从职专到博士),受教育者的年龄跨度从15~18 岁增至15~40 岁及以上,倘若职业教育不区分层次地"一刀切",易导致护士职业心理素质的培养受挫。分层教育是顺应当代护理教育发展的新思路,强调根据受教育者的具体培养目标,确定其职业心理素质优化的相应方案,以指导不同层次的受教育者顺利地实现其职业角色人格的发展目标。以下仅以本科、职专的分层教育为例,侧重阐述受教育者的自我教育。

1. 本科护生的自我教育 本科及以上受教育者,一方面,因其具有心理发展较成熟、知识面较宽、成就动机较强、有独立见解等特点,宜更多采取"自我激励"的方式,以激发其拓展我国护理事业责无旁贷的使命感,更有利于其确立职业的核心价值观;另一方面,高学历个体从事护士职业通常会遭遇更多的社会偏见,比职专生更容易产生职业核心价值的困惑。本科护生若能认清自身的优劣势而扬长避短,便可在其职业生涯中获得较大的成就感,在与职业发展共命运的同时,升华其职业核心价值并达成自我实现。

如早年获得"医学学士"学位的四年制本科护生,自知所持学位文凭与同期毕业的六年制医学本科生相比,存在显著差异。与其转去医学领域的其他成熟学科做"追随者",不如驻留年轻而前景广阔的护理学科,更有机会成为护士队伍的佼佼者。事实亦证明,早年转行的本科护生如今功成名就者微乎其微,而当年选择留在护士队伍中的本科毕业生,大多已成为护理学科的"栋梁之材",她们的个体成就动机在学科的快速发展中得以彰显,已撑起我国护理学科带头人队伍的半壁江山。

以上前车之鉴,无疑是现今本科护生职业生涯发展起始阶段最具说服力的"教科书"。就此而展开的自我教育,主要是护生需结合自身特点,顺应学科发展趋势,恰当定位其职业生涯起点。20年前,凤毛麟角的护理本科生一毕业即可应聘高校专职教师或担任管理、科研等要务;如今成批护理学硕士、博士毕业生当仁不让地占据当年本科毕业生积聚的"领地"的同时,还让本科护生对其未来职业发展多了憧憬和选择。作为本科护生,既要看到我国每年有成千上万护理本科毕业生加入护士队伍的形势,又要了解我国护理人力资源严重短缺、与国际先进水平相差甚远的现状,以恰当的定位坚实自己的职业生涯初始阶段。

思考题

作为护理本科生请谈谈你计划怎么开展自我教育。

2. **职专护生的自我教育**　职专护生指我国现行办学体制的中专、高职护理院校培养的学生,护生入学时大多为初中毕业,年仅15~16岁。与本科护生相比,职专护生具有心理发展尚不成熟、受教育程度及成就动机略低、观念与行为易受他人左右等特点。故职专护生的职业发展目标不宜过高定位,如本科及以上高层次职业发展目标,不仅难以对其产生激励作用,反而易使其因感到高不可攀而萌生望而却步的职业困惑。近几年职业教育的实践证实,护生依据自身成就动机水平定位其职业发展目标,比盲目高攀更有利于其职业心理素质的优化。

此外,既往有些护生一面附和"护士工作平凡、伟大"的高调,又一面遭遇对护士职业持偏见者的说三道四,其内心很容易产生对职业认知的冲突和困惑。如有些护生一味抱怨社会"不公正评价",对其职业所拥有的优越条件视而不见,很少反思"自己造福社会多少? 社会又给自己多少回报?"甚至有护生做出"护士为社会奉献很大,所得社会回报却如此之少"的错误判断,陷入职业发展困境而难以自拔。

鉴于职专护生的特点,有学者尝试引导她们与社会其他行业、受教育程度近似的同龄女性作横向比较,在课堂上让100余名职专护生在护士、空服员两类职业中择其中一种作为未来职业定向,结果她们竟一边倒地全部选择了"护士"。追问其理由,护生的回答非常现实:"做护士可以为自己和家人握有一份稳定、终身受用的优质医疗资源""做护士可以避免遭遇看病难、看病贵之困境"……这份现实感,就足以使相当部分职专护生加倍地珍惜自己所选择的、令诸多同龄待业女性羡慕不已的职业,无疑更有利于其职业角色人格的发展和完善。

(五)可操作性系统训练的模拟教育

积极的职业角色行为可对护士职业心理素质产生良好的反馈作用,提示可操作性系统训练的模拟教育是职业教育的重要组成部分。

发达国家和地区的职业行为模拟教育开展得很早且普遍,护生正式进入护理情境前,一般需反复通过模拟化角色扮演,逐步矫正其与职业行为不符的日常习惯,强化较适宜的职业行为。如利用现场摄像直接观察、随时调控护生模拟"护患沟通"的职业行为,通过反复、规范的模拟训练,使其较熟练掌握与病人沟通的常用技巧、得体的职业行为。此类可操作性强的职业行为培训已为我国借鉴,主要可用于以下几方面。

1. 职业仪容的强化训练　主要涉及护生的职业微笑、装束得体等培训,重在以护士的表情、形体等获得职业心理素质的积极反馈。

2. 言谈举止的规范训练　主要帮助护生熟练掌握与他人交往的礼貌姿态、语言技巧、距离保持、与不同病人相处的基本原则及变通方式等,帮助少数个体防范言谈举止的"职业禁忌"。

3. 情绪调控的技巧训练　重在培养学生保持良好心境、适度表达情绪反应等,指导护生通过反复强化、切身体验,熟练掌握、适时运用适合自己的情绪调控技术,如放松紧张的技巧、平息焦躁的意念、转移冲动的对策等。

4. 模拟情境的适应性训练　指人为地设置最可能造成护生困惑甚至职业心理受挫的模拟化社会情境,助其增强适应各种复杂环境的应变能力,较好地把握未来职场的处置方法等。

以上训练内容、方式、途径等选择,均需以个体的职业特质缺陷或角色行为反馈为依据,培训前若能与受训者取得共识,实施训练则可获得佳效。

(六)现实形象与理想目标的符合教育

护士角色的现实形象与理想目标的距离,也是易造成护生职业价值困惑的常见重要原因。传统模式的职业教育,较注重护士职业的理想目标教育,较少关注现实职业形象对护生的职业心理素质的多重影响。如常有护理专业师生反映,护生在校 2～3 年期间经职业态度教育的反复强化,其心目中基本形成的职业理想目标,往往在进入实习阶段即迅速"褪色"。有些护生因对职业的现实形象与理想目标的差距毫无心理准备,顿感其追求职业理想目标的积极性受挫,甚至陷入"理想目标破灭"的困境,对其职业心理素质优化十分不利。有教育者提出,应高度重视并致力于解决兼顾现实、理想职业形象的符合教育,至少可从以下两方面着手:

1. 职业理想目标教育需兼顾职业现实形象　护生在其前期专业理论学习阶段的职业目标教育,大多能在教师的引导下较充分了解护士职业培养目标的理想模式,但对护士职业的现实形象则知之甚少。护生对职业理想目标满怀憧憬,却几乎不了解护士职业现状的差强人意,更缺乏应对"理想与现实职业目标反差"的心理准备。若护生在前期学习阶段能对护士的理想与现实两种职业形象及其彼此间差距都有较清晰的了解,主动听取教师或参与分析导致两种形象差距的可能因素,再以主人翁的姿态思考,自身如何付诸努力才能促进职业现实形象向理想目标趋近。如有教师曾尝试让对护士职业近乎全然不知的一年级本科护生去临床一线观察护士的职业言行,再结合理论授课要求学生写出主题为"印象中、眼睛里、理想中护士"的习文,起到了较理想的教育效果。此举较好地激发了护生完善现实职业形象的使命感,且帮助护生初步建立了应对"职业形象反差"的较充分的心理准备。

2. 职业现实形象施教需趋向职业理想目标　职业现实形象的施教,主要在护生的临床见习、实习过程中展开,耳闻目睹的近距离体验远比对抽象的理论讲授给予护生职业心理素质的影响更直接、更深刻,是优化护生职业心理素质的关键阶段。此间,护生若能积极呼应教师为之所做的各种探索和努力,便可弱化职业现实形象的不尽如人意之处对其职业核心价值观的消极影响。如为护生优选的临床实践场所和职业心理素质优良的临床带教老师等,都是为护生优化职业心理素质营造较理想的职业氛围和示范言传身教的职业榜样。前期专业理论学习与后期职业临床实践彼此呼应,可增强护生趋近职业理想目标的自信心;带教老师的循循善诱、充分理解可激发护生对理想职业境界的追求,激发护生优化其职业心理素质的能动性。护生还可以通过开展自我教育,来提升职业心理素质(见专栏3-2)。

专栏3-2　"护士职业心理素质自我教育"的活动内容与形式(某院校示例)

1. 职业行为的养成教育。

2. 献爱心志愿者活动。

3. "5.12"国际护士节:着重护生对职业的体验教育。

4. 职业成才论坛。主要包括素质拓展全攻略、健康心理·精彩人生、成功推销自己、美学指导、职业生涯设计与确立等。活动形式为辩论赛、演讲比赛、讲座。

5. 职业自我教育周。沟通技能(重要职业技能)展示、职业角色扮演、专题征文、演讲大赛等。

6. 团体心理训练。主要采用游戏、讨论等活泼的方式达到提高学生心理素质的目的。通过自信心训练、人际交往能力训练、个性探索训练及心灵盟约四个环节为护生提供释放压力、重新认识自我和他人的机会。(大学一、二年级学生)

　　7. 专题招标活动。大学生健康观、行为方式等调查、护士压力源、爱心活动对护生职业价值观影响等题项。（大学二年级学生）

　　8. 毕业班主题班会。"我们与职业共成长,明天会更好"。

　　9. 编制护生职业自我教育的读本、院刊,记录学生活动的素材。

　　（注：为鼓励学生积极参加各项活动及保证质量,除上述第一项,其余活动全部项目化,校方提供资金支持,学生就活动撰写的总结和感想,计入学生的社会实践学分。）

第四节　护士身心健康的自我维护

　　护士的心身健康水平对人类健康事业、人们生活质量具有重要影响,是护士职业素质的基础。维护护士的心身健康是当前急需解决的问题。

一、护士心身健康状况分析

　　国内外调查研究表明,护士人群的心身健康状况并不十分乐观,危害护士人群心身健康的潜在影响普遍存在。以下主要就国内外相关研究作一简介。

（一）护士心身健康状况的国际性研究

　　多年来,美、日等国学者一直对医护人员的心身健康状况展开调查。由美国心理学家弗鲁顿伯格（H. J. Fredenberger）于 1974 年首次将"职业倦怠（burnout）"作为一个术语,用以专指某些行业中的从业人员面对过度的工作要求时所产生的身体和情绪的极度疲劳状态,即"过分努力去达到一些个人或社会的不切实际的期望"之结果。美国社会心理学家马斯拉奇（Maslach）1982 年就职业倦怠解释如下："它是一种因心理能量在长期奉献给别人的过程中被索取过多,而产生的以极度的情感耗竭、人情味缺乏（去人格化）和个人成就感降低为表现形式的心理状态,并且表现为自卑、厌恶工作、失去同情心等。"美国学者 Maslach 提出的这个定义,已被美国卫生界人士普遍接受。他们在针对护士心身状况进行分析时指出："尽管护士有体谅病人、进行周到护理的满腔热情,但这种热情因某种原因（曾）被长期禁锢（压抑、逐渐衰减）,以致丧失了热情,护理变得表面化、机械化,出现不能对病人的生活质量提高给予帮助的现象。"

　　自 1981 年美国学者 Maslach 研制出"职业倦怠问卷"（Maslach burnout inventory, MBI）以来,该问卷已成为全球范围内使用最广泛的倦怠测评工具,引起了有关人士的普遍关注。此后各国学者以 MBI 为研究工具,就护士的职业倦怠状况开展了一系列调查研究,研究范围由本土化研究拓展至跨文化比较研究,发现不仅精神病院、人工透析等特殊岗位的护士,包括保健护士、助产士等也有倦怠现象。

　　有证据显示,护士是职业倦怠的高发人群。国外相关研究结果表明,疲劳综合征的发生率护士为 1.1%,而普通人群仅 0.2%,前者是后者的 5.5 倍。欧洲两次流行病学调查也表明,受职业倦怠影响的护士比例约为 25%。美国学者调查显示,护理管理者中半数以上经历过低水平工作倦怠,1/3 则经历过高水平工作倦怠。日本学者 2008 年对日本 19 家医院 5 956 名护士(涵盖 302 个临床科室)调查表明,56% 的护士产生了高职业倦怠,其分析认为,主要原因是其护士队伍年轻、缺少工作经验、医护间人际关系不良。

(二) 护士心身健康状况的国内研究

近几年,我国关于护士心身健康状况的研究已紧紧围绕其"职业倦怠"展开,研究人群涉及广泛。有学者对 120 名院前急救护士调查显示,其中具有中度至重度的情感耗竭、去人格化、个人无成就感的护士分别占 69.7%、55.6%、57.6%。也有学者对 149 名产科护士的研究表明,具有轻度、中度、重度职业倦怠的护士检出率分别为 29.5%、30.2%、12.8%。另有学者对我国一沿海城市某三甲医院 778 名护士的调查结果显示,护士职业倦怠的阳性检出率已达 58.9%,其中急诊、ICU 护士的职业倦怠阳性检出率高达 75.5%。还有学者对某城市各级医院 1 320 名护士的调查显示,护士职业倦怠发生率为 62.8%。与上述世界各国的数据相比,我国护士职业倦怠状况似乎更为严重,且呈现出泛化的趋势。相关研究结果表明,高强度职业倦怠易导致部分护士的心身失衡或健康失调。较高强度的职业倦怠持续存在,必将严重损害护士的心身健康,进而引发一系列护理质量问题,如有学者的研究结果显示,职业倦怠程度越严重的护士,其对病人的安全性感知越低,容易引发安全事故和医疗纠纷。另有学者对 200 名本科护士进行的一些调查表明,具有较高强度倦怠的护士,其工作效率明显低下。还有典型个案的分析证实,部分护士的职业心理素质偏差,与其心身健康状况欠佳有关,职业倦怠也是影响护士队伍稳定性的重要原因,由于职业倦怠导致护士组织承诺与工作满意度降低,进而引发其离职行为的现象屡见不鲜,职业倦怠的评估如专栏 3-3 所述。

专栏 3-3　职业倦怠的评估

按照国际公认的定义,衡量职业倦怠的三项指标分别为:情绪衰竭、去个性化、成就感低落。也就是说,判断一个人是不是有职业倦怠,第一是看他的情绪是不是衰竭了,也就是看他有没有活力,有没有工作热情;第二是看他是不是对很多以前关注的事情现在不太关注了;第三是看他的成就感是不是低落。

国内专家也专门设计了一套职业倦怠测试量表,能帮助人们了解自己的"倦怠状况"。测试的方法很简单,只需做 12 道测试题。如果感觉有必要,不妨做个测试。在进行测试时,请不要犹豫,看懂题意后马上作答,然后计分。

1. 你是否在工作餐时感觉没食欲,嘴巴发苦,对美食也失去兴趣?

　　A. 经常　　　B. 有时候　　　C. 从来不

2. 你是否感觉工作负担过重,常常感觉难以承受,或有时感觉喘不过气来?

A. 经常　　B. 有时候　　C. 从来不

3. 你是否感觉缺乏工作自主性,往往只是领导让做什么才做什么?

A. 经常　　B. 有时候　　C. 从来不

4. 你是否认为自己基本上待遇微薄,付出没有得到应有的回报?

A. 经常　　B. 有时候　　C. 从来不

5. 你是否经常在工作时感到困倦疲乏,想睡觉,做什么事儿都无精打采?

A. 经常　　B. 有时候　　C. 从来不

6. 你有没有觉得待遇不公,常常有受委屈的感觉?

A. 经常　　B. 有时候　　C. 从来不

7. 你是否在以前一直很上进,而现在却一心梦想着去休假?

A. 经常　　B. 有时候　　C. 从来不

8. 你是否会觉得工作上常常发生与上级不和的情况?

A. 经常　　B. 有时候　　C. 从来不

9. 你是否觉得自己和同事相处不好,有各种各样的隔阂存在?

A. 经常　　B. 有时候　　C. 从来不

10. 你是否在工作中碰到一些麻烦事时急躁、易怒,甚至情绪失控?

A. 经常　　B. 有时候　　C. 从来不

11. 你是否对别人的指责无能为力、无动于衷或者消极抵抗?

A. 经常　　B. 有时候　　C. 从来不

12. 你是否觉得自己的工作不断重复而且单调乏味?

A. 经常　　B. 有时候　　C. 从来不

做完题后,把各题得分相加,选 A 得 5 分;选 B 得 3 分;选 C 得 1 分。根据得分情况,对照测试结果:

12～20 分,你没有患上职业倦怠症,你的工作状态不错;

21～40 分,你已经开始出现了职业倦怠症的前期症状,要警惕,并应尽快加以调节;

41～60 分,你对现在的工作几乎已经失去兴趣和信心,工作状态很不佳,长此以往对个人的心身健康和工作都非常不利,应当引起重视,可以请求心理咨询师给予咨询和帮助。

二、影响护士心身健康的因素

护士的服务对象是需要得到帮助的弱势群体,护士的工作常常是以他们的问题为中心的,并且经常围绕他们的精神、心理、社会问题,如窘迫、恐惧、失落等进行工作,而解决问题的方法又常常是不容易获得的,因而工作情景难免令人沮丧。

1. 职业心态的影响　职业心态偏差的护士,自己对护理职业不认同,认为护理工作没有科技含量,不能实现自我价值,得不到社会的认可和尊重,产生心理冲突,影响健康。

2. 工作性质与工作强度方面 护理工作是服务于人的工作,护士时刻担心工作中出差错,护理工作应激水平高,尤其是急诊科等一些科室,工作中的不确定性多,经常面对死亡,会导致心理不适。整体护理则要求护士主动进行心身护理,护士短缺,工作量超负荷,就会导致心理问题的产生。

3. 继续教育需求方面 虽然护理教育发展迅速,但是护士职称晋升机会少,继续深造机会少。另外,即使是研究生毕业,在临床工作中与其他护士没有本质区别,这些导致护士产生心理冲突。

4. 社会地位和工资待遇方面 护士处于医院管理的最底层,护士工作价值得不到承认,工资待遇与医生差距大,这些会使护士产生自卑的心理。

5. 社会因素方面 人事制度改革面临下岗与转岗,担心受到病人及病人家属暴力伤害等。

6. 人际关系方面 良好的人际关系对于护理工作非常重要,护士与病人、护士与医生、护士与护士等之间都会发生各种联系。如果病人和家属的误解和不尊重、管理者的理解和支持不够、病人不够合作,就会给护士带来心理压力。

7. 家庭方面的压力 家人患病、本人患病、家庭经济拮据等。

三、护士心身健康自我维护的对策

毫无疑问,护理学科发展的“主战场”是临床,护士个体的职业心态与其专业技能的成熟、稳定,均需经历较长过程。40 岁上下,正值护士个体的职业心态趋向成熟和完善的阶段,是护士人才创质量、出效益的黄金时期,也是护士人才以其年富力强当骨干、“挑大梁”的最佳时期。任何职业的发展,都有其人才成长规律,都视丰富实践积累为其专业的宝贵财富。若 35～40 岁的精兵强将都纷纷撤离“主战场”,护士人才队伍如何形成合理梯次? 护士人才队伍的整体水平如何提高? 护士职业的社会职能又如何得以充分体现? 针对此,首先需解决的是护士的职业心态调控和心身健康维护,就护士自身而言,其相应对策如下。

 思考题

作为护士,今后你将怎样进行心身健康的自我维护?

1. 纵横职业比较,优化职业心态 纵向职业比较,指与国外同业人员的比较;横向职业比较,指与其他职业人群的比较。

随着国际交流的不断扩大,我国同行有机会更多地关注国外同业者的境况,一方面,我国有些护士比较美国等发达国家同业者的较高福利待遇而对自身的境遇不满;另一方面,也了解到国外同业者在其收入显著低于该国其他高级白领人群(医生、律师等)的同时,他们的民众信任度却连续数年名列前茅,高于医生、律师等高收入职业人群。倘若把收入作为衡量职业境遇的重要参照系,按照"人比人"的逻辑,国外同业者究竟靠什么赢得广大民众的信任? 一位资深的美国护理学者如是说:"我们护士每天只做两件事,一是想方设法让病人活着;二是想方设法让病人快乐地活着。"如此境界的职业心态,饱含着他们对自身所从事职业的充分认同和无比自豪,他们的职业心身健康维护,无疑是积极、高效的,值得我国同行借鉴。

随着社会的不断进步、时代快速发展,一些职业萎缩,一些职业兴旺,但"职业无贵贱,行行出状元"总是永恒不变的真理。护士队伍中总不乏有人把论地位、比待遇的参照系锁定当今社会的优势职业人群,越比越觉得落差大,越比越易导致心身失衡。若护士人群能以"向下社会比较"的认知,把比较的视角多一些指向普通职业人群,指向与本职业受教育程度、年龄等相近的其他职业人群,便会了解"职业风险或疲溃"绝非护士职业的专利,高风险、不稳定、低回报的职业人群职业倦怠的隐忧,远高于护士职业。

如一位普通的出租车司机以"开车送客是职业,见义勇为当事业"的职业心态立足本职,效力社会,赢得了社会大众的充分认可和很高褒奖。护士若从中获得启示和借鉴,以"治病救人是职业,播撒关爱当事业"主宰其职业心态,便可增进其职业认同和心身健康水平,更多地赢得社会大众对护士职业人群的信任和尊重。

2. 维护职业自尊,积极认知评价 其实护士职业之伟大意义乃众人皆知,传统观念中"护士社会地位低"之说已逐渐被现代文明所唾弃,持世俗偏见者仅为少数,并不足以构成对护士心身健康的威胁。值得反思的是,护士个体如何维护职业自尊,以真诚的交流消除他人对护士职业的误解,并引导其与护士形成"积极职业评价"的共识。

曾有学者在我国护士人群中做过近万人次的现场调查,面对"近邻或亲友有因您做护士而不敬重您的请举手"的提问,被调查者竟无人举手回应。由此可见,护士人群最熟悉、邻近的亲友均不认同那些关于护士职业的非主流传统偏见。倘若护士自己都不能理直气壮地维护自己所从事的职业的自尊,又何谈赢得他人的理解和敬重呢? 一位精神科护士说:"看着我们精心护理的病人一天天康复,看着那些曾被社会抛弃的精神病病人又能重新回归社会,重新去创造自己的人生价值,我心满意足了,我为自己是一名护士而感到骄傲、自豪!"想必在如此维护职业自尊的护士面前,任何对护士职业抱有偏见的人都会汗颜!

人与动物的最大区别之一,是人有"选择的自由"。人们或许无法决定其所司职业及其所处环境,无法选择职业对象及他人对其所司职业的态度;但可以选择积极认知评价其所从事职业,选择积极的工作态度及行为。每每步入职业岗位,人们就面临着积极或消极、快乐或沮丧的选择。珍惜与职业的缘分,才能快乐地感受职业的回馈。其实,对职业持积极认知评价,首先受益的是护士自身的心身健康;持积极职业心态的护士造福于病人及他人的心身需求,他人受益再促进护士心身健康水平的提升。如此循环往复,护士便可与病人和谐、持久地置身于健康促进氛围,易达成病人安康修复、护士快乐工作的"双赢"目标。

3. 开发自身潜能,主动人际适应　美国著名的心理学家马斯洛经长期研究得出结论:在心情愉悦且精神振奋的状态下,个体的潜能、创造力可得到最大限度的调动和发挥;个体的心身更健康,更少产生抑郁等消极情绪,故其成就阈值更高,更具有自信心。

学业生涯只是护士个体潜能开发的基础铺垫,职业生涯则可为护士个体的潜能开发提供更广阔的空间。只有个体意识到其自身潜能并在职业实践中积极自主地开发,人的潜能才能得以最大限度地实现。

主动人际适应,有利于个体潜能的充分发展,是个体心身健康的重要标志。护士职业注定了个体每天需面对复杂的人际关系,易导致某些不同程度的心身偏差。为避免人际适应不良所致负面心身效应,护士可从以下几方面付诸开发自身潜能的行动。

(1) 解读职业获益,促进心理调适。《2007 年:中国社会形势分析与预测》一书中指出,"看病难,看病贵""就业、失业"是目前我国所面临的最突出的社会问题。护士作为医疗群体的一部分,在关注"社会地位低、工作压力大、收入较少"等问题的同时,是否曾关注护士职业给个体带来的切身利益? 在此不妨解读一下护士的职业获益:护士的就业前景广阔,从业者一般不会轻易失业;在现今世界各国护士普遍短缺的背景下,护士的收入稳中有升;护士还可"近水楼台"地为其家人、亲友持有一份宝贵乃至优质的医疗资源等。在当下"看病难,看病贵""就业、失业"等民生问题短期内难以解决的前提下,从事护士职业实在不失为诸多女性的一个上佳选择:据我国某省 2009 年对多所高校毕业生的就业情况统计显示,专科护士的就业率超过 90%,本科护士就业率达 100%,且多数护生都能在中等以上的城市就业。仅此与同学历的医疗专业学生的严峻就业形势相比,无疑护士的就业优势显而易见。

(2) 主动人际沟通,营造和谐氛围。实践证明,良好人际氛围是人才潜能得以最大限度发挥的先决条件。鉴于人际关系对护士心身健康的重要影响,在医疗机构成员的内部,护士应主动与医生、其他护士、药师等医疗卫生专业人员经常交流情感,以达相互了解、相互支持、相互协作、默契配合等,营造和谐的人际氛围和职业环境。在医疗机构成员的外部,护士还需与病人、病人亲属等经过有效沟通达成护患关系的"双赢"——既满足病人达成适宜心身状态的需求,又有益于护士自身的心身健康维护。某些职业角色适应过程中不太顺利的护士个体,需借助职业群体的热情帮助和真诚支持,还需要在与服务对象的互动中不断获得认可,以逐步获得稳定、积极的职业心态,达到较高的心身健康水平。护士可定期参加集体性娱乐活动,如集体外出旅游或参加自娱自乐的文体活动等轻松、愉快的场合,可促进人们彼此交流感情,有益于形成和谐的人际关系,保持良好的心身状态。

(3) 学习放松技巧,运用减压举措。放松训练既是一种简便、易行的个体干预方法,也是一种常见、有效的心理调节方法。它通过将注意力集中在呼吸、运动、声音、想象等形式,降低个体对周围环境的感应,以减低交感神经的活动,让肌肉松弛,从而达到心理放松。放松训练可对即时缓解个体的负性情绪发挥重要的作用,可协助个体宣泄心理压力、缓解紧张情绪并维持平衡的心态。如有心理学家提出:"离开现场小憩一会,做些较剧烈的身体运动,与朋友、同事交谈都是解除心理压力的最常用、最有效办法。"具体做法因人而异,护士个体可选择若干种适合自己的减压方法,经常练习并能较熟练掌握,以随时应对有碍自身健康的不良情绪反应。

(4) 心身评估,寻求专业支持。护士既可自己评估自身职业心态的现况,也可采取心身健康普查和定期复查等途径,及时掌握自身的心身健康信息,力求把倦怠等心身健康问题的发生限制在最小范围、控制在最低程度。必要时约请专职咨询专家,进行一对一的个别心身健康咨询。在心理咨询业为社会大众提供广泛健康指导的当今社会,护士等专职健康工作者的心理咨询尤为重要。若护士群体普遍具有积极、稳定的职业心态,其本身为社会大众的心身健康形成良好的咨询氛围。

第五节 护士的心理应激源及其应对

护士作为生物学或社会学意义上的个体,同样会存在本章第二节所述的"应激源",但无论是在应激的研究还是现实生活中,人们更关注因护士职业应激导致的心理应激。人们把因工作或工作有关的因素所导致的应激称为工作应激或职业应激。国内外的大量研究也都表明,护理工作责任重大,工作超重,是一个高工作应激的职业。导致职业应激的各种因素称为职业应激源。

一、护士的职业应激源

(一) 超负荷的工作状态

超负荷的工作状态是护理工作的主要应激因素。工作负荷包括质与量两方面,所谓质的工作负荷是指作业的复杂性和困难程度,量的工作负荷是指劳动强度和劳动时间。工作负荷若超过个体心理、生理承受能力,将会导致应激。目前国内大部分医院护士都严重缺编,致使护士长期处于超负荷工作状态,而"以病人为中心"的护理模式,要求护士为病人提供生理、心理、社会和文化方面的全面照顾,这是一种复杂而且具有创造性的劳动,需要护士付出更多的劳动和精力,也就使得护士经常处于超负荷的工作状态。

(二) 职业的高风险性

护理行业是高风险、高责任的服务行业,由于职业的特殊性、病人疾病的复杂性和不可预见性及医学技术的局限性,使得风险无处不在,无时不有。

护士每天面对病人易变、突变和多变的病情,不确定因素多,护士必须及时观察病人的病情并迅速做出反应,容不得半点差错或事故,否则直接威胁病人的健康,由此护士要承担相应的法律责任。随着病人法律意识不断增强,对医疗服务的要求也越来越高,当对治疗效果不满意时,有的会因护士的疏漏之处借题发挥,而护士却不能与病人和家属直接发生冲突,从而长期压抑自己的不良情绪。

另外,护士在临床工作中每天都离不开穿刺、注射及处理污染伤口及分泌物等职业性接触,这些都存在潜在的传染性,如不小心,就可能受伤,造成职业性暴露,威胁护士的身体健康。

(三) 相对低下的社会地位与工资待遇

作为一种高风险、高负荷的职业,理应具有较高的职业声望和待遇,但由于历史的原因,社会对护士职业的偏见,使得护士的付出得不到社会认可和尊重。在目前的管理体制下,护士与医生在收入方面存在较大的差距,且晋升及继续深造的机会较少。社会地位低下和医院分配不公极易造成护士的心理不平衡,护士积极性和创造性得不到发挥,工作没有成就感,工作效率大大降低。

(四) 人际冲突频繁

1. 医-护关系　护理工作是一种与人打交道的职业,护士如果不能对工作中错综复杂的人际关系加以有效地处理,往往会陷入人际冲突的困境。由于社会分工的不同,医生具有一种职业的优越感,有的医生以一种居高临下的姿态与护士进行交流,当护士与医生发生分歧时,医生对护士的尊重不够,导致护士的自尊心受到伤害。

2. 护-患关系　涉及护患双方的权益问题、健康和经济问题和有关道德和法律责任问题时,护士与病人及其家属的冲突表现得更为频繁。护理这一职业要求护士必须保持冷静和克制,理解病人与家属的心情,以理智的态度帮助其解决问题;但是护士自身的压力问题却很少有人关注,若护士的情感遭到挫折,工作满意度迅速下降,职业效能则会快速降低,继而引发病人及其家属的进一步不满,如此恶性循环,将会导致护士精力耗竭。

3. 护-护关系　当前护士之间的关系总体来看是和谐的,但由于相互理解上的欠缺,加上超负荷的工作状态、长期紧张的脑力劳动、生活无规律,使护士无法保持情绪稳定,造成护士间的关系显得微妙,难免产生隔膜。

护士长与护士之间的关系是特殊的护-护关系。一些护士长认为自己的职责是指导和管理下属工作,常常会自觉地将自己定位于领导角色,而护士自认为自己是被领导者,处处谨小慎微。紧张的护-护关系不利于科室内部的团结,造成不良的工作氛围,直接关系到护士的工作情绪和工作的积极性,进而影响护理质量和病人的康复。

(五) 护士的自身因素

医学理论知识有限,不能适应不断改革的医学护理模式和满足病人越来越多的健康需求,造成护士学习上的压力。工作负担重,非护理性工作太多,导致护士淡化了护理的专业概念,不能正确认识自身的工作价值和意义。

同时,多数护士为女性,在家中还要承担家庭主妇的角色。许多护士为提高学历和更新知识,掌握更多的专业知识,利用业余时间参加自考学习,集学习、家庭、工作负担于一身。整天疲于奔命,心力交瘁。

多数护士未受过心理健康的专门教育和训练,心理卫生知识缺乏,一旦在工作、生活中受挫,不会运用心理学知识,科学地进行自我心理调节,更容易造成心理疲劳。

另外,护士"三班倒"的工作性质扰乱了护士身体的生物钟节律,且影响对家人的照顾,长此以往,容易产生焦虑、抑郁等不良情绪;同时上夜班常为单独作业,既要独自完成繁重的工作,又担心病人出意外,容易造成心理高度紧张和身体疲乏。

二、应对措施

(一) 社会宣传方面

相关部门应充分利用正面宣传,扭转社会对护士的偏见,加强对护理工作典型事迹的宣传和典型人物塑造,让护士的真、善、美彰显于社会,让更多的人尊重护士,了解护理工作。

(二) 管理者方面

1. 医院管理者要尽可能改善护士的地位和待遇,减少与医生的收入差距。

2. 护理管理者要为护士争取合理的利益,运用激励理论提高效率。

3. 合理配置人力资源,对工作量大、危重病人多的科室加强人员配备,从根本上解决护士长期超负荷工作的局面。

4. 改进护理设备,加强后勤保障系统,创造良好的工作环境。

5. 适当增加晋升及深造机会。

6. 护士长应合理排班,"以人为本"进行管理。

7. 促进护士、医生及其他卫生工作者之间的沟通了解,创造和谐工作氛围,为护士营造良好的轻松的工作环境。

8. 采取多种形式引导护士如何做好本职工作,采取多种方法缓解护士的压力。

(三) 护士方面

1. 保持良好的心态　工作和生活中接受现实的自我;真诚对待同事,不要因一点小事而斤斤计较;生活中保持幽默,以缓解紧张气氛。

2. 合理宣泄　学会放松自己,当有负面情绪无法解除时,寻找正确的宣泄方式,如向家人、亲朋好友、同事、领导倾诉,也可做一些自己感兴趣的事情,如逛街、唱歌等,以排解不良情绪,舒缓心理压力。

3. 寻求社会支持　处理好家庭成员间的和谐关系,与丈夫、孩子、公婆和睦相处,创造一个温馨和谐的家庭环境,让家成为身心放松的温馨空间,成为支持自己努力工作的动力来源。

4. 科学的生活方式　生活单调是造成护士职业心理应激的原因之一。护士应改变从家庭到医院,又从医院回到家庭这种两点一线的单一生活方式;合理安排生活节奏,学会忙里偷闲;下夜班后要保证充足的睡眠;培养广泛的兴趣爱好,业余时间可以养花、养鱼、种草、种树、听音乐、散步、参加文体娱乐活动等。

5. 寻求专业的心理帮助　当应激反应过于强烈、自我调节无效时,须寻求专业的心理帮助,如心理咨询或心理治疗,必要时在精神科医师的指导下采用药物辅助治疗。对具有明显的焦虑、抑郁反应者,使用抗焦虑剂和抗抑郁剂能有效减轻应激反应。

专业的心理帮助可参考第九章"心理治疗在心理护理中的应用"。护士应对压力的方法见专栏 3-4 及 3-5。

专栏 3-4　国外护士应对压力"八法"

- 积极的自我思想
- 识别压力源
- 与管理部门协作,解决工作场所问题
- 留出自己的时间
- 相互支持
- 坚持健康的生活习惯
- 尝试瑜伽疗法
- 在生活中寻找快乐

专栏 3-5　品管圈对应对 ICU 护士心理应激源的具体应用

品管圈(quality control circle,QCC)是指相同工作单位或工作性质相关联的人员自动自发组织起来,科学地运用各种工具,持续地进行效率提升、降低成本、提高产品质量等业务活动。在护理质量管理中开展活动,可倡导全员参与。使每位护士在质量改进中既是管理者,又是实践者,通过营造正性文化,使更多的护理人员参与护理质量的改进。品管圈对应对 ICU 的护士心理应激源的应用具体情况介绍如下。

1. 成立品管圈小组　以科室为单位成立品管圈,护士长任辅导员.负责对圈活动进行指导与监督,选科内八名护士入圈,同时任命科室一名工龄五年以上,有丰富临床经验的护师担任圈长.负责对圈活动进行安排,每个圈员集思广益针对活动的原则、方法进行不断地学习、探索、研究。

2. 主题选定　每个圈员经过头脑风暴法列出所有有待解决的问题,将其相似性分类形成亲和图,采用评价法对亲和图所总结出的问题,就上级政策、相符重要性、迫切性、圈能力四个方面分别打分.最终确定以"降低 ICU 护士心理应激源的发生率"为主题开展此次品管圈活动。

3. 拟定活动计划 包括：主题选定、活动计划、现状把握、原因分析、目标设定、对策拟定、对策实施、效果确认、标准化等十项内容。

4. 现状把握及原因分析 经过圈员共同分析，发现原因如下：

（1）工作压力：知识缺乏工作量大；患者多且危重.突发事件及抢救多；相对封闭的环境、噪音多。

（2）医护与护患关系：缺乏沟通。

（3）身心健康：身体健康受损或者有此方面担心，有职业暴露危险。

5. 制订目标

QCC 成员针对要因，将 ICU 护士心理应激源的发生作为本次改善的重点，根据现况值、圈员的能力等方面，在客观评估圈能力的基础上，针对原因及改善重点的分析，将此次目标设定为在未来一个月里应对 ICU 护士心理应激源。

目标值＝现况值－现况值×改善重点×圈能力

6. 制订对策及实施

针对改善重点，结合目标值，圈员们制定了改善对策，内容包括：

（1）工作量大：增加人力库的轮转护士；根据患者病情及护士能级合理安排工作。

（2）缺乏专业知识

① 每天利用早交班时间学习一种药物的说明书。

② 每周三学习一种专科疾病的相关知识。

③ 每周四培训一种疾病的抢救流程及大型抢救设备的使用。

④ 定期进行考核。

（3）担心职业暴露

① 每周学习一次职业暴露的相关知识。

② 每周进行一次考核。

本 章 小 结

1. 护士职业心理素质，又称"护士角色人格"（role personality of nurse）是指从事护士职业的人们，共同具备并能够形成相似的角色适应性行为的心理特征的总和。护士角色人格要素特质，即"核心成分"，是从事护士职业的必备人格特质。主要包括：① 忠于职守与爱心。② 高度负责与同情。③ 良好的情绪调节与自控能力。④ 较出色的人际能力。⑤ 较健全的社会适应性。⑥ 较适宜的气质与性格类型。

2. 护士角色人格的匹配理论主要包括：① 个体人格与角色人格的匹配理论。

② 教育层次与培养目标的匹配理论。③ 成就动机与择业动机的匹配理论。④ 社会智能与职业智能的匹配理论。护士角色人格的匹配模式有:① 重合匹配模式。② 基本匹配模式。③ 少许匹配模式。④ 完全不匹配模式。

3. 护士职业心理素质的教育途径应从以下六个方面着手:① 职业态度与价值观的教育。② 角色人格要素特质的特色教育。③ 职业核心价值观的优势教育。④ 培养目标的分层教育。⑤ 可操作性系统训练的模拟教育。⑥ 现实形象与理想目标的符合教育。

4. 护士身心健康自我维护的对策主要有:① 纵横职业比较,优化职业心态。② 维护职业自尊,积极认知评价。③ 开发自身潜能,主动人际适应。

5. 缓解护士的心理应激源,作为护理人员可以:① 保持良好的心态。② 合理宣泄。③ 寻求社会支持。④ 科学的生活方式。⑤ 寻求专业的心理帮助。

(朱薇)

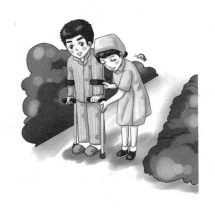

第四章
护 患 关 系

案例 4-1　触目惊心的数字——医患、护患关系现状

　　• 2011 年 5 月 31 日《北京日报》报道，北京市医患纠纷以每年 35% 的速度递增。法院诉讼案件也逐年增加，最高人民法院研究室统计数据显示，从 2003 年的 9 079 件上升到 2012 年的 16 966 件，将近翻了一番。

　　• 中国医院协会 2015 年的一项调查显示，我国每所医院平均每年发生的暴力伤医事件高达 27 次。医务人员躯体受到攻击、造成明显伤害的事件逐年增加，绝大多数人曾遭到过谩骂、威胁。

　　• 2014 年 6 月 2 日，湖南中医药大学第一附属医院发生一起暴力伤医事件。一名肺癌并多发转移患者因抢救无效死亡，参与抢救的值班女医生和一名怀孕 5 个半月的值班护士被家属暴力殴打致伤，家属还逼值班医生下跪并实施殴打。

第一节　护患关系概述

一、护患关系的概念

　　护患关系是护士和护理对象及其相关人员之间在护理过程中形成的人际关系，是一种具有特殊的治疗性和专业性的关系。在护理中，护士必须对护理对象的躯体、心理和社会需要做出反应，进行全面的职业帮助、关怀与照顾，因此而建立起来的一种相互影响的关系，即护患关系。

　　随着医学模式从生物医学模式向生物-心理-社会医学模式的转变，病人的概念又被赋予了新的内涵。当前，国外文献中常用"client"（服务对象）代替"patient"（病人），这意味着护理对象不再局限于我们以往认为的患有疾病的病人，而且还应该包括病人的健康问题以及享有保健服务的正常人群。

　思考题

什么是护患关系?

二、护患关系的内容

护患关系可以进一步划分为技术关系与非技术关系。

(一)技术关系

技术关系是指护患双方在护理技术活动中的行为关系。在技术关系中,护士相对地起着主导作用,是服务的主体;病人是被服务对象,是服务的客体。技术关系是非技术关系的基础,离开了技术关系,就不能产生护患关系的实质内容,如病人提出主诉、反映治疗效果、病情变化,护士给予注射、发药、换药、生活护理等。在护患关系中,技术关系最为重要。

(二)非技术关系

非技术关系是指护患双方由于社会的、心理的、经济的等多种因素的影响,在实施护理技术的过程中所形成的道德、利益、法律、价值和文化等方面的关系。

1. 道德关系　护患道德关系是双向和平等的。为了协调处理好护理活动中护患之间的矛盾,双方都必须按照一定的道德原则和规范来约束自己的行为。护患双方都应该尊重对方的人格、权力和利益,形成一种独特的道德关系。

2. 利益关系　利益关系是指护患双方在互相关心的基础上,形成的物质利益和精神利益关系。护患双方的利益关系是利益规则指导下的、互助式的人际关系。

3. 法律关系　法律关系是指病人就医过程中和护士从事护理活动中,都受到法律的约束和保护,在法律范围内行使各自的权利和义务,调整护患活动的关系。

4. 价值关系　价值关系是指护患双方在以解除病痛为目的的医护活动中相互作用与相互影响,体现了实现人的个人价值和社会价值的关系。

非技术关系体现在护患之间技术关系过程之中,是护患的技术关系正常实施的保证。它在很大程度上影响护患关系的质量与效果。

三、护患关系的性质

护患关系是护理关系中的核心。从广义上说,它是一种具有社会性的人际关系,是帮助者和被帮助者之间的人际关系。可以认为是两个系统之间的帮助关系,包括与病人相互作用的护理工作者与被帮助系统(寻求帮助的病人、家属以及陪护人、监护人和单位组织等)之间的关系。从理论上讲,它既是特殊的治疗性关系,也是平等的人际关系。护患关系有以下几个特点。

1. 护患关系具有目的性　在护患关系中,护士对病人的照顾既有权利又有专业与法律的责任,护士要运用自己的护理知识、技能、心理学知识及个人品质,与病人共同努力,以帮助病人自助,改变原有的认知、情绪和行为。护患关系的最终目标是促进病人的生存与发展。护士的自我发展要建立在实现上述目的的基础之上。

2. 护患关系以护理对象为中心　人际关系是人与人之间的心理关系,一般来说只有双方满足了各自心理上的需要和追求,才能得以继续交往。但是,护患关系具有特殊性,它以服务对象为中心,了解和接受病人的个性特点,尊重病人的习惯,保护病人的隐私,以病人的利益为焦点,以病人的需要满足为宗旨。护士以服务对象的利益为单行道,全心全意、设身处地地为病人着想,千方百计地理解和关心病人。

3. 护患关系是一种职业关系　护士是受过专业训练的技术人员,要用科学的态度和方法完成护理工作。从结果来看,护患关系是一种治疗性的关系,护士的专业知识、技术和素质将直接影响护患关系的效果。

四、护患关系的基本原则

1. "病人至上"原则　护患双方在相互尊重原则的基础上,护士要遵循"病人至上"原则。一切以病人为中心,从病人角度想问题,一切以满足病人需求为目的,靠自己高尚的医德,娴熟的护理技术,良好的语言沟通能力,为病人提供主动、方便、快捷、优质、温馨的护理服务,以病人的康复为最终目的。

2. "相互尊重"原则　护患关系本质上是法律框架和职业框架中的平等关系,首先,护士要尊重病人,尊重病人的人格,保护病人的隐私权,维护病人的合法权利,把病人看成一个具有生理的、心理的,及有社会需要的人。同时,病人要尊重护士,尊重他们的人格,尊重他们的劳动。

3. "平等"原则　护患关系是一种双向关系,其工作体现了护患双方权利和义务的对立统一。护士要以病人为中心展开护理活动,病人有权利选择医院、选择护士,护士与病人的权利是对自身利益与责任的追求。运用护理技能为需要者提供服务是护士的义务;病人也有义务配合护士的工作并为获得的服务付费。

4. "多沟通、多交流"原则　护士在病人刚入院时,就要耐心细致地与病人进行交流,做好入院时护患沟通,以便全面了解与疾病有关的信息,及时采取有效的护理措施,为医生提供第一手资料。在病人入院时,及时做好入科宣教工作,帮助病人及家属尽快了解科室情况,熟悉病房环境。住院期间护士要抓住一切与病人接触的机会,做好包括各种操作及检查过程的交流,消除病人的紧张恐惧感,做好心理疏导,让病人树立战胜疾病的信心。出院时要做好出院沟通,告知出院后的注意事项以利于巩固疗效。

 思考题

请你列出病人应有的权力。

第二节 护患关系模型

纵观护理心理学发展的历史,护士的角色既有护理者、助医者、健康教育者和咨询者的形象,也具有母亲与信仰引导者的形象,因此护士与病人的关系也有多种模式。

一、过程模式——佩普罗的护理人际关系模式

1952年美国护理专家佩普罗(Peplau)提出护理人际关系模式。她认为护理是一种治疗性的和人际间的过程,护士与病人的互动关系在整个护理过程中起着重要作用。她把护患关系分为四个阶段:定向阶段、认可阶段、深入阶段和解除阶段。并指出这四个阶段既独立又相互重叠,贯穿在整个护患关系中。佩普罗重点阐述了护士与病人之间人际关系的形成和终止过程,她提出的护士与病人的这一人际关系模式被普遍引用。

(1)第一阶段为定向阶段,也叫认识期。此期的主要任务是建立信任关系,帮助病人认识护士在参与他的健康照顾中的角色和能力,护士在此阶段应协助病人找出问题,主动为病人提供与疾病相关的知识和心理指导,以自己渊博的知识、敏锐的观察力、准确的判断力及善解人意的心赢得病人对护士的信任,从而敞开心扉和护士一起判断他所需要的帮助。

(2)第二阶段为认可阶段,也叫确认期。是在信任的基础上,护士和病人澄清彼此对问题的看法和期望,护士应从病人的角度出发,设身处地为病人着想,以真诚的态度感化病人,帮助病人表达他的生理及心理感受和照顾期望,共同制定护理和治疗方案,以增进健康为目标。

(3)第三阶段为深入阶段,也叫开拓期。护士协助病人开拓和使用可利用的服务措施以增进病人的健康。在为病人提供各种护理照顾的过程中,护士要保持中立的情绪状态,体现出对病人的理解和尊重,不可将自己的价值观、信念及生活方式强加到病人身上,避免发生文化休克。护士应尽自己所能,为病人提供与病人文化相一致的护理照顾。

(4)第四阶段为解除阶段,也叫解决期。当病人的问题被解决或已达到健康目标,护士和病人终止治疗性关系,护士应继续对病人进行健康教育,让病人掌握维护自身健康的能力,对于有心理问题的病人要给予心理支持,让其体会到护士对他始终如一的关爱,在出院后仍愿意和护士保持密切的联系。

佩普罗重点阐释了个体、护士与护患相互作用的过程,认为护患之间的合作性关系可以产生一种"成熟力量",通过这种力量产生的人际效应能够协助护士满足护理对象的需求。护士可以是咨询者,听取病人对疾病的感受;护士也可能是专家,帮助病人克服疾病带来的压力与威胁;护士还可能是病人的代言人、老师、代理

人或律师等。

二、作用模式——萨斯和荷伦德的医患关系模型

1976年美国学者萨斯(Szase)和荷伦德(Hollendel)在《医学道德问题》上发表的题为《医生-病人关系的基本模型》的文章,提出了医生与病人关系的三种不同的模型,即主动-被动型、指导-合作型和共同参与型(表4-1)。这三种模型的划分是依据在医疗过程中实际的医疗措施的决定和执行中医生和病人各自主动性的大小确定的。护患关系是医患关系的一部分,因而此模型也适用于护患关系。

表4-1 医患关系基本模式及临床特点

模 式	医护者的作用	病人的作用	临床应用	原 型
主动-被动型	指示病人做	完全接受	昏迷等重症	父母-婴儿
指导-合作型	告诉病人做	被动合作	急性病症	父母-青少年
共同参与型	与病人商量如何做	主动合作	慢病	成人-成人

(一) 主动-被动型

这是一种传统的护患关系模式(纯护理型),其特点是护患双方不是双向作用,而是护士对病人单向发生作用。护士对病人的护理处于主动的和主导的地位,病人处于被动地接受护理的从属地位。这是一种不平等的相互关系。这种模式适用于某些难于表达主观意志的病人,如休克、昏迷、全麻等危重病人,婴幼儿以及精神病发作期病人,他们无法参与护理意见,而必须采用这一模式进行护理。这种护患关系的要点和特点是"为病人做什么",因为病人无法参与意见,需要护士发挥积极的作用,完全排除病人的主观能动作用。

这种模式对普通病人来说,不仅会影响治疗效果,甚至发生护理差错也难以得到及时纠正。其最大缺陷是完全排除了病人的主观能动作用。

(二) 指导-合作型

该模式的护患双方在护理活动中都是主动的(指引型)。其中以执行护士的意志为基础,护士充当指挥者,病人接受护士的指导,与之密切配合;病人可以提供信息,提出意见和要求。此模式的护患关系一般比较融洽,护士在这种关系模式中充当教师的角色,告诉病人做什么,怎么做。这有利于发挥病人的主观能动性,有利于提高诊疗护理效果,有利于及时纠正护理差错,对协调护患关系起着积极的作用。

这种模式主要适用于急性病病人的医疗护理过程,因为此类病人神志清楚,但病情重、病程短,对疾病的治疗及预后了解少,需要依靠护士的指导以便更好地配合治疗。此模式的护患关系需要护士具有良好的职业道德、高度的工作责任心、良好的护患沟通及健康教育技巧,使病人能够在护士的指导下早日康复。

（三）共同参与型

这种模式的护患关系是双向的，是一种新型平等合作的护患关系（自护型）。护患双方具有大致同等的主动性，共同探讨护理的途径和方法，共同参与护理措施的决策和实施。病人在护士的指导下充分发挥积极性，并主动配合和参与护理活动，帮助护士做出正确的护理，体现了护患之间的双向活动。这种模式多运用于具有一定文化水平的慢性病人，对自身所患疾病有比较充分的了解，知道诊断、治疗和护理的意义。这种护患关系的要点是"帮助病人自护"。

此类疾病的治疗过程常会涉及帮助病人改变以往的生活习惯、生活方式和人际关系等。因此护士不仅需要了解疾病的治疗，而且需要了解疾病对病人的生理、心理和社会等方面的影响，设身处地地为病人着想，以病人的整体健康为中心，尊重病人的自主权，给予病人充分的选择权，帮助病人恢复战胜疾病的信心及自理能力，使病人在功能受限的情况下有良好的生活质量。

护患关系模式从"主动-被动型""指导-合作型"到"共同参与型"关系，护士对病人的控制地位逐渐削减，而病人在自己康复过程中的作用逐渐加大，病人"人"的身份逐渐变得突出。然而，医务人员的作用和责任并没有随之减少，相反，为了调动病人的积极性，护士不仅要充分发挥其技术特长，而且要引导病人配合或共同参与这一活动以促使其早日康复。

在实际的医疗活动中，医务人员同特定的病人之间的医患关系类型不是固定不变的，而是取决于不同的医疗情境与疾病。随着病人病情的变化，可以由一种模式转变为另一种模式。例如，对一个因昏迷而入院治疗的病人，应按照"主动-被动"的模式加以处理；随着他病情的好转和意识的恢复，就可以逐渐转入"指导-合作"的模式；最后，当病人进入康复期时，适宜的模式就是"共同参与"的模式了。

三、角色模式——史密斯的护患关系模式

护患关系的模式是以医患关系的模式为基础而形成的。1980 年，美国史密斯教授（Sheri Smith）总结了护患关系的三种模式。

（一）代理母亲模式

这是一种古老的目前仍然存在的护患关系模式，护理工作者充当像母亲一样的家长式角色，对病人负有最基本的责任。护理工作者有责任为病人提供最好的服务，同时，出于对病人健康的关心，可以对病人的行为进行干涉，如同母亲对子女的行为出于关心而进行干涉一样。这种模式的特点即护理工作者是主动的，病人是被动的。

（二）护士-技师模式

在此模式中，护理工作者站在道德中立的立场向病人提供技术帮助。当涉及病人利益时，由于病人本人缺乏足够的医学知识或理智而做出不当判断或决定时，如果护理工作者不能给予及时的指导，会损害病人的利益。

（三）约定-临床医师模式

这是一种非法律性的护患双方责任与利益的约定。在此约定中，病人要求提供特定的护理，护理工作者也仅向病人提供约定的护理职责。在这种护患关系中，病人具有控制与自己有关的护理措施的权力，并做出有利于本人治疗和健康的决定；而护理工作者只向病人提供已被其选择的护理，护理行为受限于病人的允许和同意。这种模式以病人的"自我决定"为基础，它强调了病人的权力，但不否认护理工作者自身的价值和对病人的责任。

第三节 影响护患关系的因素及对策

良好的护患关系是促进病人心身健康的重要条件。首先，它可以促进病人的病情向健康方向发展；其次，它也影响护士的行为和态度从而影响护理效果。而护理工作的最终目标是帮助服务对象最大限度地减轻痛苦、恢复健康、预防疾病、促进健康，或帮助临终病人安详地、有尊严地逝去。随着社会的进步和人民文化生活水平的不断提高，病人及社会对护理工作的要求与期望值会越来越高，使护患关系面临新的挑战。本节重点分析护患关系的影响因素并提出相应对策。

一、影响护患关系的因素

（一）社会环境因素

1. 医疗制度改革中的费用问题 根据医保类型的不同，部分医疗费用要个人承担，部分药品需要自费，而医院追求利益最大化有可能导致不合理收费，甚至乱收费现象的发生，医疗费用成为病人与医院间最敏感的问题。在临床工作中，催款、解释费用明细的事务多由护士来承担，成为直接或间接影响护患关系的主要因素。

2. 新闻媒体的不当引导 新闻媒体就当前医疗机构存在的问题及医疗纠纷进行了大量宣传和报道，引起了社会各界对医院工作质量和服务水平的广泛关注。有时候报道过于片面，甚至断章取义，从而在社会上造成了对医院的负面印象和对医护人员的错误认识。医疗相关活动成为人民群众敏感的问题，尤其是当病人对医护人员期望过高而产生纠纷时，社会媒体有时起着推波助澜的作用，给医护人员造成不必要的紧张和压力。

3. 医院管理制度的影响 有时医院为其诊疗秩序制定的管理制度不够合理或不够人性化，与病人的实际需要相冲突，例如，不太合适的探视、陪护制度。护士作为医院管理制度的主要执行人，常成为病人不满的焦点，病人及家属对医院管理的不满，也会在护患关系中表现出来。

（二）护患双方不同的角色期待

当护患双方的要求、期望与现实不符时，均容易出现失落和不满足感，从而使护患关系变得紧张。

1. 病人对护士的角色期待

（1）得到更多的关心、理解和一视同仁的服务。

（2）热情、主动地提供服务。

（3）对提出的问题要耐心解答，且百问不厌。

（4）要有熟练的护理技术和良好的思想品质。

（5）态度要和蔼可亲，有微笑服务。

（6）要求有安静、安全、整洁和舒适的环境。

（7）要有丰富的知识并做到热情指导。

2. 护士对病人的角色期待

（1）被尊重、理解和信任。

（2）接受自己所提供的护理服务。

（3）积极配合各项检查、治疗和护理。

（4）自觉遵守病房的各种规章制度。

（5）有良好的依从性。

（6）工作能得到认可。

（7）能理解护士工作的艰辛和重要性。

（三）护患关系存在的问题

1. 护士方面

（1）职业道德：少数护士因自觉社会地位低下，待遇不高，导致工作缺乏主动性，责任心不强。很多护患纠纷是因为护士责任心不强造成的，如未认真执行"三查七对一注意"制度，导致病人的药物漏发或错发；在对病人进行入院评估时，询问病史不详细，忽略了某些问题；护理体检不全面等。

（2）服务态度：病人到了医院，总想把自己的痛苦毫无顾忌地告诉医护人员，因缺乏医学知识，对自己所患疾病考虑很多，希望得到医护人员更多的关心，但少数护士有时因工作繁忙或知识水平有限，不愿与病人多交谈或对病人的提问不予理睬，甚至出现冷嘲热讽、恶语伤人的现象，造成护士与病人之间的不信任，极易使病人对护理过程不满意，从而造成护患关系紧张。

（3）业务水平：有些护士临床知识的欠缺和工作经验不够，对病人出现的问题不能正确判断，导致延误了诊断和治疗时机。在护理操作过程中，有的护士对护理仪器设备性能不熟悉，操作不熟练，在忙乱中易失误。有的护士基础护理技术的稳定性差，如静脉穿刺成功率低，易引起家属的不满而引发矛盾。

（4）沟通能力：部分护士缺乏沟通的理念、知识和技巧，言语表述不规范、简单、生硬，说话方式欠妥，忽略病人的感受，从而引发矛盾。尤其是在抢救危重病人时，护士谈论不利治疗或与抢救无关的话题，最易引起病人及家属的反感与不信任。

（5）忽视病人隐私权：在护理实践中有忽视病人权益的现象存在，如有的护士在进行危重病人床头交接班时,不顾及周围环境是否适宜及病人的意愿,随意暴露病人的身体。有的病人因诊断、治疗、护理的需要,把一些个人隐私诸如婚姻、恋爱、性生活等告知护士,而护士却在不适宜的场合谈论,侵犯了病人的隐私权,从而引发冲突。

(6)护理文书记录欠缺:护理记录是对病人的护理全过程的真实记录。有的护士粗心大意,护理记录出现漏填、错填现象,有瑕疵的护理记录是造成护患纠纷的主要因素之一。

2.病人方面

(1)疾病的影响:病人对自身丧失健康的自卑与沮丧,以及羡慕与嫉妒他人健康的矛盾常可引起其内心冲突,甚至难以自控地把伤残的恼怒迁怒于医护人员。如当某病人陷入病痛不能自拔时,对护士的善意劝说、耐心解释充耳不闻,拒绝执行护理计划等,当护士不能及时识别,则可能出现双方互不相让的紧张气氛,引发护患冲突。

(2)期待过高:病人及家属对护理服务的期待过高,提出不合理或过高的要求。一旦现有的条件达不到,就会造成心理失落感,进而迁怒于人。

(3)过度维权:病人和家属的维权意识增强是社会进步的表现,医院应从各方面保护病人的合法权益。但不少病人及病人家属,不考虑医疗服务的特殊性,把自己放在商品消费的位置上,过度维权。

思考题

影响护患关系的因素有哪些?

二、改善护患关系的对策

(一)社会方面

加强医疗制度改革,扩大医疗保险的覆盖面,逐步降低个人的医疗支出。

对于新闻媒体、社会舆论在当前医患及护患关系中所起的作用,政府要加强新闻媒体的引导与管理,让他们真实了解医疗机构和医患人员的医疗行为,能够全面客观地评价医疗活动和医疗机构,重新树立良好的医护和医院形象,形成良好的舆论导向;对医疗纠纷,要有权威公正的第三方鉴定解决机制,使得医患双方都有诉求的渠道。

(二)医院方面

1.医院要有科学、合理的规章制度　包括医院管理、医疗活动和护理等方面,使病人在门诊和住院全程中,能得到良好的服务。

2.全面提高护士的整体素质　加强护士的"三基"培训,通过举行理论与操作竞赛等不同方式提高护士的技术水平;对护理全程有规范的要求并有适宜的检查与考核机制;加强护士的继续教育和进修学习;通过多种措施充分调动护士的积极性和创造性。

3. 加强护理人员的服务意识和护德教育　制订严格的护理人员服务规范,加强护理礼仪、人性化服务和护士职业道德的学习培训。加强护理人员的职业素养,提高医患沟通技术。

专栏 4-1　巴林特小组对护患关系的改善

巴林特小组(Balint Groups)的创始人是匈牙利精神病学家、心理分析师 Michael Maurice Balint 和社会工作者 Enid Balint。巴林特在 1953 年出版的《医生、患者和疾病》一书中阐述了巴林特小组的概念,即培训医生从精神动力学的视角去关注和思考医患关系的训练方法。其目的是提高医患沟通的技能,同时认识到自己在接触病人时的感受,控制个人情感的过度卷入对医患关系的负面影响。近几年国内将巴林特小组不仅用于医生群体,还运用于护士群体中。

护士在护患纠纷或矛盾中,通常会固守自己对问题的认识并极力压抑自己的委屈、愤怒等消极情绪,久而久之则影响到正常的医疗活动,巴林特小组可以为病例报告者提供一个安全的环境,使得他们可以毫无顾忌地表达和处理自己的情绪,对护患矛盾的产生根源形成新的、不同的理解;发现自己在护患关系中的盲点和潜在假设;识别护士本身对患者的感受,即反移情;减少在护患矛盾中纠结时所体验到的孤独和羞愧,并对新的学习持开放的态度,使护士的人格发生细微但重要的变化,提高护士与患者相处的能力,实现个人成长。

巴林特小组在组长的带领下,聚焦于案例报告者面临的护患关系困扰展开病例讨论,所有组员为案例报告者提供安全的、支持性的氛围,并阐述自己对于事件本身的深刻理解,提出建设性的问题和评论。案例报告者通过组员提供的不同视角和观点,发现自己的盲点,从中获益,除讨论形式外,组长也可以根据小组现场呈现出的护患关系和心理学动力做出"雕塑",即案例报告者和组员共同用身体语言,个体之间的位置关系代表现实中的护患关系,将隐形的人际关系可视化,一般会带来更直接的问题解决和更震撼的内心体验,巴林特小组有助于护理人员解决自己的心理问题,提高护患沟通技巧,在医护人员之间建立起有效的互动和支持,尤其在改善护患关系方面具有突出成效。因此,可以作为继续医学教育的新形式、新内容在我国医疗卫生领域推广应用。

(三) 护士方面

1. 强化优质服务观念　真正做到以人为本、换位思考,对病人多些宽容和同情,尽量满足病人的合理要求;尊重病人,对待病人一视同仁;不把个人情绪带到工作中去。真诚地为病人提供优质服务。

2. 提高专业技能　丰富的专业知识、娴熟的护理技能,是良好护患关系建立的基础。护士要在工作中不断学习新知识,不断提高自己的理论水平和操作技能。

3. 培养良好的职业心理素质 自觉培养良好的职业心理素质,增强护士的人格魅力。(培养良好的情绪调节与自控能力等详见第三章"护士角色人格要素特质"的主要内容。)

4. 拥有健康的心理状态 在目前医疗行业面临很大的社会压力和工作压力情况下,护理工作肩负了很大的压力,护理人员需要关注自身的心理健康水平,拥有健康的心理状态,避免因不健康的心理状态带来的护患矛盾。

5. 提高沟通技巧和水平 护士应熟练掌握各种沟通技巧,如倾听、反馈、积极关注等,努力提高交流沟通水平。通过与病人的有效沟通,建立起护患双方满意的关系。具体环节和技术参见本章第四节"护患沟通技巧"。

6. 加强护理记录的管理 护理记录的书写必须遵照科学性、实效性、完整性和合法性,与医疗文件同步的原则,禁止漏记、错记、主观臆造、随意更改等。入院评估要准确反映病人情况,不要凭空想象,尽可能与医生记录相符。护理问题要确切、全面,依据充分,相关因素恰当,护理措施合理有序,切实可行。重视护理文书的法律认知,提高护理文书的自我保护意识,遵循"该写的要写到,写到的要做到"的原则。

(四) 病人方面

对于日益增长的病人的要求,护士一方面要不断提高自身素质以满足病人的要求,同时也要加强对病人的科普宣传教育,让他们了解自己的疾病和自身的状况,对疾病的疗效和预后有清醒的认识,努力改变他们不切实际的过高期望与要求,从而减少病人对医疗护理工作的不满,改善护患关系。

思考题

改善护患关系的对策有哪些?

第四节 护患沟通技巧

护患沟通是护士与病人之间确切无误的信息交流和相互作用的过程,同时也是心理护理的重要手段。交流的内容是与病人的护理、康复相关的信息及双方的愿望和要求等。21世纪初,据《现代护理报》调查,临床上80%的护理纠纷是由于沟通不良或沟通障碍导致的;30%的护士不知道或不完全知道如何根据不同的情绪采用不同的沟通技巧;83.3%的护士对沟通方式基本不了解;33.3%的护士认为对病人及家属提出的不合理要求应不加理睬。有研究发现,77.78%的病人希望每天与护士交谈1次。然而,目前护士的沟通能力与病人的沟通要求还远远不相匹配,相当一部分护士缺乏沟通的理念、知识和技巧。良好的沟通可以增进护士与病人之间的满意度,是医护人员与病人之间关系良好与否的关键,因此,每位护士平时都应不断积累经验,丰富阅历,便于和不同层次、不同性格的病人进行良好的沟通和交流(专栏4-2)。

专栏4-2 重庆一家儿童医院的"医患沟通制"

21世纪初,重庆医科大学儿童医院实行以人为本的"医患沟通制",于细微处见真情,医院、医护人员和病人之间架起一座"连心桥"。医院的服务质量得到提高,门诊和住院病人明显增多。

首先,是医护人员与病人的沟通,包括"预防为主的针对性沟通""换位沟通""集体沟通""书面沟通"和"协调统一沟通",分次向家属介绍诊断情况、治疗手段、费用情况等,并听取家属的意见和建议,回答他们想了解的问题,征得家属对治疗的理解、信任和支持。

其次,是注重对病人无微不至的关怀,并将"医患沟通制"纳入质量管理范畴,使之制度化,并从组织、人员上进行保障。

结果:

(1)许多医疗纠纷得到化解,投诉明显减少,2002年较上年下降44.56%。

(2)病人的满意度增加,2001年达94.7%。

(3)医院业务收入亦同步增长,医院得到持续、稳步发展。

一、护患沟通的形式

(一)言语性沟通和非言语性沟通

1. 言语性沟通 言语性沟通又有口头语言和书面语言等不同形式。口头语言沟通在护患交往中应用较为广泛,包括入院告知、护理查房、晨晚间护理、检查及治疗注意事项、出院指导、健康教育、情感交流等;书面语言沟通包括各类知情同意书、请假条、交班报告、护理文书、健康宣教资料等。

2. 非言语性沟通 非言语性沟通就是运用身体运动、姿势、表情、眼神和触觉等进行的沟通。非言语性沟通的主要目的是表达感情,维持自我形象,验证言语信息的准确性,调节互动,维持良好的护患关系。

(二)单向沟通与双向沟通

1. 单向沟通 单向沟通主要包括护士向病人作入院介绍、环境介绍、制度宣教、健康教育和出院指导等。

2. 双向沟通 双向沟通是护士对病人进行的资料收集、心理咨询、情感交流、护理查房、巡视病房、交接班等。

二、护患之间的言语沟通

言语沟通主要指以口头语言方式进行的沟通,即交谈(interview),又称会谈或晤谈。能准确地表达和传递信息,交往双方对语言及语境理解一致,交往中损失的信息最少(专栏 4-3)。

专栏 4-3　如何提高沟通的效果

案例 1

　　护士甲:"14 床,要用药了,你赶快去交 200 元钱!"

　　老李烦躁地回答:"又要交钱,我前天才交的!"

　　护士乙:"李大爷,今天要用消炎药,需要 200 元钱就可以了,您现在能去交钱吗? 我等着取药。"

　　老李配合地:"哦,好吧,我这就去交。"

案例 2

　　肿瘤病人放疗时,每周要测一次血常规,有的病人有对抗情绪。

　　刘护士:"王大姐,请抽血!"

　　王大姐:"不抽,我太瘦了,没有血了,不抽了!"

　　刘护士(耐心地):"抽血是检查骨髓的造血功能,如白细胞、红细胞、血小板等,血象太低了,就不能继续做放疗了。"

　　王大姐:"降低了又会怎样呢?"

　　小刘:"如果降低了也不用害怕,医生会用药物使它上升,仍然可以放疗。这一点血,对你不会有什么影响的。"

　　王大姐:"那好吧!"

(一) 交谈的原则

　　交谈要在平等和谐的护患关系中进行,是有目的、有计划的交谈。在会谈之前,医护人员应做充分的准备,明确交谈的目的、步骤和方法。此外,在交谈过程中应及时反馈,采用插话、点头肯定、表情等对病人的谈话进行应答。及时反馈信息有利于交谈过程顺利进行,也有利于护患间的双向交流。

(二) 交谈的技巧

　　1. 倾听　有人认为交谈应该以"说"为主,因而忽视了"听"的过程。实际上在护患沟通中,"听"往往比"说"更重要。"听"是获得病人有关信息的过程,又是对这些信息进行归纳和总结的过程。倾听时,应与病人有一定的目光接触,而不能一边做其他事一边听。倾听中要注意了解病人的感情,病人的"倾诉"还可以起到消除心理紧张的作用。

　　2. 共情　要通过会谈掌握病人的感受,进行"心理换位"思考,设身处地从病人的角度去理解、体会他的问题与想法,促进护患双方的认识和情感交流(专栏 4-4)。

专栏 4-4　活动：盲人走路

1. 活动主持人先准备好几个眼罩或手帕，并在宽敞的场地或校园实施。

2. 一半的成员蒙上眼罩或手帕（或紧闭眼睛）扮演盲人，另一半扮演协助盲人的向导。

3. 说明此活动的目的是：

（1）要大家体验领导者与被领导者的关系（正如护士与患者的关系）。

（2）向导带领盲人去体验他周围的世界（扩充盲人对外部世界的认识），但彼此不可以说话，不可以在手上写字。

4. 向导带领盲人出去扩充盲人的世界，10 分钟后回到原地（可走到室外）。

5. 10 分钟后回来，拿下眼罩，看看谁是你的向导，两人分享刚才的感觉。

6. 角色互换，重复上面步骤 4、5。

7. 活动主持人带领大家就扮演盲人（病人）、向导（护士）过程中的体会及两个角色间互动关系的意义做讨论，然后进行总结分享。

此活动的目的在于了解护患信任关系的建立过程以及帮助了解心理换位思考的意义。

3. 引导　交谈过程必须围绕交谈目的，进行简明而又充分的交流。运用提问引导话题有利于抓住核心问题。但要注意尽量避免生硬地打断病人的话题，而要巧妙地引导和转移话题。

4. 应答　根据谈话的内容和情景，医务人员可用点头、微笑、沉默、重复病人谈话及时回应病人的话语，使用"是""好""是吗"等语言来应答病人，以显示自己认真与重视病人的问题。交谈中的反应可以起到鼓励病人交谈的作用，是顺利交谈的保障。

5. 聚焦　善于总结概括，抓住问题焦点，理解病人的感情色彩和"弦外之音"。

思考题

如何进行护患沟通？

三、护患之间的非言语沟通

非言语沟通在人际交往中亦占有重要地位。人们相互沟通在许多情况下不可能全部以言语的方式来表达，但可以通过表情动作、目光接触、周围环境信息等手段表达自己的情感，从而达到沟通的目的。非言语沟通可分为动态与静态两种。动态主要包括面部表情、身段表情和人际距离等；静态包括衣着打扮、环境信息等。

1. 面部表情　面部表情动作包括眼、嘴、颜面肌肉的变化，喜悦与颧肌、痛苦与皱眉肌、忧伤与口三角肌都有一定的关系。面部表情的变化是护士观察病人获得病人信息的重要来源,同时也是病人了解护士心理活动的窗口。护士既要有善于表达情感的面部表情,也要细心体察病人的面部表情。

2. 身段表情 身段表情是身体各部分的姿势动作,例如,沉痛时肃立低头,惧怕时手足无措。此外挥手、耸肩、点头等方式都表达一定的意思。临床活动中,护士诚恳友善地点头示意,病人就会感到温暖和安全。

3. 目光接触 "眼睛是心灵的窗口",它既可以表达和传递情感,也可以揭示某些个性特征,是非言语交往中的主要信息渠道。医护人员与病人交谈时,要善于用短促的目光接触传达信息,检验信息是否被病人接受。

4. 人际距离与朝向 两人交往的距离与朝向取决于彼此间的亲密程度,它在交往初期就显得十分重要,并直接影响到双方继续交往的程度。有人将人际距离分为四种:亲密型,为 0.5 米以内;朋友型,为 0.5～1.2 米;社交型,为 1.2～3.5 米;公众型,为 3.5～7 米。但对孤独自怜的病人、儿童和老年病人,可以适当地缩短人际距离,促进情感间的沟通。

5. 语调表情 语调能传递言语以外的深刻含义,也是很重要的非言语交往手段。

6. 仪表 护士应仪表端庄、淡妆上岗,面带微笑,在交谈中把职业微笑贯穿护患沟通全过程,正如有病人感叹"护士的微笑,胜过一剂良药"。

此外,非言语沟通的技术还有沉默、注意、观察和聆听等。

专栏 4-5 练一练 观察非言语行为

1. 成员分为四人一组,甲与乙以 5～6 分钟时间,讨论他们目前的人际困境或前途考虑(或其他主题亦可),丙、丁分别扮演甲、乙的观察员。

2. 甲与乙交谈时,丙、丁记录下甲与乙的非言语行为。

3. 然后交换角色,丙与丁交谈,甲与乙为观察员,再进行上述活动。

4. 观察员记录时,宜先用客观行为描述,然后再加以解释,不能只用主观的解释代替,例如,"你说话时,左顾右盼,不停看手机,让我觉得你有什么急事要处理,不太投入这个会谈。"

5. 每组活动结束后,彼此做观察报告,可以互相澄清所表现出来的非语言行为代表的意义为何。

6. 最后主持人引导全体讨论这个活动的学习感受。

组织关于非言语行为观察的练习,目的是希望你能察觉非言语行为的存在意义,开始时应该注意各式各样的行为,但不要草率或过分主观解释这些行为。当你越来越能觉察这些行为时,对这些行为的解释能力会随经验而增进,从而在护患沟通时,能更清晰地了解病人所表达的意思,同时注意到自己的非言语行为,明白这些非言语行为可以给病人带来很多感受。

四、特殊情况下的护患沟通

护理对象表现千差万别且有特殊表现。因此,要求护士采取不同的方式,灵活地与病人沟通。

1. 对愤怒者　多数情况下病人的愤怒都是有原因的。此时护士应有耐心,对病人言辞或行为不多计较,视其愤怒为一种心理反应,给病人表达和发泄的机会,促使其冷静下来,再采取动之以情、晓之以理的方法,通过疏导、关心和感化,稳定他们的情绪,缓解他们心理上的压力,解决他们的问题。让病人认识到愤怒的危害。

2. 对病情严重者　沟通的时间要尽量简短明了。对有意识障碍的病人,语调宜缓慢,适当重复。对预后不良的病人,要谨慎用词,把握分寸。

3. 对过高要求者　过高要求者往往有两种可能:一是认为应该得到的重视不够;二是习惯化的行为方式(存在心理问题)。护士宜予以鉴别,采取不同的方法对待。在允许病人抱怨的前提下,用说理的方法改变他的认知。

4. 对悲哀者　当病人患了绝症或遇到重大的心理打击时,会产生沮丧和悲哀的表现。护士应鼓励病人的表达,选用鼓励、倾听、宣泄和沉默等技术,表示对病人的理解、关心和支持,多陪伴病人,使其尽快度过悲哀期,恢复平静。

5. 对疑病者　疑病心理倾向者总是过分地关注自己的身体健康。对这类病人,首先要排除是否真的患有疾病,然后应给予病人更多的解释,帮助病人分析原因,正视自己的问题,转变关注焦点,促使其生活方式改变。

6. 对抱怨者　抱怨的真正问题往往不在于抱怨的问题本身,而是一种防御机制。故应分析其真正的原因,采取有效的沟通策略。

7. 对依赖者　要了解病人的人格特点,帮助其树立战胜困难的勇气,鼓励他们主动地解决问题,适度地利用资源条件提供协助,使其获得其他方面成功的体验,以建立信心,减少依赖。

8. 对自大者　在沟通时,护士应避免正面冲突,将狂妄自大者的行为导向积极的方面。

总之,对各种特殊的行为现象,要进行心理分析,采取相当的策略进行沟通。还应运用心理治疗方法予以干预和解决。

思考题

如果病人对你的护理提出意见,你如何对待与处理?

本 章 小 结

1. 护患关系是护士和护理对象及其相关人员之间在护理过程中形成的人际关

系,是一种具有特殊的治疗性和专业性的关系。

2.护患关系的基本原则:"病人至上"原则;"相互尊重"原则;"平等"原则;"多沟通、多交流"原则。

3.护患关系模型包括:过程模式——佩普罗的护理人际关系模式;作用模式——萨斯和荷伦德的医患关系模型;角色模式——史密斯的护患关系模式。

4.影响护患关系的因素包括:社会环境因素;护患双方不同的角色期待;护患关系的存在问题。

5.护理方面改善护患关系可以从以下几方面进行:强化优质服务观念;提高专业技能;培养良好的职业心理素质;拥有健康的心理状态;提高沟通技巧和水平;加强护理记录的管理。

6.护患间言语沟通交流技巧有:倾听、共情、引导、应答、聚焦。

7.护患之间的非言语沟通,分为动态和静态两种。动态主要包括面部表情、身段表情、目光接触和人际距离等;静态包括衣着打扮、环境信息等。

8.特殊情况下的护患沟通,要对各种特殊的行为现象,进行心理分析,采取相当的策略进行沟通。还应运用心理治疗方法予以干预和解决。

(郑欣　何佩佩)

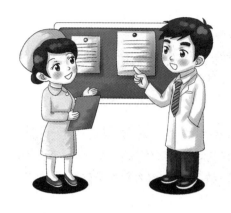

第五章
心理健康与病人心理

案例 5-1　孤掌也鸣

著名演员吉米·杜兰特曾有过这样一次经历:有一次,他应邀参加一个专门为二战老兵举行的活动。由于他的日程排得很满,他答复节目主办单位,只能上台表演一段很短的独白,而且表演结束后他要立即赶往下一个活动地点。主办方答应了他的要求。但是,当杜兰特走上舞台的时候,一件有趣的事情发生了,在很短的一段独白后,他停住了。观众被他诙谐的话语深深打动,喝彩的掌声越来越响,杜兰特没有马上走下舞台。就这样,掌声一直不停,时间一点一点流逝,10分钟,15分钟,20分钟,30分钟。终于,杜兰特向观众深深鞠躬,然后走下了舞台。一脸惊讶的主办者在幕后问杜兰特:"我以为你只会表演很短的时间呢,到底是怎么回事?"

杜兰特回答说是第一排的观众吸引了他。原来,在观众席最前排坐着两位老兵,其中一人在战争中失去了右臂,另一人失去了左臂,但他们却用各自所剩的一只手一起鼓掌,而且情绪很高,看上去非常满足。杜兰特是被老兵的"孤掌也鸣"的举动震撼、感动了,被他们那身残神爽、脸上没有悲伤的阳光心态感染了。孤掌之人勇敢地面对现实,没有因为肢体的缺残而造成心灵上的缺憾,自己没有也不让别人感到缺憾。他们满足,是因为他们以健康的心态寻找到同样健康的另一半。缺失已成现实,正视才是坦然,这是孤掌之人给予健全者最完美的答案。杜兰特之所以久久伫立,是被那阳光般的灿烂笑容和满足所感染。难怪杜兰特谢幕忘返,因为这是残而不废的抗争,这是虽残犹健的呐喊!的确让无病呻吟的健全之人感到汗颜。

思考题

请创设情境,进行角色扮演,体会各角色的心理体验。

由此可见,健康概念已经突破了人们对疾病根源的传统看法,不再完全局限于个人生物学状态的理解,不再狭隘地考察一个人是否存在疾病或病症了。

案例 5-2 我终究是病人

王某某,男,45 岁,企业职工,胫腓骨骨折去除外固定后,需要增加膝、踝关节的主动练习,在该病人住院期间,心理比较脆弱,有较强的依赖性,每次护士告诉他要做主动练习时,病人就会说自己不能动,动不好的话是会加重病情的。

 思考题

请结合病人的心理特征,判断其出现了哪种角色适应偏差?

王先生认为,他是因为肢体不能活动,才继续留在医院治疗的,医生、护士应该帮助他恢复肢体活动能力,而不应该要他自己活动。所以,每次护士要求他活动时,他都以肢体不能活动为由,拒绝配合。其实,像王先生这样的病人,就是角色行为强化,对自己所患疾病过度关心,自觉病情严重程度超过实际情况,因而导致自信心减弱,对医护人员、亲属依赖性增强,安于"病人角色"的现状。其实要恢复肢体功能,除了必要的治疗手段外,最重要的也是最好的方法就是多活动,尤其是自己主动活动。如果护士耐心地向他解释,阐明这些道理,他应该能够配合。

国家教育部在《2012 年推广优质护理服务工作方案》中提出,护理工作的首要任务是改善临床护理服务,要求责任护士全面履行护理职责,关注病人心身健康,做好专业照顾、病情观察、治疗处置、心理支持、沟通和健康指导等任务,为病人提供整体护理服务。这一工作任务的提出对护士在健康与疾病的判断、病人角色的深入认识及病人的心理护理等方面的能力提出了更高的要求。

第一节 健康与心理健康概述

按照传统观念,一般从生物医学角度界定健康和疾病,判断的最终标准是生物学指标,认为健康就是没有临床症状,以客观测量方法找不到身体某部分呈现病态的证据,这个概念并不完整,没有考虑到个体心理特点、社会文化背景、社会道德规范和政治经济制度等对人的健康的影响。由此可见,仅仅从生物医学角度界定疾病和健康是不够准确的。

随着医学模式的转变,人们对健康的观念发生了根本改变,不再是"没有疾病就是健康",而是"不仅没有身体疾病或异常,而且在生理、心理、社会功能和道德方面均能保持良好状态"才是健康。

一、正常心理与异常心理

1. **正常心理与异常心理**　世界上任何事物都有正、反两面,人的心理活动也是如此。

正常的心理活动,即心理的正面,具有三大功能:① 保障人作为生物体能顺利地适应环境,健康地生存发展。② 保障人作为社会实体能正常地进行人际交往,在家庭、社会团体、机构中正常地肩负责任,使人类赖以生存的社会组织正常运行。③ 使人类正常地、正确地反映和认识客观世界的本质及其规律,以便改造世界,创造出更适合人类生存的环境条件。

异常的心理活动是丧失了正常功能的心理活动,所以无法保证人的正常生活,其异常的心理特点可能损害到人的生理和心理健康。

思考题

在生活或影视作品中,你有没有遇到类似的案例? 和同学们共同区分其是否属于正常心理。

2. **心理正常与心理异常的区分**　在临床实践或实际生活中,人们从不同的角度、不同的学科领域,按照不同的标准和经验去看待心理的正常与异常,所以区分的方式也是多种多样的。

(1) 常识性的区分:非专业人员依据日常生活经验来区分正常心理与异常心理,虽然不太科学,但也不失为一种简单的方法。

① 离奇怪诞的言谈、思想和行为:如某人说"我是国际巡回大使,主管世界所有国家的军政大事""我的内脏烂掉了",即使我们不是专业的心理学家或精神病医生,也可以判断出他们的言行是异常的。

② 过度的情绪体验和表现:如一个人彻夜不眠、唱歌跳舞、语言兴奋、半夜拉着同伴外出。我们可以依据自己的生活经验断定,他的行为已经偏离了正常。

③ 自身社会功能不完整:如怕与他人的眼光相对,为此不敢见人;某人耳朵长得比别人大一些,因此他认为别人摸他耳朵就是讽刺他;认为办公室同事会在他杯中下毒害他而拒绝上班。依据生活经验,我们也可以认定他的行为偏离了正常轨道。

(2) 非标准化的区分:依据人们看问题的角度的不同,将非标准化的区分归纳为以下几种。

① 统计学角度:将心理异常现象理解为某种心理现象偏离了统计常模。如智商在 70 分以下的是智力缺陷,属异常范围。

② 文化人类学角度:将心理异常理解为对某一文化习俗的偏离。

③ 社会学角度:将心理异常理解为对社会准则的破坏。

　　④ 精神医学角度：将心理异常理解为古怪无效的观念或行为，幻觉、病理性错觉、妄想、强迫观念等都属于心理异常。

　　⑤ 认知心理学角度：将心理异常看作是个体主观上的不适体验。根据个体的言语信息或非言语信息，只要表现和以前不一样，或者给别人感受不同，就确认为心理异常。人的心理活动非常复杂，很难找到正常心理与异常心理之间的绝对分界线。

　　（3）标准化的区分：依据人们看问题的角度不同，将标准化的区分归纳为以下几种。

　　① 医学标准：这种标准将心理障碍当作躯体疾病看待。如果一个人的某种心理或行为被疑为有病，就必须找到它的病理解剖或病理生理变化的依据，在此基础上认定此人有精神疾病或心理障碍，其心理或行为表现，则被视为疾病的症状，其产生的原因则归结为脑功能失调。这一标准被临床医师们广泛采用，他们深信有心理障碍的人的脑部存在病理过程。

　　② 统计学标准：普通人的心理特征在统计学上呈常态分布，居中的大多数人属于心理正常范围，远离中间的两端则被视为"异常"。因此，一个人的心理正常或异常，就以其偏离平均值的程度来决定。显然这里的"心理异常"是相对的，它是一个连续的变量。偏离平均值的程度越大，越不正常。

　　③ 内省经验标准：a. 病人的内省经验，如病人自己觉得有焦虑、抑郁或说不出明显原因的不舒适感，觉得不能控制自己的行为；b. 观察者的内省经验，如观察者把被观察者的行为与自己的以往经验相比较，从而对被观察者做出心理正常与否的判断。但这种判断具有主观性，不同的观察者有各自的经验，所以评定行为的标准也各不相同。

　　④ 社会适应标准：正常情况下人能够维持生理和心理活动的稳定状态，依照社会生活的需要，适应环境和改造环境。因此，正常人的行为符合社会的准则，能根据社会要求和道德规范行事。

　　（4）心理学的区分：为了区分心理的正常与异常，应从心理学角度入手，以心理学对人类心理活动的一般性定义为依据。心理学对心理活动的定义为"心理是客观现实的反映，是脑的机能"，因此提出以下三条原则，作为判断心理正常与异常的依据。

　　① 主观世界与客观世界的统一性原则。心理是对客观现实的反映，所以任何正常的心理活动或行为，必须在形式和内容上与客观环境保持一致。不管是谁，也不管是在怎样的社会历史条件和文化背景中，如果一个人说他看到或听到了什么，而客观世界中并不存在引起这种知觉的刺激物，那么这个人的精神活动就是不正常的，即产生了幻觉。如一个人诉总听到楼下有几个陌生人在骂他，而其家人说楼下并没有人，说明他出现了幻听。此外，一个人的思维内容脱离现实，或思维逻辑背离客观事物的规律，则产生了妄想。如一个顾客在超市试吃了导购员给他品尝

的玫瑰酥以后,坚定地认为对方对他有意思,遂穷追不舍,严重影响了对方的工作。这些都是我们观察和评价人的精神与行为的关键,我们称它为统一性标准。人的精神或行为只要与外界环境失去统一性,则不能被他人理解。在临床上,常把有无"自知力"作为判断精神疾病的指标,"无自知力"或"自知力不完整"都是"自我认知"与"自我现实"统一性的丧失。

② 心理活动的内在协调性原则。各种心理过程之间有协调一致的关系,保证其在反映客观世界过程中的高度准确和有效。如果用悲伤的表情和低沉的语调向他人诉说愉快的事情,则是心理过程失去了协调一致性的表现。如果一个人愉快地跟别人谈论其亲人病重的消息,那么他的心理过程失去了协调一致性。

③ 人格的相对稳定性原则。每个人在长期的生活道路上,都会形成自己独特的人格心理特征。这种人格特征一旦形成,便有相对的稳定性,在没有重大变革的情况下,一般是不容易改变的。如果没有明显的外部原因,一个人个性的稳定性出现问题,则应怀疑这个人的心理活动是否出现了异常。如果一个人素来性格内向,不喜欢与人交往,近 2 个月以来逢人便主动搭讪,滔滔不绝,喜欢在公共场合大声发表言论,那么这个人的稳定性发生了改变。

二、健康概述

1947 年世界卫生组织(WHO)将健康定义为:"健康不仅仅是没有疾病,而且是身体上、心理上和社会上的完好状态或完全安宁(complete well-being)",主张除了从生物医学角度,还要从心理学、社会学的角度综合考虑个体的健康定义(专栏5-1)。

专栏 5-1　世界卫生组织对健康的定义细则[1]

> 1. 充沛的精力,能从容不迫地担负日常生活和繁重的工作而不感到过分紧张和疲劳。
> 2. 处世乐观,态度积极,乐于承担责任,事无大小,不挑剔。
> 3. 善于休息,睡眠良好。
> 4. 应变能力强,适应外界环境中的各种变化。
> 5. 能够抵御一般感冒和传染病。
> 6. 体重适当,身体匀称,站立时头、肩、臂位置协调。
> 7. 眼睛明亮,反应敏捷,眼睑不发炎。
> 8. 牙齿清洁,无龋齿,不疼痛,牙齿颜色正常,无出血现象。
> 9. 头发有光泽,无头屑。
> 10. 肌肉丰满,皮肤有弹性。

---

[1]　http://eladies. sina. com. cn/qg/2007/0403/1458424754. html.

这十条标准,具体地阐述了健康的定义,体现了健康所包含的生理、心理和社会等方面的内容。首先,阐明健康的目的在于承担起社会任务,有充沛的精力,而对繁重的工作不感到过分的紧张和疲劳;第二,强调心理健康,处处、事事表现出乐观主义精神和对社会的责任感及积极的态度;第三,应该具有很强的应变能力,对外界环境(包括自然环境与社会环境)各种变化的适应能力,以保持同各种变化不断趋于平衡完美的状态;第四,从能够明显表现体格健康强健的几个主要方面提出标准,诸如体重(适当的体重可表现出良好的、合理的营养状态)、身材、眼睛、牙齿、肌肉等状态。

1989 年世界卫生组织(WHO)对健康作了新的定义,即健康不仅是没有疾病,而且包括躯体健康、心理健康、社会适应良好和道德健康。

因此,健康不仅仅是指躯体健康,还包括心理状态、社会适应能力、道德品质相互依存、相互促进、有机结合。当人体在这几个方面同时健全时,才能算得上真正的健康。

三、心理健康概述

(一) 心理健康的概念

和健康一样,对心理健康的界定,历来有不同的看法。众多学者认为,心理健康是指个体心理在本身及环境条件许可的范围内所能达到的最佳功能状态,不是指绝对的十全十美状态。心理健康是一个相对的概念,正常心理活动与异常心理活动之间的差别是相对的,它们之间没有明显的界线。

(二) 心理健康的影响因素

影响个体心理健康的因素很多,一般认为,遗传为心理发展提供了可能性,环境和教育决定了心理发展的现实性。具体情况如下所述。

1. 个体因素对心理健康的影响　包括生理因素的影响和心理因素的影响。

(1) 生理因素的影响:正常的心理活动和行为表现,取决于健全的脑功能,而异常的心理和行为表现则是脑功能障碍的结果。① 遗传因素的影响。"种瓜得瓜,种豆得豆"指的就是遗传,是指生物性状的逐代传递,它在个体身上体现为遗传素质,如机体的构造、形态和神经系统的特征等。美国的霍尔曾经说过:"一两的遗传胜过一吨的教育。"这是遗传决定论的观点,这一观点有些偏颇,但也说明了遗传非常重要。人的某些心理问题的形成,与其父母的某些遗传因素有直接联系。德国精神病学家卡尔曼的研究表明:父母均是精神分裂症病人,子女发病率为68.1%。遗传对心理健康的影响还受个体神经系统类型的特点影响。例如,高级神经活动强而不平衡的典型胆汁质的人,容易形成冲动、暴躁、易怒等心理障碍。② 胎内环境的影响。孕妇的情绪状态、怀孕时的营养等都有可能直接或间接地影响胎儿的发育,进而影响心理健康。母亲孕期保持平稳的情绪和愉快的心境对胎儿正常发育是极为有利的。③ 分娩因素。母亲分娩出现异常情况会影响到母子

（女）双方的安全和健康，也是影响心理健康的因素。调查表明，有心理问题的个体，其母亲在分娩过程中出现早产、难产、窒息的异常情况的百分数均明显高于正常个体。④ 内分泌系统的影响。内分泌系统主要由若干内分泌腺构成，它包括脑垂体、甲状腺、肾上腺和性腺等。内分泌腺分泌的化学物质叫激素，它能直接渗入血管，不仅可对机体代谢、生长发育有调节作用，也可对不同的器官选择性地发挥作用，特别是人的情绪活动受到的影响最大。另外，体格过胖、过矮、过瘦都会造成心理压力，并进一步影响到心理健康。研究还发现，神经组织受损越大，心理活动所受到的破坏性就越严重。酒精、麻醉药品及一些有害的物品进入人体后，会损害人的神经系统，从而引起异常的心理活动。可见，内分泌系统对人的行为和心理有着巨大的影响。

（2）心理因素的影响：人的心理是一个有机整体，主要包括心理过程和个性心理两大部分，心理系统内部各个成分之间相互作用、相互影响，当各种因素对心理过程的影响不一致时，心理过程就会产生不协调，如性格自卑会阻碍能力的发展。

一般来说，影响心理健康的心理因素有认知、情绪和人格特征等。个体认知能力不足，歪曲或认知障碍均可使个体不能对外界刺激做出现实的评价，不能做出合理的决定，使挫折机会增加，导致其健康状况恶化；良好的情绪有益健康，不良的情绪有损健康。实践证明，一个人如果不了解情绪发生、发展的规律知识，就容易不自觉地被情感冲动所支配，成为情感的奴隶；反之，就可以有意识地利用这些知识，理智地控制自己的情绪。意志是人自觉地确定目的，根据目的支配和调节行动，克服困难，以实现预定目的的心理过程。意志过程是人类特有的心理现象，它是人类意识能动性的集中表现。人的意志力主要表现在意志品质上，而意志品质在人的行动中具有主导方向、调控行动的作用，能把困难与挫折当成锻炼自己的机会，学会应付困难和挫折的知识和经验，做好征服困难、接受挫折的心理准备。否则就会导致心理和行为的异常，甚至导致某些心理疾病；人格心理特征不仅与心理健康有关，而且与生理健康和躯体疾病密切相关，研究结果表明：某些躯体疾病在发病前具有一些独特的人格心理特征，如 A 型行为就与高血压、冠心病等疾病密切相关。

需要是指个体和社会的客观要求在人脑中的反映，它是活动积极性的源泉，也是产生情绪的基础。需要得到满足时，会产生肯定性的态度和体验，如喜悦、满意、振奋等积极的情绪。由此可以看出：新需要的不断产生和满足，会使人的心理活动得到丰富和发展，这有利于心理健康的发展。动机是直接推动人们从事活动的内部动力。动机与需要是密切相连的，需要是动机产生的基础，而动机又是需要的表现形式。由于社会生活及人的心理需求具有多样性，导致人的心理经常处于矛盾状态，并由此产生心理冲突，最常见又最难以解决的心理冲突是动机冲突。性格是指人对现实稳定的态度以及与之相适应的习惯化了的行为方式，它是人通过不断的社会生活实践，在外界生活条件和心理活动的相互作用下逐渐形成的。每个人都有自己的性格特点,它可以影响每个人为人处世的精神面貌。人的性格特征一旦形成就比较稳定,有些性格是健康的、积极向上的;也有的是病态的、消极落后的。具有积极向上性格特征的人,表现出诚实、谦虚、热情、乐于助人的特点,体会到人生的价值、生活的乐趣。

2. 环境因素对心理健康发展的影响　美国行为主义心理学家华生在《行为主义》一书中写道:"给我一打健康的婴儿,一个由我支配的特殊的环境,让我在这个环境里养育他们,我可担保,任意选择一个,不论父母的才干、倾向、爱好如何,他父母的职业及种族如何,我都可以按照我的意愿把他们训练成为任何一种人物——医生、律师、艺术家、大商人,甚至乞丐或强盗。"这是环境决定论的观点,其不足之处是过分地夸大环境对人的发展的决定作用,但该观点的最大优势是为人们理解自然环境对人类的极大制约和影响提供了良好的思路。影响心理健康的因素是复杂的和多方面的,个体在诸多的考验中长大,面对考验,他们并不一定都能够跨过去,出现心理问题是正常的,这些导致他们出现心理问题的外在因素就成为影响其心理健康的重要因素。

(1)家庭因素的影响:家庭是人生的初始站,父母则是孩子心理健康教育的第一任老师。首先,皮肤饥饿感是婴幼儿的本能需要,这种需要通过被搂抱、抚摸和亲吻得以满足。动物学家哈罗的恒河猴实验证明,皮肤接触和安慰对幼猴与母猴间依恋关系的发展具有极其重要的作用,幼猴对皮肤接触的需要比对乳汁的需求更强烈(专栏5-2)。

专栏 5-2　恒河猴实验[①]

发展心理学家亨利·哈罗认为幼猴除了基本的饥饿、干渴等生理需求外,它们一定还有一种要接触柔软物质的需求。为验证这个理论,哈罗和其合作者决定制作用于实验的不同类型的母猴。

一只代理母猴是用光滑的木头做身子,用海绵和毛织物把它裹起来,胸前安装一个奶瓶,身体内还安装一个提供温暖的灯泡。另一只是由铁丝网制成,与木制母猴相比,除了在被哈罗称为"接触安慰"的能力方面有差异外,其他方面完全一样。人造母猴分别放在单独的房间,与幼猴的笼子相通。8只幼猴被随机分成两组,一组由木制母猴喂养(用奶瓶),另一组由铁丝母猴喂养(也提供奶)。哈罗把猴子放在笼子里,记下在出生后的前5个月中,幼猴与两位"母亲"直接接触的时间。

最初,所有的幼猴与两只代理母猴都接触,两组母猴各占一半。后来,幼猴偏爱的是由绒布包裹的木制母猴,令人惊奇的是,这种偏爱程度趋向于极端,甚至对那些由铁丝母猴喂养的幼猴而言也是如此。母猴是否满足幼猴的饥饿、干

　　① http://www.cnpsy.net/ReadNews.asp? NewsID=1220.

渴等生理需求并不是幼猴依恋母猴的主要因素。接触安慰在幼猴对母猴产生依恋的过程中有重要影响,这一点在实验中得到清楚的证明。经过最初几天的调适后,无论哪只母猴提供奶,所有的幼猴几乎整天与木制母猴待在一起。甚至是那些由铁丝母猴喂养的幼猴,它们为了吃奶才迫不得已离开木制母猴,吃完后便迅速返回到木制母猴这里。

分别由木制母猴和铁丝母猴喂养的两组猴子的行为特征进一步证明接触安慰的重要性。虽然两组猴子食量同样大,体重增长的速度也基本相同,但由铁丝母猴喂养的幼猴对牛奶消化不良,且经常腹泻。这说明,缺少母亲的接触安慰使幼猴产生心理上的紧张。

恐惧物体的实验进一步证明幼猴对木制母猴的依恋。每当幼猴发现自己正面对一些可怕的事物时,它们便很快跑向木制母猴,并抱住它以获得安慰和保护。随着幼猴年龄的增长,这种反应变得更加强烈。

哈罗的研究不断地为许多研究接触、依赖和依恋对情感健康的作用的论文所引用。

在家庭环境中,家长的素质、人际关系、父母的期望、父母榜样的作用、家庭教养的方式以及家庭生活中重要的生活事件,会对孩子产生不同程度的影响,当外界出现不良刺激时,就会构成对孩子心理的压力,并进一步导致心理失调,引起一系列的情绪问题,如烦恼、失望、忧虑、悲伤、恐惧及绝望等。

① 家长的素质:每个家长都很重视对孩子的教育,但是在同一文化背景下,不同家长受教育的程度、文化素质、思想素质以及心理素质都是有差别的。家长的文化素质直接影响着子女的健康成长。如有的家长的态度变化无常,要求不一致,造成儿童无所适从;或者有的家长过于感情用事,错把宠爱当成父爱、母爱。家长必须努力提高自身的文化水平,不断地完善自己。在家庭环境中,家长不健康的思想品德和错误的价值观直接影响孩子的心理发展,给孩子带来消极的影响,会阻碍儿童道德认识的发展,孩子会表现出与父母相同的品行而且易形成不良的行为习惯。研究表明,家长的心理健康与子女的心理健康相关度很高。家长心理健康,其子女有心理问题的仅占 11.67%;而家长有心理问题,其子女有心理问题的高达 60%。

② 人际关系:团结、祥和、温馨的家庭气氛有利于孩子的心理健康成长;阴冷、紧张、恶劣的家庭气氛是孩子心理健康的极大障碍。家庭和睦团结,孩子才能感到温暖、心情愉快,才能心情舒畅地学习。

③ 父母的期望:望子成龙、望女成凤是天下父母的共同愿望,也是家长们多年辛苦的精神寄托。父母对孩子的期望,可能成为促进孩子成长的巨大动力,但也可能成为孩子沉重的心理负担。因此,家长的期望应以孩子的接受能力和心理发展水平为基础,在理解、支持的前提下构筑自己对孩子的期望,让他们感受到希望,才能给孩子不断进取的信心和力量,父母的期望才有可能实现。

　　④ 家庭教养的方式:家长总是按照社会文化的要求和自己对孩子的期望,采用一定的教养方式去塑造孩子。家长的不同教养方式会影响到孩子的心理发展,尤其对孩子的心理健康具有不可低估的作用。因此,家长要为孩子的健康成长营造一个民主、宽松和谐的氛围,并根据孩子心理发展的特点和规律,采用灵活的教养方式,在家庭教育中多用鼓励来强化正性行为,少用惩罚的方式以避免负性行为的强化。如果孩子在父母的批评中长大,则容易学会责难他人;如果在父母的支配中长大,则依赖性很强;如果在家长的干涉中长大,则被动胆怯。但若在鼓励、公平、宽容、赞赏的家庭教育方式下成长,孩子会增长自信,学会正义,有耐心,懂得欣赏。

　　⑤ 家庭榜样的作用:示范、激励、调节和向导的作用。父母以身作则,不仅可以增强口头教育的说服力,而且会时时刻刻地影响孩子的思想、行为、习惯和心理健康,这种影响是持久的、无形的、潜移默化的,它往往比老师的一堂课、一次谈话更加具体、生动、形象、深刻。

　　⑥ 家庭生活中重大事件的影响:生活在融洽、和谐家庭中的孩子,在父母的爱护和关怀下,对生活充满希望,他乐观、活泼、无忧虑,心理能够得到健康发展。如果家庭生活发生重大变故,如父母离婚、下岗、生病、去世等,这对孩子的影响是巨大的。离异家庭中成长的孩子在生活、心身等方面都有不同程度的问题存在。调查发现,离异家庭孩子的心理问题如下:恐惧和焦虑的心理;孤独和自卑的心理;冷漠和攻击的心理。这会造成人际关系的紧张、不和谐,这又反过来导致他们的孤独、不合群、自卑和焦虑心理加重,形成恶性循环。见专栏 5-3。

专栏 5-3　苹果的两种分法①

　　　　一个人一生中最早受到的教育来自家庭,来自母亲对孩子的早期教育。美国一位著名心理学家为了研究母亲对人一生的影响,在全美选出 50 位成功人士,他们都在各自的行业中获得了卓越的成就,同时又选出 50 位有犯罪记录的人,分别去信给他们,请他们谈谈母亲对他们的影响。有两封回信给他的印象最深。一封来自白宫一位著名人士,一封来自监狱一位服刑的犯人。他们谈的都是同一件事:小时候母亲给他们分苹果。

　　　　那位来自监狱的犯人在信中这样写道:小时候,有一天妈妈拿来几个苹果,红红的,大小各不相同。我一眼就看见中间的一个又红又大,十分喜欢,非常想要。这时,妈妈把苹果放在桌上,问我和弟弟:"你们想要哪个?"我刚想说想要最大、最红的那个,这时弟弟抢先说出我想说的话。妈妈听了,瞪了他一眼,责备他说:"好孩子要学会把好东西让给别人,不能总想着自己。"

　　　　于是,我灵机一动,改口说:"妈妈,我想要那个最小的,把大的留给弟弟吧。"妈妈听了,非常高兴,在我的脸上亲了一下,并把那个又红又大的苹果奖励

---

① http://www.fx120.net/xinli/201202/xinli_760139.html.

给我。我得到了我想要的东西,从此,我学会了说谎。以后,我又学会了打架、偷、抢,为了得到想要得到的东西,我不择手段。直到现在,我被送进监狱。

那位来自白宫的著名人士是这样写的:小时候,有一天妈妈拿来几个苹果,红红的,大小各不相同。我和弟弟们都争着要大的,妈妈把那个最大、最红的苹果举在手中,对我们说:"这个苹果最大、最红、最好吃,谁都想要得到它。很好,现在,让我们来做个比赛,我把门前的草坪分成三块,你们三人一人一块,负责修剪好,谁干得最快、最好,谁就有权得到它!"我们三人比赛除草,结果,我赢了那个最大的苹果。

我非常感谢母亲,她让我明白一个最简单也最重要的道理:想要得到最好的,就必须努力争第一。她一直都是这样教育我们,也是这样做的。在我们家里,你想要什么好东西都要通过比赛来赢得,这很公平,你想要什么,想要多少,就必须为此付出多少努力和代价!

推动摇篮的手,就是推动世界的手。母亲是孩子的第一任教师,你可以教他说第一句谎话,也可以教他做一个诚实的、永远努力争第一的人。

　　(2)学校因素的影响:学校的教学内容、班级气氛、师生关系、教师的教育管理方式对学生的影响都很大,特别是教师的知识魅力和人格魅力在学生的人格形成中有着重大影响,学生们会把自己喜欢的老师当成偶像来模仿、学习甚至超越。此外,教师对学生的期望值也会影响学生的成绩,"罗森塔尔效应"(专栏 5-4)正说明了这个问题。罗森塔尔是著名的心理学家,在人们心目中有很高的权威性,老师们对他的话都深信不疑,因此对他选出的那几个学生产生了积极的期望,像对待聪明孩子那样对待他们,而这几个学生也感受到了这种期望,认为自己是聪明的,从而增强了自信心,提高了对自己的要求,最终他们真的成了优秀的学生。

专栏 5-4　罗森塔尔效应[1]

　　"罗森塔尔效应"产生于美国著名心理学家罗森塔尔的一次有名的实验中:他和助手来到一所小学,声称要进行一个"未来发展趋势测验",并煞有介事地以赞赏的口吻,将一份"最有发展前途者"的名单交给了校长和相关教师,叮嘱他们务必要保密,以免影响实验的正确性。其实他撒了一个"权威性谎言",因为名单上的学生根本就是随机挑选出来的。8 个月后,奇迹出现了,凡是上了名单的学生,个个成绩都有了较大的进步,且各方面都很优秀。

　　显然,罗森塔尔的"权威性谎言"发生了作用,因为这个谎言对教师产生了暗示,左右了教师对名单上学生的能力的评价;而教师又将自己的这一心理活动通过情绪、语言和行为传染给了学生,使他们强烈地感受到来自教师的热爱

---

[1]　http://baike. baidu. com/view/41398. htm.

和期望,变得更加自尊、自信和自强,从而使各方面得到了异乎寻常的进步。在这里,教师对这部分学生的期待是真诚的、发自内心的,因为他们受到了权威者的影响,坚信这部分学生就是最有发展潜力的。也正因为如此,教师的一言一行都难以隐藏对这些学生的信任与期待,而这种"真诚的期待"是学生能够感受到的。

学生健康的心理需要良好的心理环境,在健康的环境中,学生会保持轻松、愉快的心境,其良好的个性也会逐渐形成,各种潜能才能得到充分发挥。从学校工作的具体情况来看,影响学生心理健康的主要因素有:学校教育的指导思想、教师素质、学校人际关系和学校环境等方面。良好的人际关系是社会生活正常运行的润滑剂,也是个人心情舒畅的兴奋剂,它是学校生活中最具影响力的心理环境。学校中的人际关系主要包括师生关系和同伴关系。不良的师生关系会出现彼此否定、排斥和猜疑,使学生产生冷漠、逆反、畏惧和失望的心理。融洽、和谐的师生关系,彼此尊重、相互信任、感情融洽,可使学生经常保持良好的心态、愉快的心情,容易激发学生的积极性和上进心,可使学生的人格自由发展、思维得到跨越、想象得到丰富。而融洽、和谐的师生关系建立的关键在于教师,因此,教师要树立现代的教育观,从学生心理健康的需求出发,建立以尊重学生为基础的,民主、平等、和谐的师生关系。在实际工作中应注意正确看待学生,全面了解学生,真诚关心学生,积极影响学生。同伴交往是学生的心理需求,也是他们获得知识的另一种方式,同伴交往不仅使学生学会交往的规则和技巧,学会服从权威、承担责任,还有利于学生之间的竞争与合作。由此可见,同伴关系在个体社会化的过程中起着重要的作用,有时成人的劝说不一定奏效,但是学生往往会在同伴的支持、鼓励、互助下最大限度地发挥自身的潜能。如果同伴关系是消极的、紧张的,甚至是对立的,就容易产生一些不良的行为,如钩心斗角、相互挖苦、拆台、打架、偷窃、逃学等。

学校是促进学生心理健康成长的场所,因此注重入学适应和学校风气两个方面有利于营造学生心理健康的环境。

(3)社会环境因素的影响:社会环境因素是与人类健康有关的社会环境中的各种事件,包括社会政治、经济、工作生活状况、医疗条件等。具体内容如下:① 社会本身的动荡和变迁。② 生活事件,如个人生活中可对个体健康产生很大影响的事件、情境和变故等。包括正性事件(事业上成功、晋升、获奖,结婚等)和负性事件(意外事故、患病、死亡、失业等)。③ 社会支持,如家人和朋友的支持等。④ 社会文化背景、社会风气、学习生活环境以及网络传媒等都会对心理产生一定的影响。环境对心理发展的影响,最直接、最根本的是文化因素的影响,其他各种客观因素往往是通过文化这一中间环节起作用的。健康的社会风气可激励人奋发向上,有助于情感得到陶冶,而不健康的社会风气则会腐蚀人的灵魂。学习生活的环境直接影响到学生的心理健康。有研究者将乡村环境和城市环境作了对比,结果表明,城市的自然环境和生态环境明显差于乡村,其中主要以噪音污染、视觉污染、"三废"和拥挤对人心理健康的影响为甚。信息网络、电视媒体的正确使用,也是影响心理健康的重要因素。

(三)心理健康状态等级

健康与疾病是彼此相互依存、相互转化的统一体,并非两个对立的概念。从疾病的最严重状态到健康的最顶峰状态是生命的连续过程,它处于经常变化但非绝对静止的状态,呈现不同层次的适应水平。若个体与环境保持正常适应的良好状态,就意味着健康,适应良好则健康状态良好,适应不良或处于疾病状态则是健康不良状态、心理障碍或心理疾病,从健康状态到心理疾病状态一般可分为四个等级:健康状态、不良状态、心理障碍、心理疾病。

1. 健康状态　心理健康状态与非健康状态的区分标准一直是心理学界讨论的话题,不少国内外心理学学者根据自己研究调查的结果提出了多种心理健康标准。简捷的评价方法,即从本人评价、他人评价和社会功能状况三方面分析:① 本人不觉得痛苦,即在一个时间段中(如一周、一个月、一季或一年)快乐的感觉大于痛苦的感觉。② 他人不感觉到异常,即心理活动与周围环境相协调,不出现与周围环境格格不入的现象。③ 社会功能良好,即能胜任家庭和社会角色,能在一般社会环境下充分发挥自身能力,能利用现有条件(或创造条件)实现自我价值。

2. 不良状态　不良状态是介于健康与疾病之间的状态,又称第三状态,是正常人群组中常见的一种亚健康状态,它是由于个人身体不良状况、心理素质、生活事件等因素所引起。其特点是:① 时间短暂,这种状态持续时间较短,一般在一周以内能得到缓解。② 损害轻微,这种状态对其社会功能影响比较小。处于此类状态的人一般都能完成日常工作、学习和生活,只是感觉到的愉快感小于痛苦感。③ 能自己调整,这种状态者大部分通过自我调整如休息、聊天等放松方式能使自己的心理状态得到改善。小部分人若长时间得不到缓解可能形成一种相对固定的状态。应鼓励其去寻求心理医生的帮助,以尽快得到调整。

3. 心理障碍　是因为个人及外界因素造成心理状态的某一或某几方面发展的超前、停滞、延迟、退缩或偏离。其特点是:① 不协调性,其心理活动的外在表现与其生理年龄不相称或反应方式与常人不同。例如,成人表现出幼稚状态,儿童出现成人行为;对外界刺激的反应方式异常或偏离等。② 针对性,处于此类状态的人往往对障碍对象如敏感的事、物及环境等有强烈的心理反应,而对非障碍对象可能表现很正常。③ 损害较大,此状态对其社会功能影响较大。它可能使当事人不能按常人的标准完成其社会功能。如社交焦虑不能完成社交活动,锐器恐怖者不敢使用刀、剪,性心理障碍者难以与异性正常交往。④ 需求助于心理医生,此状态者大部分不能通过自我调整和非专业人员的帮助而解决根本问题,需求助专业心理医生。

4. 心理疾病　是由于个人及外界因素引起个体强烈的心理反应并伴有明显

的躯体不适感,是大脑功能失调的外在表现。其特点是:①强烈的心理反应。可出现思维判断上的失误,思维敏捷性的下降,记忆力下降,头脑黏滞感、空白感,强烈自卑感及痛苦感,缺乏精力、情绪低落,紧张焦虑,行为失常如动作重复、动作减少、行为退缩、意志减退等症状。②明显的躯体不适感。由于中枢控制系统功能失调可引起所控制人体各系统功能失调,如影响消化系统则可出现食欲不振、腹部胀满、便秘或腹泻或便秘-腹泻交替等症状;影响心血管系统则可出现心慌、胸闷、头晕等症状;影响到内分泌系统可出现女性月经周期改变、男性性功能障碍等症状。③损害大。此状态之病人不能或勉强完成其社会功能,缺乏轻松、愉快的体验,痛苦感极为强烈,"活着不如死了好"是他们真实的内心体验。④需心理医生的治疗。此状态之病人一般不能通过自身调整和非心理科专业医生的治疗而康复。心理医生对此类病人的治疗一般采用心理治疗和药物治疗相结合的综合治疗手段。在治疗早期通过情绪调节药物快速调整情绪,中、后期结合心理治疗解除心理障碍,通过心理训练达到社会功能的恢复并提高其心理健康水平。

第二节 心理健康的标准及其维护

1946 年第三届国际心理卫生大会提出了心理健康的标准:① 身体、智力、情绪十分调和。② 适应环境,人际关系中能彼此谦让。③ 有幸福感。④ 在工作和职业中,能充分发挥自己的能力,过有效率的生活。国内外心理学家从不同行为表现进行观察,提出了不同的心理健康标准(专栏 5-5)。

专栏 5-5 美国人本主义心理学家马斯洛提出的心理健康标准[①]

1. 充分的安全感。
2. 充分了解自己,并对自己的能力作适当的估价。
3. 生活的目标切合实际。
4. 与现实环境保持接触。
5. 保持人格的完整与和谐。
6. 具有从经验中学习的能力。
7. 具有良好的人际关系。
8. 适度的情绪表达及控制。
9. 在不违背团体要求的情况下,能作有限度的个性发挥。
10. 在不违背社会规范的前提下,能适当地满足个人的基本需求。

---

① http://wenku.baidu.com/view/eb4e0c0103d8ce2f006623cf.html.

一、国际通行的心理健康标准

国际通行的心理健康标准如下:社会适应良好;性格健全;意志健全;行为协调;反应良好;心理年龄符合实际年龄;注意力集中;思维健全;情绪稳定协调;心理防卫功能良好。

二、我国学者提出的心理健康标准

1. 智力正常　智力是以思维能力为核心的各种认识能力和操作能力的总和,它是衡量一个人心理健康的最重要的标志之一。正常的智力水平是人们生活、学习和工作的最基本的心理条件。

2. 情绪健康　情绪稳定、心情愉快是情绪健康的重要标志;情绪的变化由适当的原因引起是情绪健康的另一个重要标志。

3. 意志健全　一个人的意志是否健全主要表现在意志品质方面,意志品质是衡量心理健康的主要意志标准,其中行动的自觉性、果断性和顽强性是意志健全的重要标志。

4. 人格统一　人格的各种特征不是孤立存在的,而是有机结合成相互联系的整体,对人的行为进行调节和控制。如果各种成分之间的关系协调,人的行为就正常;如果失调,就会产生不正常的行为。双重人格或多重人格是人格分裂的表现。一个人的人格一经形成,就具有相对稳定的特点,统一的、协调的人格是心理健康的表现。

5. 行为协调　表现在意识与行为一致,言行一致,即思想与行动是统一的、协调的。对自己有恰当的了解,进而能有悦纳自己的态度,并愿意努力发展其心身潜能;对于无法补救的缺陷也能安然接受,而不怨天尤人;行为反应适度,和现实环境接触良好,并能有效地适应环境的变化,对生活中的各种问题,能用切实有效的方法谋求解决,而不企图逃避。

6. 人际关系适应　能够和他人建立良好的关系,与人相处时,正面的态度多于负面的态度,使人产生安全感、舒适感、满意感,情绪安定,有益于心身健康。

7. 心理活动特点符合年龄标准　人的一生包括不同年龄阶段,每一年龄阶段其心理发展都表现出相应的质的特征,称为心理年龄特征。一个人心理行为的发展,总是随着年龄的增长而发展变化的。如果一个人的认识、情感和言语举止等心理行为表现基本符合他的年龄特征,是心理健康的表现;如果严重偏离相应的年龄特征,发展严重滞后或超前,则是行为异常、心理不健康的表现。

8. "理想自我"与"现实自我"基本相符　俗语说:"人贵有自知之明",即是说,人要有正确的自我意识。

一般来说,心理健康的标准,应包括以下几个方面:

(1) 正确的人生态度。正确的人生态度来源于正确的认识,正确的世界观。

抱有正确人生态度的人,对周围的事物有较为清醒的认识和判断,既有远大的理想,又有实事求是的精神,因而在社会变革时期能够跟上时代的步伐,头脑清楚,眼界开阔,立场坚定,既不保守,也不冒进……总之,正确的人生态度使他们分析问题,处理问题时比较客观、稳妥,与时代共同进步,心态始终保持健康水平。

（2）满意的心境。满意的心境是健康心理的重要内容,心理健康的人对自己、对他人、对工作、对学习、对生活都比较满意,没有心理障碍。满意的心境来源于正确的认识,由于他们能一分为二地论人论事,因而既能接受自己,又能悦纳他人。他们有自知之明,对自己的外貌、德才学识有正确的分析。他们在别人的议论包围中既不会被赞扬、歌颂冲昏头脑,又不会因批评、责备而烦恼,因为他们对自己心中有数,能从别人的议论中吸取有益的东西。他们不自骄自傲,也不自轻自贱。对自己有清醒的认识,不会淹没在别人的议论中无所适从,他们总是处于一种独立自主的状态。他们对别人也有一种客观的、全面的评价,不会忽冷忽热,不会苛刻地要求别人。对工作、生活、学习也有正确的标准,既不好高骛远,也不急功近利,因而心境总是满意的、愉快的。

（3）和谐的人际关系。乐于交往的人往往能在相互交往中得到尊重,这是因为他们以同样的态度对待别人,因而减少了很多不必要的矛盾。与人为善的人能够与大家互相理解、彼此感情融洽,协调一致,相互配合默契。人际关系和谐,心情当然就比较舒畅,心理会处于健康状态中。

（4）良好的个性。统一的人格、良好的个性是健康心理的重要标志,无论在什么情况下都应保持统一的人格,做到自信而不狂妄,热情而不轻浮,坚韧而不固执,礼貌而不虚伪,灵活而不油滑,勇敢而不鲁莽,既有坚持到底的精神,又不顽固执拗,始终保持坚强的意志,诚实、正直的作风,谦虚、开朗的性格。

（5）适度的情绪。人与动物的区别之一在于人有理智。健康心理必须有自我控制能力,有适度的情绪,不过悲、过喜、过忧、过怒。要用积极的情绪战胜消极情绪,不使消极情绪、过激情绪维持较长的时间。始终保持热情饱满、乐观向上的情绪,不悲观。

思考题

请对照国内外提出的心理健康标准,结合自身情况,判断自己是否心理健康。

三、如何维护心理健康

心理健康不仅关系到个人的生活、学习、成长、幸福,还关系到社会的发展、民族的兴衰。家庭、学校、社会都应通过具体可操作的方法,增进人们的心理健康,减少心理疾患。在日常的生活、学习中,每个人都要注意培养自己健康的心理素质,可以通过以下途径维护心理健康。

（1）具有良好的心理品质,能保持正确的自我意识,接纳自我。自我意识是人格的核心,指人对自己与周围世界关系的认识和体验。能协调与控制情绪,保持良好的心境。心理健康的人能经常保持愉快、自信、满足的心情,善于从行动中寻求乐趣,对生活充满希望,情绪稳定性好。

（2）能保持对学习较浓厚的兴趣和求知欲望,开发自己的各种潜能,提高工作和生活质量。

（3）激发自己的非智力因素,尝试创造性的学习和工作。

（4）提高自己人际交往的能力,能保持和谐的人际关系,乐于交往,增强社会适应性。

（5）能保持良好的环境适应能力,包括正确认识环境及处理个人和环境的关系。

（6）能保持完整统一的人格品质。心理健康的最终目标是保持人格的完整性,培养健全的人格。

第三节　病　人　角　色

随着医学模式的改变和整体护理的推广,护理的工作内容不仅局限于疾病的护理,还要为病人提供高质量的心理护理,以促进优质护理服务活动的深入开展。要达到这样的要求,必须了解病人概念和病人角色;熟悉病人的求医、遵医行为和心理特征及变化;尊重病人的权利和义务;懂得病人的心理需要和心理反应,才能进行针对性的心理护理。这对现代护士的综合素质要求也越来越高,如何能够既给病人提供全方位的护理,又可以在紧张繁重的工作压力下保持积极、乐观的健康心态,是护理心理学研究任务的一个重要方面。

一、病人角色概述

（一）病人角色的概念

病人角色(sick role)又称病人身份,指确诊患病的个体,应按照社会对病人的期待行事。比如可以休息、获得专业及生活上的帮助、遵照医嘱服药、改变不良生活嗜好等(专栏 5-6)。

专栏 5-6　美国著名社会学家帕森斯界定的病人角色[①]

帕森斯(T. Parsons,1902～1979)在其《社会制度》一书中从以下四个方面界定病人角色。

1. 病人可从其常态时的社会角色中解脱出来,并根据其疾病的种类及严重

程度相应地减轻其平时承担的社会责任,医生的诊断是病人角色合法的证明,得到这个合法证明的人可以放下工作回家,要求得到别人的照顾等。

2. 病人对于其陷入疾病状态是没有责任的,一个人得病通常是不受自己控制的,不符合病人的意愿,病人本身就是受害者,无需对此负责任,但应尽快地促其恢复健康。

3. 病人有恢复健康的义务,有接受治疗、恢复健康的义务,因为患病不符合社会的利益和愿望。

4. 病人应该寻求在技术上可靠的帮助,通常应该找医生诊治,并且主动和医生合作。

当然,帕森斯的归纳不够全面,我们可以从多方面予以补充,比如许多人患了疾病,如轻度外伤、感冒、肠胃炎等,并不完全免除正常的社会责任和义务,仍然照常工作,正常担负原有的社会责任,病人本身没有求医行为,社会也没有将其纳入"病人"范畴;酒后交通意外所致创伤,本人就是有责任的;有些人因不良动机而到医院就诊,也成了"病人",从而免除社会责任和义务;到医院体检和产科分娩的正常产妇,也都列入"病人"范畴;此外,部分性病、艾滋病和成瘾物质依赖等病人则需要承担道德甚至法律责任。总的来说,病人有从常态社会职责中解脱出来的权利,同时也有积极寻求医疗以便早日恢复其社会职责的义务,这也是社会对病人的角色期待。

(二) 病人角色的权利和义务

1. 病人角色的权利 病人享有以下几种权利。

(1) 医疗权和知情同意权:病人最基本的权利就是获得其疾病所必需的、基本的医疗服务。在诊治过程中,病人有权利向医护人员了解自己的病情、检查结果、治疗措施、疗程和预后等情况。除法定传染病必须强制治疗外,病人有权决定接受或拒绝任何一项医疗服务。有权查阅医疗记录,并在出院时复印自己的医疗记录等。对于不负责任和不尊重病人权利的医疗行为,病人有权批评和拒绝。

(2) 保守个人秘密的权利:因诊断和治疗的需要,病人需将和病史有关的一些涉及个人隐私的内容告诉医护人员,对于这些隐私,病人有权要求给予保密,不被擅自公开。这要求医护人员尊重他们的人格,理解他们要求保密的心情,并为他们保密。

(3) 被尊重的权利:病人在疾病状态下,因病痛折磨不得不求助和依赖护士,但其社会成员的角色还在,拥有自己独立的人格和价值观,有权得到护士的尊重、理解、帮助和体谅,而不能被当成一个"床号"。病人提出的合理的护理请求,有权得到合理的回应。

(4) 免除或部分免除社会责任的权利:病人患病后根据病情具有以下几种权利:教师可以免去授课任务,学生可以请假和休学,职工可以免去上班或调换工种,免除的程度根据病情而定。

此外,病人还有对医疗机构的批评建议权、检举权、因医疗事故所造成损害获得赔偿的权利等。

2. 病人角色的义务 病人除了享有一定的权利外,同时,社会也要求他们承担一定的义务。

(1) 有义务及时寻求有效的医护帮助,如实陈述病情,全面配合医疗机构和医务人员进行一切检查治疗的义务,认真遵守医嘱,改变不良生活方式,以便使自己尽快地恢复健康。

(2) 尊重医务人员的劳动及人格尊严,遵守医疗机构的规章制度,及时缴纳医疗服务费用。

(3) 急危重症、戒毒、传染病、精神病等病人有接受强制性治疗的义务。

(三) 病人的求医行为

求医行为是指当人们感到自己身体不适,或者出现疾病的症状和体征时,向医护人员求助的行为,对个体健康的维护具有重要的意义。此外,常规体检、心理咨询和孕妇正常分娩等也可被视为广义的求医行为。病人的求医意愿直接影响其是否能及时得到有效的治疗,社会文化背景、经济制度、医疗卫生条件也都会使病人的求医行为受到影响。

1. 求医行为的类型 因疾病的性质及个人心理社会因素的影响,求医行为常有以下几种类型。

(1) 主动求医行为:在病人的求医行为中占绝大多数,即病人在觉得有病感后主动前去就医,真实提供病史和症状、积极配合医疗护理。

(2) 被动求医行为:病人多有病感,但由于各种原因未产生求医动机,是在亲朋好友的劝说、督促甚至强迫下不得已而采取的求医行为。

(3) 强制求医行为:当个体患有可能给社会或公众造成危害的严重疾病,却毫无病感或不产生求医动机,由社会卫生机构或病人亲友强制其就医,是强制性的被动求医行为,如躁狂症病人和精神分裂症病人的求医行为。

2. 求医行为的原因 求医行为常有以下几种原因。

(1) 生理需要:病人感觉不适,如疼痛、发热等,是病人求医的重要原因。

(2) 心理需要:心理疾病、精神障碍以及心身疾病的病人因紧张、焦虑、恐惧和痛苦而产生求医行为。

(3) 社会需要:患传染病及其他影响社会并可能对社会造成危害的疾病,政府卫生行政部门或社会强制采取求医行为。

3. 求医行为的影响因素 求医行为是一种复杂的社会行为,受年龄、性别、社会经济状况、宗教信仰、对疾病的认识、获得医疗帮助的容易程度、既往求医经历等的影响。概括起来主要有:病人对所患疾病的性质及其严重程度的认识;医疗保健服务方面的因素,如医护人员技术水平的高低、服务态度的好坏等;社会经济因素。

二、病人角色的适应与偏差

（一）病人角色适应过程

从患病到康复，病人要经历角色适应过程，包括以下三个阶段。

1. 否认、不安阶段　从一开始的怀疑、不愿承认患病，到在事实面前被迫接受患病的现实，担心、恐惧疾病的后果会引起焦虑和烦恼。

2. 接受阶段　逐步接受和适应病人角色，积极寻求和配合诊治，以期尽快恢复健康。

3. 恢复阶段　随着病情的康复，个体将逐渐从病人角色中走出来，重新进入健康人的角色，担负起其原有的社会责任和义务。

（二）病人角色适应的偏差

在病人角色适应的过程中，部分人因为各种原因没有按病人角色行事，出现以下适应不良。

1. 角色行为强化（role intensification）　多见于病人角色向正常社会角色转换时，虽病情已好转，但仍安于"病人角色"；也可见于病人对自己所患疾病过度关心，自觉病情严重程度超过实际情况，因而导致自信心减弱，对医护人员、亲属依赖性增强，主诉一些不易证实的主观症状，对承担原来的社会角色感到恐慌不安，所以安于"病人角色"的现状，病愈后也不愿出院、不愿离开医护人员、不愿摆脱帮助或不愿承担原来的社会角色。病人这种角色变化，可能是因为病后体力和工作能力下降、原工作生活环境比医院差、期望继续享有病人角色所获得的利益、借生病躲避家庭和社会关系的矛盾等原因所致。

2. 角色行为缺如（role scarcity）　病人未能进入病人角色，不承认有病，不接受病人角色，不主动就医，不配合治疗。虽经医生诊断有病，但本人却拒绝承认自己是个病人，或虽不否认自己有病但却低估了病情的严重性，仍然坚持着与其角色不符的一些社会活动，不利于治疗和休养，可能导致病情的加重或贻误最佳治疗时机。如某些癌症病人否认疾病的存在而采取等待甚至拒绝接受治疗的态度，出现这种情况的原因可能是病人使用了"否认"心理防御机制，以减轻心理压力，也可能是怕因病影响学习、就业、婚姻等个人问题。此外，也可能是缺乏知识、经济紧张或社会文化等因素所致。

3. 角色行为减退（role reduction）　已进入角色的病人，由于更强烈的情感需要或某些其他原因，不顾自己的病情，而承担起力所不及的其他角色的活动，主要是因为经济条件、工作或家庭中的突发事件所致。表现为疾病尚未痊愈，病人就过早地转入常态角色，对疾病的进一步治疗和康复不利，如住院治疗中的母亲因孩子的意外受伤而毅然出院去照顾孩子。

4. 角色行为冲突（role conflict）　患病后不能放弃原有的角色行为，病人角色与其他角色发生冲突，或其角色行为不符合社会期望，引起心理冲突，产生矛盾行为。其原因有工作繁忙,家务负担重或者社会角色习惯等。现实生活中,个体总是承担着多种社会角色,而当个体患病时,病人角色就会出现并成为其最主要的角色,原有的社会角色就转变为从属地位。如果此时某种非病人角色需要的强度超过求医治病的动机,病人就会出现动机冲突,表现为焦虑不安甚至痛苦,这种状态对疾病的康复有害无益。如教师患病后怕影响教学进程而不愿住院,疾病影响教学效果下降,造成教师角色和病人角色的冲突。

5. 角色行为异常(role of abnormal behavior)　病人在受病痛折磨而形成悲观、失望等不良心境下,常易出现行为异常,如愤怒、悲观、绝望、冷漠、无动于衷或攻击性行为,病态固执,拒绝有效的治疗方案;抑郁、厌世,甚至以自杀手段以求解脱痛苦。多见于慢性病长期住院治疗或患不治之症的病人。

此外,还有病人角色恐惧、假冒和认同差异等,病人角色恐惧表现为对疾病的过度惧怕、担忧,缺乏对疾病的正确认识和态度,过多地考虑疾病后果,对健康过度悲观。他们往往四处求医,滥用药物,一旦治疗效果不好,可能任疾病发展,拒绝继续治疗。角色假冒的人没有疾病,但是为了摆脱某种社会责任、义务或者获得某种利益而诈病。角色认同差异是医护人员和病人对疾病所持的角度和认同有差异,医护人员通常从理性的角度看病人,强调病人应该遵从病人角色和义务,行为应当符合病人角色或身份,而病人往往更多地强调自己的权利,忽略了义务,因而与医护人员发生冲突。

病人角色适应不良在多数病人身上都会发生,医护人员对此要能理解并有思想准备,注意引导和解决这类问题。

思考题

请和同学共同制作脚本,进行角色扮演,饰演不同的角色适应偏差的类型。

(三)影响病人角色适应的因素

对多数病人来讲,角色适应是在病情变化和治疗护理的过程中进行的。角色适应的好坏直接影响到疾病的康复,因此,护士应及时发现病人角色适应中出现的问题,帮助其分析、指导,使其尽快适应。影响角色适应的因素有疾病的性质,病程及疗效,病人的年龄、性别、个性、文化程度、职业、家庭经济、医学常识等。此外,医疗机构的情况,如医护人员的服务水平、态度、医疗环境等均影响病人角色的适应。

第四节　病人的心理需要

被尊为西方"医学之父"的古希腊著名医生希波克拉底有句名言:"了解什么样的人得了病,比了解一个人得了什么病更为重要。"因此,要治病,首先要治疗患病的人,了解、认识病人及其心理需要和心理特征尤为重要。医护人员比较熟悉病人的一般需要,如尽快确诊、有效治疗、舒适环境等,但病人的其他心理需要常常被忽视。

一、安全的需要

安全是最普遍、最重要的心理需要,病人把安全感和早日康复视为求医的最终目的。因为患病,病人的生命安全直接受到威胁,不了解病情、害怕检查和手术、担心有后遗症等都会让病人惊恐不安。作为医护人员,应以良好的医德作为指导,做到热情接待病人、认真检查、娴熟操作、耐心解释、选择安全有效的治疗措施等,让病人提高安全感,使病人对治疗充满希望。一般情况下,医护人员应该把治疗的方法和预后告诉病人,使其从心理和行为上配合治疗,发挥其主观能动性,增强自信心,战胜疾病。

二、尊重的需要

疾病使病人的社会功能有了不同程度的下降,此种状态下他们的自我评价往往偏低,比平时更在意别人对他们的理解和尊重,特别希望得到医护人员的关心和重视。为此,病人有的会有意无意地透露或显示自己的身份,让别人知道他的重要性,期望得到特殊的尊重和照顾。当被尊重和关心的需要得到满足后,病人能维持较稳定的情绪,配合治疗;如果没有得到满足会产生自卑、无助或者不满、愤怒,所以作为护士应当多关心、尊重病人,避免因言语或行为不慎伤及病人自尊心,如以床号代替姓名称呼病人,暴露病人身体时不注意遮挡,随意谈论病人隐私等。

三、获取信息的需要

病人首先想知道关于疾病诊断、治疗、预后及如何配合治疗的信息;其次,住院病人还需要了解病区生活制度、治疗情况、医生及护士的水平等信息;再次,与家庭及单位的暂时脱离,使病人需要及时得知家人的情况和单位的一些新信息。总之,病人需要来自医院、家庭和社会的多方面信息和情感支持,信息需要的满足可以避免其因信息缺乏而陷入恐惧、焦虑、孤独等消极情绪中。

四、被接纳的需要

病人入院后,进入了一个陌生的环境,病人需要尽快熟悉这个环境,渴望被医生、护士和病友这个新群体接纳和关心,以满足情感上的归属需求。护士应满足病人这个需求,向其介绍医护人员,鼓励病友间多接触,尽快消除病人对环境的陌生感。

五、适当的活动和刺激的需要

住院病人成天困在病区这个窄小单调的环境里,每天的任务就是打针吃药,接触的人群也相当单一。长时间如此,病人会产生沉闷无聊、度日如年的感觉。护士可以根据病人的具体情况和医院的客观条件,安排一些适当的、有新鲜感的活动,或让他们做一些力所能及的事情,有利于改善病人的心境。

第五节　病人的一般心理变化和心理问题

病人患病后受疾病折磨并饱受精神上的痛苦,会产生许多心理反应,有丧失感、焦虑、痛苦或恐惧;病人因被动、需被照顾而产生羞愧感;某些疾病由于社会偏见或可能对别人产生威胁而被隔离使病人产生自卑感;有的病人认为疾病是对他们过去不良行为的惩罚而产生负罪感,因此表现出消极心理及行为等。

一、病人常见的心理变化

1. 认知功能的变化　　适当的心理平衡是准确地感知、记忆和思维的前提条件,而疾病所引起的应激反应会使原有的心理平衡被打破,直接或间接地损害了病人的认知功能。具体表现为以下几个方面。

(1) 主观感觉异常:一般来说,健康人往往对自身状况不太注意,而一旦患病后,对外界刺激的注意力就会很快转移到自身上,甚至对自己的呼吸、心跳、胃肠蠕动的声音都异常的敏感。由于躯体活动少,环境又安静,对各种刺激的感受性也提高了,如有的人对正常的声音、光线、温度等外界刺激敏感;对自身姿势、枕头高低、被子轻重甚至都有明显感觉;甚至痛阈也会有变化等。有疑病倾向的人可能会强烈地觉察到内脏器官的活动,如心跳、肠蠕动等;平常觉得鲜美的味道、漂亮的颜色,生病时可能会很反感。久病卧床和枯燥的住院生活可以使病人感觉“度日如年”,有的会出现房间或床铺摇晃的空间知觉异常,有的病人甚至会产生幻觉。疾病也可以影响记忆力和思维能力特别是逻辑思维能力,有些病人会出现不能回忆病史、不能记住医嘱、记不住自己说过的话和做过的事;分析判断能力下降等。

(2) 认知评价方面:病人对疾病格外关注,时刻思考自己疾病的性质和预后,但基于自身的既往经验和医学知识的相对有限,对自己的疾病的认知评价难免有些主观、片面,不符合实际情况。这些评价是临床上病人不遵医嘱或对治疗效果不满意的主要原因。

(3) 对客观事物敏感:病人进入角色以后,活动范围突然缩小,尤其住院病人大多时候只能局限在病区。这一变化会促使他们对有限范围的客观事物异常敏感。他们不仅对自己的病情十分关注,对病友的病情和态度也十分留意,尤其注意医护人员的言谈举止;留意起过去根本不关心的事物,对小事斤斤计较。

对于病人出现认知上的上述异常,护士应针对病人的具体情况,予以充分的理解和同情,支持和疏导;设法丰富病房生活,尽量保持病人与社会的信息沟通;了解病人对自身疾病的认识和态度,及时提供必要的信息,使病人能正确认识疾病的发生和发展过程,使其能对疾病进行客观、全面的评价。

2. 情绪活动的变化　　病人的情绪和情感活动常常被消极心理所控制,是病人最常见、最重要的心理变化。

(1) 情绪活动的强度变化：病人生了病，躯体上的不适、对生活和工作的负面影响等持续地作用于病人，容易形成不良的心境。在此基础上，病人对消极情绪刺激的反应强度常大于正常人，一些微不足道的小事常可令其气愤争吵、悲伤哭泣、激动不已。也有少数病人情绪活动强度会减弱，甚至于对多数刺激无动于衷，这可能意味着病人病情严重或产生严重的心理障碍。

(2) 情绪活动不稳定：患病引起的心理应激使得心理冲突明显，焦虑、猜疑、恐惧、愤怒、无助、绝望等负性情绪爆发，使病人的自控能力减弱，易激惹，脾气暴躁，情感脆弱，易受伤害等。

3. 意志行为的变化 病人由于身体的病理变化和体力的衰弱等，在治疗过程中需要亲属、医护人员、同事的关怀和照顾，许多事情都在他们的帮助下完成，这常会使病人的依赖性增强、行为退化、主动性和自我控制力下降。疾病治疗过程中，有的需要改变不良生活方式，有的需要坚持功能锻炼，这又要挑战其意志力。疾病容易使病人表现出意志不够坚定，常稍遇困难便妥协、失去治疗信心，有些病人变得缺乏自制力，不遵医嘱。

4. 人格特征的变化 一般认为，人格具有稳定性，一般疾病不会导致病人发生人格改变。然而"稳定"是相对的，在患病尤其是一些慢性的、致命的以及影响躯体功能的疾病时，一个人的人格特征也可能发生一定程度的变化。例如，一些人患病后变得脾气暴躁或过分依赖，显示出个性的独立性变少、依赖性增多或易感情用事，性情不稳定。另一些病人要求过多或提出违背治疗原则的要求，不考虑他人的需要，即使明知无用也要求医护人员或家属去做某些事情以求心理安慰，显示出他们的人格变得以自我为中心，放纵自己。

二、病人常见的心理反应

1. 焦虑心理 焦虑是指人们在对环境中预期会造成危险与灾祸的重大事件，或者对需做出重大努力的情况进行适应时所产生的一种紧张不安、惊慌恐惧的感觉和不愉快的情绪体验。焦虑是一种普遍存在的现象，任何人在一生当中都难免出现焦虑。病人患病，常常因为病因不明、担忧疾病的转归和预后以及需进行某些对机体有威胁性的特殊检查和治疗而产生焦虑和恐惧；他们希望深入调查病情，但又担心出现可怕的后果；反复询问病情，但又对诊断半信半疑，忧心忡忡；他们对手术有顾虑，甚至医院环境中的不良刺激都能引起病人焦虑不安。这些内心活动常常使病人坐立不安、辗转难眠，并表现出一系列交感神经系统机能亢进的症状，如心率增快，血压升高，呼吸加快等症状。

病人的焦虑一般来说可分为以下三类：

(1) 分离性焦虑：病人住院，不得不和自己的亲朋、同事等熟悉的人和环境暂时分离，环境的控制感及个人的归属感等得不到满足，常会因分离而产生焦虑。特别是依赖性较强的儿童和老年人,更容易产生此种心理反应。

(2)期待性焦虑:即面临即将发生的但又未能确定的重大事件时的心理反应。常见于尚未明确诊断或初次住院的、不了解自己疾病性质和预后的病人。

(3)阉割性焦虑:即将手术切除脏器或肢体的病人,面对自我完整性的破坏或威胁时所造成的心理反应,这类焦虑十分强烈。

完全消除病人的焦虑是不容易的,也是不必要的。适度的焦虑状态有助于提高病人的求治动机,对治疗疾病还有益处。但是,过度的、无端的焦虑会加重病人的痛苦,不利于病人康复。对于后者,护士应以同情的态度和足够的耐心进行有效的引导,给病人哭泣和倾诉的机会,有助于疏泄积累的紧张和焦虑,以减少焦虑对治疗的负面影响,避免诱发其他疾病。

2. 恐惧心理 恐惧心理是一种企图摆脱已经明确的、有特定危险的情境的情绪体验。与焦虑的区别是恐惧的对象是明确的。伴随着恐惧感的产生,机体内部交感神经系统也进入兴奋状态,产生如心慌、心悸、发抖、心跳加速、呼吸增快、血压增高等表现。疾病治疗过程中可能须采取一些措施,如骨髓穿刺、剖腹探查、截肢、放射治疗等,而这些措施会给病人带来疼痛、不适或功能缺失。这样的检查和治疗让病人精神高度戒备,情绪过度紧张,不仅使其难以接受检查和治疗,影响其康复,在某些时候甚至可能对病人造成致命性危害,如对急性心肌梗死病人而言,极度恐惧就可以成为其病情恶化的直接诱因。

病人产生恐惧的原因:① 医院的特殊环境和紧张气氛。如洁白肃穆的环境,抢救危重病人的紧张气氛,病友的死亡等都会给病人带来恐惧感。② 所患疾病的性质。病人所患疾病的性质和严重程度是病人产生恐惧的主要原因。如心肌梗死病人、恶性肿瘤病人都有抑制不住的恐惧感。③ 临床的处置和特殊检查。害怕给人带来痛苦的各项操作和检查,如注射、输液和输血、骨髓穿刺、纤维胃镜、膀胱镜检查等。有些特殊的检查还有潜在的危险,如心血管造影等都会给病人带来恐惧感。④ 害怕手术。有的病人临近手术时会出现血压升高,心率加快,甚至吓昏。

对于病人的恐惧心理,护士应有针对性地进行心理疏导和心理护理,把可能的痛苦和威胁给病人作适当的说明,并给予安全暗示和保证;同时给病人说明各种检查治疗的必要性,将治疗可能的副作用与不治疗任由病情发展的必然结果加以分析,让病人权衡轻重;还可以在病人身边找寻一些顺利通过同样情况的病例,利用现身说法来鼓励病人等。通过这些措施,可以让病人减轻恐惧心理反应,主动配合检查和治疗。

3. 抑郁 抑郁心理是指使心理功能或社会功能受损的持续时间较长的心境低落状态。常与病人的可能丧失和实际丧失有关联。患病可能意味着失去姣好的容颜和身体形象、身体器官的完整性、隐私、独立,还有前程、工作、爱情和经济上的损失等。诸多的丧失常使病人闷闷不乐,丧失兴趣,忧愁压抑,睡眠障碍,精神疲乏,自我评价降低,对前途悲观失望,被无助感和无意义感所困扰,甚至出现轻生念头。

抑郁心理的发生率很高,持久的抑郁对个体的康复是不利的。护士应满怀同情,关怀和支持病人,提供有希望的治疗信息,通过解释和开导努力改变病人的想法,引导并鼓励病人参与一些自己力所能及的活动,培养其兴趣,重拾信心,对未来抱有希望,走出抑郁状态,严重抑郁心理应进行专业的心理干预。

4. 孤独感 也称社会隔离。病人住进医院,远离亲朋,周围都是陌生人,有不安全感,也不愿与人接触,与医护人员交谈机会也较少,这些常会使其觉得无聊、度日如年,很容易产生孤独寂寞感。长期住院的病人尤其容易觉得病房生活单调乏味,孤独寂寞常会使他们整夜难眠,烦躁不安。一般而言,短暂的或偶然的孤独不会造成心理行为紊乱,但长期或严重的孤独可引发某些情绪障碍,降低人的心理健康水平。护士应能充分理解病人的这种心理,可以通过提供报纸、广播等信息源,设置电话等保持与外部世界的接触,鼓励病友间交往,组织适当的娱乐活动来活跃病房文化生活,安排亲人探访或陪伴等来减轻病人的孤独寂寞感,护士自己也应加强与病人交流沟通。

5. 依赖心理 一个人患病之后,自然就会受到家人、医护人员和周围人的照顾和关心,常会使其产生依赖心理。病人会对自己日常行为、生活自理表现出信心不足,变得被动、依赖、情感脆弱甚至带点幼稚。遇事往往犹豫不决,缺乏自信,很难单独进行自己的计划或做自己的事,总是依赖他人为自己做出决策或指出方向。只要亲人在场,本来自己能干的事也让别人干,本来能吃下去的东西几经劝说也吃不下去,一向意志独立性很强的人变得没有主见,自信的人变得没有信心。

病人严重的依赖心理不利于疾病的康复,无法发挥其主观能动性与疾病抗争。护士应鼓励病人,使其树立信心,主动配合治疗和进行功能锻炼,必要时对有严重的依赖心理的病人进行专业的心理治疗。

6. 退化 退化心理是指病人在患病后,有时会出现行为退化的表现,其行为与年龄或社会身份不相称,表现出幼稚化行为。病人像孩子依赖大人一样依赖别人的照顾,自己力所能及的事情也不愿做,等待着别人来服侍;对周围的兴趣减弱,只对与自己有关的事情感兴趣,高度地以自我为中心,要求别人做什么都应该首先考虑自己;特别关心自己的身体状况,对身体功能的轻微变化极为敏感,对自己的饮食、睡眠以及排泄状况非常关心。

7. 猜疑 病人的猜疑大多是一种消极的自我暗示,由于缺乏科学依据,常影响对病情的正确判断。患病后的病人常变得异常敏感,对诊断、治疗、用药等整个医疗过程都可能产生猜疑,如一些病人对诊断表示疑问,产生"我怎么可能得这种病"等想法;听到别人低声细语,就以为是在说自己的病情严重或无法救治;对别人的好言相劝也半信半疑,甚至曲解原意;总担心误诊,怕吃错药、打错针,特别担心药物的副作用,担心几率为百分之几、千分之几的医疗差错或意外不幸降落到自己身上;身体某部位稍有异常感觉,便乱作猜测;有的凭自己一知半解的医学和药理知识,推测药物疗效,推断治疗预后,如此种种导致病人胡思乱想,惶恐不安。

护士应加强与病人的交流,及时发现病人的种种疑虑,及时地给予通俗易懂的解释,对那些医学知识一知半解的病人更要耐心,并要劝告其亲友不要在病人面前乱作解释;给药、打针时,在病人面前要表现出严谨的态度,以取得病人的信任;护士在病人面前交谈,尽可能做到大方、自然、清晰,以减少病人的猜疑。

8. 否认　否认心理是指病人否认自己患病的事实,常见于预后不良的疾病;或者不否认患某种疾病,但总认为医务人员言过其实,对疾病严重程度半信半疑。否认是一种自我防卫机制,可以在一定程度上缓解心理上的应激反应,避免过度的焦虑和恐惧。但是不顾事实的否认,会贻误病情的诊治。随着病程的延长,大多数病人否认过程会逐渐消失而适应。

9. 愤怒　病人常感到愤怒,认为自己患病是不公平的、倒霉的,加上疾病的折磨,常使其难以控制自己的情绪。他可能为一些小事而发火,也可能为自己不能自理而恼怒。这种莫名的怒火,可能是潜意识的。他可向周围的人,如亲友、病友甚至医护人员,毫无理智地发泄。护士应当认识到这种易激惹状态是病人在疾病折磨下的心理反应,要有足够耐心和容忍力来应对。从心理角度来说,愤怒反应可以缓解病人内心的紧张和痛苦。但愤怒解决不了问题,有时候还会造成病人与周围的人关系紧张,使周围人减少与其接触,这对病人是不利的。

10. 自我意识紊乱　自我意识紊乱是指患病后自我意识发生的消极改变或不适应,可包括体像、自尊和角色或个人身份发生改变等方面。疾病引起的任何身体功能或形态改变都可能引起个人的自我意识的改变。例如,重要的功能性脏器被摘除的病人和截肢的病人,体像的改变引起了自我认识的紊乱,功能的丧失易使其自信心受挫,产生自卑,同时不能顺利地完成其原有社会角色的功能。这一切必须有待于对自己的体像进行重新认识,对别人的反应重新评价,以达到自我意识在现状况下的重新适应。若不能重新适应,就会引起对自己的消极认识,自卑,无信心和角色行为的适应不良。

思考题

请结合自身经历,分析病人常见的心理反应有哪些,体验当处于某种心理反应时,对护士的期待是什么?

本 章 小 结

1. 心理正常与心理异常的区分包括常识性的区分、非标准化的区分、标准化的区分和心理学的区分。

2. 心理健康状态等级:健康状态、不良状态、心理障碍和心理疾病。

3. 心理健康是指个体心理在本身及环境条件许可范围内所能达到的最佳功能状态,不是指绝对的十全十美的状态。

4. 心理健康的影响因素有个体因素(生理因素、心理因素)、环境因素(家庭、学校与社会环境因素)。

5. 病人角色的权利包括医疗权和知情同意权、保守个人秘密、被尊重、免除或部分免除社会责任的权利。病人角色的义务包括及时寻求医护帮助、陈述病情、配合检查治疗;遵守医嘱、改变不良生活方式;尊重医务人员的劳动及人格尊严、遵守医疗机构的规章制度、及时缴纳医疗服务费用等。

6. 求医行为的类型包括主动求医行为、被动求医行为和强制求医行为。

7. 求医行为的原因有生理需要、心理需要和社会需要。

8. 病人的角色适应偏差包括角色行为强化、角色行为缺如、角色行为减退、角色行为冲突和角色行为异常。

9. 病人的心理需要包括安全的需要、尊重的需要、获取信息的需要、被接纳的需要、适当的活动和刺激的需要。

10. 病人常见的心理变化有认知功能的变化(主观感觉、认知评价、对客观事物敏感);情绪活动的变化(情绪活动的强度变化和情绪活动不稳定);意志行为变化;人格特征的变化。

11. 病人常见的心理反应有焦虑、恐惧、抑郁、孤独感、依赖、退化、猜疑、否认、愤怒和自我意识紊乱。

(李正姐)

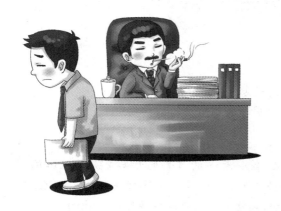

第六章
心 理 应 激

案例 6-1 "亚历山大"的白衣天使

　　据中新网报道,根据国家卫计委最新发布的数据,截至 2015 年底,中国注册护士总数达到 324.1 万人,较 2010 年的 205 万人增加了 119.1 万人,增长幅度为 58%,年均增速为 9%,增幅和年度增速均为历史新高。每千人口护士数从 2010 年的 1.52 人提高到 2015 年的 2.36 人。不过与部分发达国家相比,中国的每千人口护士数仍有较大差距。据世卫组织的统计,全球人均拥有护士数量最多的国家是挪威,每千人拥有护士数量 17.27 人,美国和日本分别为 9.8 人和 11.49 人,而 2016 年 3 月发布的《中国医疗卫生事业发展报告 2015 中国公立医院改革与发展专题》指出,由于护理工作高负荷、高风险、压力大、报酬低、福利待遇差、价值难以体现等因素,护士离职现象较为突出,有经验的护理人员大量流失。依据报告大样本调查显示,中国护士离职率为 10.2%～11.2%,且有离职意愿的护士高达 56.94%,三甲医院中的护士离职现象更突出。

　　另据科技日报报道,在 2015 年 5 月 12 日我国首个《护士群体的脑状态的客观定量测量和分析报告》发布。报告显示,从脑电测试指标分析来看,护士群体的疲劳和压力高于常人,其中护士整体疲劳值高于正常值的 75%,困倦高于正常值的 33%,与处理问题效率相关的脑惰性高于正常值的 18%,与情绪相关的脑耗能则高于正常值的 38%。《报告》还显示护士疲劳程度与年龄、职位高低成正比,在测试的样本中,41 岁以上的护士,疲劳度高于正常值 108%,主管护师高于正常值 110%,一级科室的护士的疲劳度最高,此外,夜班对于护士的脑健康影响更为显著,脑能力指标则相对稳定。

　　2014 年,"北京协和医学院对北京、辽宁、河南等 8 省市 40 家医院的 3 311 名护士的调查结果显示,67.3%的护士感到工作压力大,7.7%的护士在过去的一年,遭遇到患者及家属的肢体冲突。"

 思考题

1. 为什么有那么多护士想离职? 您是怎么考虑的?
2. 您认为有哪些措施可以改善当前护理人员所面临的问题?

案例6-2　路在何方的护理先生

随着我国社会和经济的快速发展,越来越多的男性也开始走上护理岗位。不过,目前男护士数量仍然很少。依据《2013年中国卫生统计年鉴》显示,2012年全国护理人员有2 496 599人,男性仅占1.8%。随着我国医疗事业的发展和人口老年化,医疗机构对男护士的需求与日俱增,护理专业的男生还没有毕业,就有很多医疗单位上门招人。既然男护士受到用人单位的青睐,为什么很少人从事该职业呢? 其主要原因可能与学习护理专业男生数量少;受传统观念影响;男护士在工作中要承担更大的生活、工作压力;男护士的定位不清、缺乏职业成就感有关。

 思考题

1. 如果您是男生,您会选择护理作为您的职业吗?
2. 如果您是一名男护士,您会为自己的选择感到骄傲和自豪吗?
3. 对于当前男护士面临的问题,您认为可以采取哪些措施和对策呢?

白衣天使是人们对护士的尊称,他们纯洁美丽,是善良和快乐的化身,她们是病人心目中的天使。可是,现实生活中他们却面临各种各样的压力,这些压力来自病人、家属、工作、生活以及家庭等方面,压力使我们的白衣天使身心疲惫,巨大的付出往往得不到应有的回报和社会的认可,他们中的很多人,不得不面临艰难的选择,很多白衣天使选择离开,对我国医疗卫生事业来说是重大的损失。当前,我国医疗卫生事业所取得的快速发展和重大成绩,都离不开他们的辛勤付出,那我们又能做些什么呢? 社会应该为他们做些什么呢?

第一节　心理应激概述

一、心理应激与应激理论

心理应激(psychological stress)作为心理社会病因学研究的重要内容,近二十年来已经引起广泛的注意。实际上,心理应激在心理干预、心理卫生和心理护理等领域的研究具有重要的理论和实际意义。半个多世纪以来,众多学者从不同角度探讨过应激的概念。自 20 世纪 30 年代开始,关于应激和应激理论的认识,基本上是先重视应激刺激或应激反应,而后才重视应激的"过程",目前认为,应激是多因素作用的"系统"的观点。

加拿大病理生理学家塞里(H. Selye)1936 年率先提出了应激学说。20 世纪前半叶,医学界关于病因学的研究,还集中在对生理病理过程的一对一关系的探讨。但塞里通过对病人的观察,发现许多处于不同疾病状态下的个体,都出现食欲减退、体重下降、无力、萎靡不振等全身不适和病态表现,塞里还通过大量动物实验,注意到处于失血、感染、中毒等有害刺激作用下以及其他紧急状态下的个体,都可出现肾上腺增大和颜色变深,胸腺、脾及淋巴结缩小,胃肠道溃疡、出血等现象。因此,塞里认为,每一种疾病或有害刺激都有这种相同的、特征性的和涉及全身的生理生化反应过程,将其称作"一般适应综合征"(general adaptation syndrome, GAS)。塞里认为 GAS 与刺激的类型无关,而是机体通过兴奋腺垂体-肾上腺皮质轴(后来发展为下丘脑-垂体-肾上腺轴)所引起的生理变化,是机体对有害刺激所做出的防御反应的普遍形式。他将 GAS 分为警戒(alarm)、阻抗(resistance)和衰竭(exhaustion)三个阶段:① 警戒期。是机体为了应对有害环境刺激而唤起体内的整体防御能力,故也称动员阶段。② 阻抗期。如果有害刺激持续存在,机体通过提高体内的结构和机能水平以增强对应激源的抵抗程度。③ 衰竭期。如果继续处于有害刺激之下或有害刺激过于严重,机体会丧失所获得的抵抗能力而转入衰竭阶段。

塞里的应激理论主要是从医学或病理生理学的角度出发,关注的是应激的反应。其应激理论的积极意义首先在现代病因学认识中体现出一种整体观念,同时也为此后的应激理论研究奠定了基础,后续的许多应激研究都是在此基础上完善和发展的。

在医学领域内,至今仍然侧重于从应激反应的角度来认识应激和应激现象。例如,精神病学界一直关注应激的病理症状方面,强调应激属于有机体对有害刺激的反应,将应激作为因变量或是反应变量来研究。在国内外各种版本的精神病学诊断标准中,比较集中地关注应激的心身症状反应方面,而不是引起这种反应的心理社会原因。同样,作为医学的另一重要领域,病理生理学也重视应激,但至今仍然较多地重视应激状态下的机体生理病理反应机制方面,而不重视应激的刺激特别是心理社会刺激方面。故从整体观和系统论角度,这样的理论认识有局限性,因为它只反应应激的某些"方面"。

随着研究的深入,心理学家越来越认识到许多中间的心理社会因素如个人认知评价、应对方式在应激中的意义。20 世纪 60 年代,拉扎鲁斯(R. Lazarus)等提出认知评价在应激中的重要性,Lazarus 曾指出,应激的发生并不伴随特定的刺激或特定的反应,而是发生于个体察觉或估价一种有威胁的情景之时。此后弗克曼

(S. Folkman)和 Lazarus 等进一步研究应对方式在应激过程中的重要性,形成了所谓的认知应激过程理论。

综上所述,应激是不断发展的概念,不同学术领域和不同专业工作者对应激的认识还存在不同程度的差异。但国内心理学工作者比较一致地认为,应激是由应激刺激(应激源)、应激反应和其他许多有关因素所构成的多因素的概念,但这些因素之间的关系,需要进一步研究探索。

根据应激学说的发展历史和 20 世纪七八十年代国外各种应激有关研究成果,需要提出一种具有一定概括性的心理应激定义。20 世纪 80 年代,国内医学心理学书中开始出现有关心理应激的专门章节,总体上是将心理应激看作是由应激源(生活事件)到应激反应的多因素作用"过程"(图 6-1)。

根据"过程"理论思路,心理应激的定义是个体在察觉需求与满足需求的能力不平衡时倾向于通过整体心理和生理反应表现出来的多因素作用的适应过程。

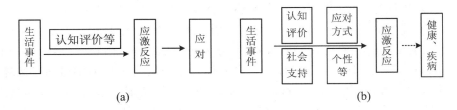

(a) (b)

图 6-1 心理应激过程模型

(a) 国内应激作用过程模型之一(李心天,1991);(b) 国内应激作用过程模型之二(姜乾金,1993)

该定义强调,应激是个体对环境威胁和挑战的一种适应和应对"过程",其结果可以是适应的和不适应的;应激源可以是生物的、心理的、社会的和文化的;应激反应可以是生理的、心理的和行为的;应激过程受个体多种内外因素的影响;认知评价在应激作用过程中始终起关键性的作用。

需要注意的是,心理应激作用过程涉及的各因素之间并无清晰的界线,有时要确定它们在心理应激作用过程中的具体位置(可能是原因、结果、影响因素)并非易事。例如,Rent 在其著作中曾将个人评价和应对方式也列入应激反应概念之中;而 Lazarus(1984)曾将除认知评价以外的各种应激反应变量都归入应对范畴;Andrew 同年还将认知评价也归入应对等。类似这种界线问题目前在应激研究中仍然存在。

实际上,应激所涉及的各种有关变量之间都存在着交互的关系。姜乾金等自 1987 开始,以癌症等为研究对象,对应激有关因素与健康的关系作了一系列的探索,认为应激不仅仅是从生活事件到应激反应的"过程",例如,生活事件作为"过程论"的"应激源",不同的病人会对其做出不同的认知评价,不同的评价结果又趋向于采用不同的应对方式,从而也会有不同的反应结果和反过来影响生活事件本身;认知评价、应对方式和社会支持等作为"过程论"的"中间因素",同样也分别受其他各种因素的互相影响和制约。因此,应激或者压力是多因素相互作用的系统(图 6-2)。

　　大量实证研究结果构成了这一心理压力系统论(the theory of psychological stress system)的基本法则:① 应激是多因素的系统(显示人是生活在多因素的压力系统之中)。② 各因素之间是互动的(即各因素互为因果,且易形成良性或恶性循环)。③ 各因素之间处于动态平衡(即系统的动态平衡决定是否适应以及健康能否保持)。④ 认知评价是关键因素(认知因素在系统失衡中有关键的意义)。⑤ 人格特征是核心因素(人格因素在系统是否失衡中起核心作用)。

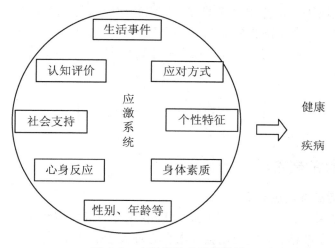

图 6-2　心理应激多系统模型

二、心理应激系统论与心理护理

　　心理应激系统包括生活事件、认知因素、应对方式、社会支持、个性特点、心身反应及其他有关心理社会和生物学因素,这些因素称为应激有关因素或简称应激因素。心理应激系统论模型为护理工作提供了一种框架思路。

　　首先,心理应激系统论有助于从整体上认识病人的心理问题。个体实际上是多因素的系统,并且是多因素的动态平衡系统。如一位疾病初级阶段适应良好的病人可以在疾病康复期出现心理问题,是由于疾病初级阶段的多因素是平衡的,但不能保证疾病康复期内外环境下的系统也能平衡;多因素系统中的任何因素都可能诱发系统的整体失衡,上述康复期病人的心理问题可能仅仅因为某一次医患人际冲突而诱发,但不能认为这一人际冲突就是他的心理问题的所有原因。所以,我们在护理工作过程中对待病人的心理问题,应该从系统的角度,全面地、动态地、多因素地加以评估与分析,具体地说,应该涉及生活事件、认知评价、应对方式、社会支持、人格特征和心身反应等多因素。

在护理技术方面,通过多因素的系统分析,有利于设计各种有效干预手段的组合。例如,可以从消除或降低多种应激因素的负面影响入手,包括帮助病人控制或回避应激源、改变认知评价、改善社会支持水平、应对指导和松弛训练等,达到整体干预的目的。

具体的心理护理措施可以从以下几个方面考虑:① 要以人为本。必须认识到个体实际上是生活在多种应激和中间影响因素相互作用的动态平衡之中,心理护理就是要找出影响平衡的中介。② 要以生物-心理-社会医学模式审视病人和病因。重视在疾病发生发展中的心理、社会应激因素或其他中间因素的作用及其相互作用的内在规律。③ 采取合理的方法消除心理应激的负面影响。④ 建立社会支持系统。缺乏社会支持的个体,在应对各种急性应激时易产生焦虑、抑郁等负性情绪,从而影响其免疫功能。所以,在开展心理护理时,社会支持系统是一个不可忽视的因素。

第二节　生活事件

一、生活事件的概念

(一) 生活事件与应激源

生活事件(life events)是指造成心理应激并可能进而损伤躯体健康的主要刺激物。虽然当今世界上大量的刺激是来自心理社会的变化,但目前实际研究中的生活事件除了心理因素、社会因素和文化因素外,还包括了生物学因素,如手术、分娩、患病等。将生活事件看作应激源(stressor)的同义词,也包括生物、心理、社会和文化等方面的刺激。

(二) 生活事件的现象学分类

根据现象学,常见的生活事件包括工作方面、人际关系方面、家庭方面、经济方面和健康方面等。

1. 工作方面　包括长期高温、低温、噪音、矿井等环境下的工作;高度注意力集中和消耗脑力的工作;从事长期远离人群(远洋、高山、沙漠)、高度消耗体力、威胁生命安全、经常改变生活节律以及单调重复的流水线的工作;超出本人实际能力限度的工作;调动、转岗或离岗等。

2. 人际关系方面　包括与领导、同事、邻里、朋友之间的意见分歧和矛盾冲突等。

3. 家庭方面　包括寻觅配偶、失恋、夫妻不和、分居、外遇和离婚;亲人亡故、患病、外伤、手术和分娩;子女管教困难、照料老人、住房拥挤以及家庭成员关系紧张等。

4. 经济问题方面　包括经济上的困难或变故,如负债、失窃、亏损和失业等。

5. 健康问题方面 指疾病或健康变故给个人造成的心理威胁,如癌症、健康恶化和心身不适等。

(三)按事件对个体的影响分类

1. 正性生活事件(positive events) 指个人认为对自己的心身健康具有积极作用的事件。日常生活中有很多事件具有明显积极意义,如晋升、提级、立功、授奖等。但也有在一般人看来是喜庆的事情,而在某些当事人身上出现消极的反应,如结婚对于某些当事人却引起心理障碍,成为负性事件。

2. 负性生活事件(negative events) 指个人认为对自己产生消极作用的不愉快事件。这些事件都具有明显的厌恶性质或带给人痛苦、悲哀心境,如亲人死亡、患急重病等。

研究证明,负性生活事件与心身健康相关性明显高于正性生活事件。因为负性生活事件对人具有威胁性,会造成较明显、较持久的消极情绪体验,导致机体出现病感或疾病。

二、生活事件的量化

1967 年,美国华盛顿大学医学院的精神病学专家霍尔姆斯(Holmes)和雷赫(Rahe)通过对五千多人进行社会调查和实验所获得的资料编制了社会再适应评定量表(social readjustment rating scale,SRRS)。量表(表 6-1)中列出了 43 种生活事件,每种生活事件标以不同的生活变化单位(life change units,LCU),用以检测事件对个体的心理刺激强度,其中配偶死亡事件的心理刺激强度最高,为100 LCU,表示个人去重新适应时所需要付出的努力也最大。利用这个量表可以检测一个人在某一段时间内所经历的各种生活事件,并以生活变化单位(LCU)来度量。Holmes 对经历了不同事件的人进行多年的追踪观察,认为生活事件与 10年内的重大健康变化有关。如果在一年中,当总分超过 300 分时,使用者面临生病的风险;当总分介于 150 分和 299 分之间时,使用者面临生病的中等风险;当总分低于 149 分时,使用者面临的生病风险微不足道。

表 6-1 社会再适应评定量表(SRRS,成人)[①]

等级	生活事件	LCU	等级	生活事件	LCU
1	配偶的死亡	100	5	家庭成员死亡	63
2	离婚	73	6	个人受伤或患病	53
3	夫妻分居	65	7	结婚	50
4	坐牢	63	8	被解雇	47

---

① Holmes T H, Rahe R H. Sovial readjustment rating scale [J]. Journal of Paychosomatic Research,1967(2):216.

续表

等级	生活事件	LCU	等级	生活事件	LCU
9	复婚	45	27	上学或毕业	26
10	退休	45	28	生活条件的变化	25
11	家庭成员健康变化	44	29	个人习惯的改变	24
12	妊娠	40	30	与上司的矛盾	23
13	性的困难	39	31	工作时数或条件变化	20
14	家庭增加新成员	39	32	搬迁	20
15	业务上的再调整	39	33	转学	20
16	经济状况的变化	38	34	娱乐改变	19
17	好友死亡	37	35	宗教活动变化	19
18	工作性质变化	36	36	社会活动变化	18
19	夫妻不睦	35	37	抵押或贷款少于万元	17
20	抵押超万元	31	38	睡眠习惯上的变化	16
21	抵押品赎回权被取消	30	39	一起生活的家庭成员数目变化	15
22	工作职责上的变化	29	40	饮食习惯改变	15
23	儿女离家	29	41	休假	13
24	姻亲纠纷	29	42	圣诞节	12
25	杰出的个人成就	28	43	轻微违法行为	11
26	妻子开始或停止工作	26			

　　研究证明,类似 SRRS 这种客观定标的生活事件单位与疾病的相关程度较低($r=0.30\sim0.40$)。这说明评定生活事件所致的应激强度和应激反应的类型还应考虑许多其他因素,特别是认知因素的影响。因而在 Holmes 以后,不断出现各种以被试者自己估计应激强度的生活事件量表。在这些量表中,各种生活事件由被试者按事件对自己的影响程度做出评分,并以事件的正、负性质分别计分和统计。这些量表所获的生活事件分与健康和疾病的相关性有明显的提高。国内杨德森(1988)等也编制了同类生活事件量表。

表 6-2　生活再适应评定量表(未成年人)①

等级	生活事件	LCU	等级	生活事件	LCU
1	父亲或者母亲去世	100	21	与男朋友(女朋友)断交	53
2	意外怀孕或者流产	100	22	开始谈恋爱	51
3	结婚	95	23	辍学	50
4	父母离异	90	24	开始吸毒或者饮酒	50
5	产生看得见的畸形	80	25	弟弟或者妹妹出生	50
6	成为孩子的父亲	70	26	与父母争吵的次数增加	47
7	父亲或者母亲被判入狱 1 年以上	70	27	父亲或者母亲失业	46
8	父母分居	69	28	出色的个人成就	46
9	有兄弟姐妹去世	68	29	父母收支状况变化	45
10	被同龄人接纳程度的变化	67	30	进入大学学习	43
11	有姐妹意外怀孕	64	31	高中阶段学习	42
12	发现自己是养子(女)	63	32	有兄弟姐妹住院	41
13	父亲或者母亲与继母(父)结婚	63	33	父亲或者母亲不在家的时间增加	38
14	亲密朋友死亡	63	34	有兄弟姐妹离开家庭	37
15	有看得见的先天性畸形	62	35	家庭增加了父母以外的成年人	34
16	得过需要住院治疗的重病	58	36	成为教会的全权会员	31
17	在学校考试不及格	56	37	父母间争吵减少	27
18	未参加过课外活动	55	38	与父母的争吵减少	26
19	父亲或者母亲住院	55	39	母亲或者父亲开始工作	26
20	父亲或者母亲被判入狱 30 天以上	53			

三、生活事件与健康

　　生活事件是最早被注意的影响健康的心理应激因素之一。大量研究表明,生活事件可以引致个体疾病甚至死亡。当代的研究则进一步阐明了生活事件的质和

① http://blog. sina. com. cn/s/blog_5200791b01010m4t. html.

量与健康和疾病的关系。

在质的研究方面,国内外大量资料证明,生活事件的致病性与其性质有关。那些伴有心理上丧失感的生活事件,如丧偶、家庭成员的死亡等对健康的危害最大。此外,过度紧张的学习或工作、人际关系不协调等也对健康有重要影响。

生活事件的数量也决定其对健康和疾病的影响程度。当一个人在一定的时期内连续遭遇多种严重生活事件,其对个体的考验程度将大大提高,往往容易导致对健康的损害。但平时虽然有较多的生活事件,只要其性质较平和,有时反而能增强个体对应激的抵抗力(姜乾金,1990)。

目前,许多研究正在转向探索生活事件是如何与其他多种心理应激有关因素相互作用,通过何种机制影响健康和疾病的。

思考题

生活中,您遇到了哪些生活事件?它给您个人生活带来哪些影响?您又是如何处理的呢?

第三节 应 激 反 应

一、应激反应概念

所谓应激反应(stress reaction)是指个体因为应激源所致的各种生物、心理、社会、行为方面的变化,常称为应激的心身反应(psychosomatic response),见表6-3。

表6-3 应激的心身反应

行 为 表 现	生 理 表 现	情 绪 表 现
1. 工作能力或效果下降	1. 血压升高	1. 焦虑或急躁不安
2. 判断力降低,失误增多	2. 肌肉紧张或僵硬	2. 紧张感
3. 思维缓慢或停顿	3. 心跳、呼吸加快	3. 易激怒
4. 记忆力降低	4. 手心出汗或发冷	4. 恐惧、多疑
5. 注意力下降或难以集中	5. 紧张性头痛	5. 倾诉增多
6. 创造性工作能力下降	6. 胃痛	6. 抑郁
7. 开始或增加饮酒或药物	7. 低热	7. 哭泣
8. 吸烟或喝咖啡	8. 食欲下降	8. 冲动、敌意、争斗
9. 生病或不适频率增加	9. 尿频	9. 自残或毁物
10. 疲乏、缺乏活力与兴趣	10. 睡眠困难或易醒	10. 内疚、自责、自杀倾向
11. 发生事故的频率增加	11. 休息不好或萎靡不振	11. 无价值感

由于各种应激因素存在交互关系,在应激研究中要对应激反应概念作严格的界定,实际上有一定的难度。例如,个体由于生活事件引致的认知评价活动,其本身就是事件引起的一种心理"反应"。同样,许多应对活动也可以被看成是对生活事件的"反应",甚至许多继发的主观事件也仅仅是个体对原发事件的进一步"反应"。

二、应激的心理反应

应激的心理反应包括积极的心理反应和消极的心理反应。积极的心理反应有利于机体对信息的正确评价,选择应对策略和保证应对能力的有效发挥,它包括适度的觉醒水平,注意力集中,积极的思维和动机调整及适度的情绪紧张度。消极的心理反应包括过度警觉导致的紧张焦虑,过低或过高的情绪张力,兴趣降低,放弃责任等,降低个体适应环境的能力,其具体的表现有:

1. 认知反应　强烈的应激对认知活动产生不良影响,导致如感觉过敏或歪曲,思维或语言迟钝或混乱,自知力下降,自我评价降低等现象。在急性应激状态或某些神经症病人身上可以看到上述症状。

2. 情绪反应　应激可导致焦虑、恐惧、愤怒和抑郁等多种不良情绪,而焦虑是应激最常见的一种情绪反应,适度的焦虑可提高人的警觉水平,以适当的方式应对应激源,有利于个体适应外界环境的变化。但过度的焦虑能破坏个体的认知能力,使人难以做出符合理性的判断和决定,焦虑所伴随的自主神经功能紊乱可导致心慌、胸闷、多汗等多种躯体症状,导致或加重原有的躯体疾病。

3. 行为反应　应激状态下个体的行为表现为"战"或"逃"两种类型。"战"在人表现为接近应激源,分析现实,研究问题,寻找解决问题的途径。"逃"则是远离应激源的防御行为。此外,还有一种既不"战"也不"逃"的行为,称为退缩性反应,表现为顺从、依附和讨好,与保存实力和安全需要有关,具有一定的生物学和社会学意义。

4. 自我防御反应　借助于自我防御机制,个体面对环境的挑战,对自己的应对效果做出新的解释,以减轻应激所引起的紧张和内心痛苦。

三、应激的生理反应

应激源作用于人体时,中枢神经系统对应激信息接收、整合,传递至下丘脑,下丘脑通过交感-肾上腺髓质系统,释放大量儿茶酚胺,增加心、脑、骨骼肌的血流供应。同时,下丘脑分泌的神经激素可兴奋垂体-肾上腺皮质系统,广泛影响体内各系统的功能。严重而持续的应激可引起机体生理功能的紊乱和失衡,以至于引发病理性改变。塞里最先描述了应激生理反应动态发展的三个阶段。

(1) 第一阶段(警戒期):表现为体重减轻、肾上腺皮质增大。外周反应为肾上腺素分泌增加、血压升高、脉搏与呼吸加快、心、脑器官血流量增加、血糖上升,等等。这些反应唤起了体内的防御能力,使机体处在最好的状态,以应付紧张性处境,或战斗或逃跑。如果应激源非常严重,可以直接引起动物死亡。若机体处于持续的有害刺激下,又能度过第一阶段,则会转入下一个阶段。

(2)第二阶段(阻抗期):表现为体重恢复正常,肾上腺皮质变小,淋巴结恢复正常,激素水平恒定。这时机体对应激源表现出一定的适应,对其抵抗能力增强。若机体继续处在有害刺激下或刺激过于严重,则会丧失所获得的抵抗力而进入下一个阶段。

(3)第三阶段(衰竭期):表现为肾上腺增大,最终耗竭。体重再次减轻,淋巴系统功能紊乱,激素再次增加,然后耗竭,此时警戒期的症状再次出现。若应激刺激仍不能消除,上述征象将变得不可逆转,导致动物死亡。严重应激状态下的各个阶段都会对机体造成伤害。塞里的应激生理模式较适合在重大的急性应激中的机体反应情况,而对于轻至中度的慢性应激过程,机体的反应是一种积累效应,适应阻抗期可维持相当长的阶段,衰竭期也可能不发生。慢性应激过程在现实生活中更常见,是影响个体心理和躯体健康的重要因素。

应激的生理反应以及心身中介机制(mediating mechanism)都涉及神经系统、内分泌系统和免疫系统。这三条中介途径构成了一个整体,即神经-内分泌-免疫网络系统。

1. 心理-神经中介机制 主要通过交感神经-肾上腺髓质轴进行调节。当机体处在急性应激状态时,应激刺激被中枢神经接收、加工和整合后,将冲动传递到下丘脑,使交感神经-肾上腺髓质轴被激活,释放大量儿茶酚胺,引起肾上腺素和去甲肾上腺素的大量分泌,导致中枢兴奋性增高,从而导致心理的、躯体的和内脏的功能改变,即所谓的非特应系统(ergotropic system)功能增高,而与之对应的向营养系统(trophotropic system)功能则降低。结果,网状结构的兴奋增强了心理上的警觉性和敏感性;骨骼肌系统的兴奋导致躯体张力增强;交感神经的激活,会引起一系列内脏生理变化,如心率、心肌收缩力和心输出量增加,血压升高,瞳孔扩大,汗腺分泌增多,血液重新分配,脾脏缩小,皮肤和内脏血流量减少,心、脑和肌肉获得充足的血液,分解代谢加速,肝糖原分解、血糖升高、脂类分解加强、血中游离脂肪酸增多等,为机体适应和应对应激源提供充足的机能和能量准备。必须指出,如果应激源刺激过强或时间太久,也可造成副交感神经活动相对增强或紊乱,从而表现心率变缓,心输出量和血压下降,血糖降低造成眩晕或休克等。

2. 心理-神经-内分泌中介机制 塞里曾用"一般适应综合征"(GAS)来概括下丘脑-腺垂体-肾上腺皮质轴被激活所引起的生理反应,并描述了 GAS 三个不同阶段生理变化的特点。当应激源作用强烈或持久时,冲动传递到下丘脑引起促肾上腺皮质激素释放因子(CRH)分泌,通过脑垂体门脉系统作用于腺垂体,促使腺垂体释放促肾上腺皮质激素(ACTH),进而促进肾上腺皮质激素特别是糖皮质激素氢化考的松的合成与分泌,从而引起一系列生理变化,包括血内 ACTH 和皮质醇、尿中 17 - OHCS 增多；血糖上升，抑制炎症，蛋白质分解，增加抗体等。

　　研究发现，当人在飞行跳伞、阵地作战、预期手术、学生参加考试等应激情况下，都有上述两轴系统即肾上腺皮质和肾上腺髓质的被激活。在应激反应中，胰腺和甲状腺也起一定作用。

　　3. 心理-神经-免疫机制　　免疫系统并非一个功能自主的单位，在应激反应过程中，免疫系统与中枢神经系统进行着双向性调节。一般认为，短暂而不太强烈的应激不影响或略增强免疫功能，强烈的应激则显著抑制细胞免疫功能。长期较强烈的应激会损害下丘脑，造成皮质激素分泌过多，使内环境严重紊乱，从而导致胸腺和淋巴组织退化或萎缩，抗体反应抑制，巨噬细胞活动能力下降，嗜酸性细胞减少和阻滞中性白细胞向炎症部位移动等一系列变化，从而造成免疫功能抑制，降低机体对抗感染、变态反应和自身免疫的能力。

四、影响应激反应的因素

　　现实生活中应激事件是普遍存在和难以避免的，但是个体对应激源的反应方式和强度存在很大的个体差异，有些人遭遇应激事件会产生强烈的反应，甚至导致疾病，而另一些人在同样的应激环境中则适应良好。那么影响应激反应强度的因素有哪些呢？

　　1. 应激源的性质　　与应激反应的程度有关，主要有：① 应激源的强度。严重的应激源（亲人的死亡、家庭破裂、身患重病）往往导致强烈的应激反应或引发重大疾病或心理行为紊乱，而轻度的应激源一般不会产生严重的反应。② 应激源的波及范围。应激源涉及的范围越广，应激反应就越强烈。③ 应激源的持续时间。有些应激源持续时间较短（较小的手术），而有些应激源则长期存在（如某些慢性疾病或难以康复的疾病）。应激源持续时间越长，应激反应越持久，对心身的影响越大。④ 应激源或应激情境的可控制性。实验证明，可控制性应激事件对个体的影响较不可控制应激事件小。当应激源被个体评价为可控制时，个体倾向于采用问题指向性应对，会产生良好的应对效果，应激反应较轻。反之，当应激源不可控制时，个体倾向于产生情绪问题，应激强度也随之增大。⑤ 合并多种应激源。当个体同时应对多种应激源时，合并应激源强度越高，时间越长，数量越多，则应激反应就越强烈。个体对应激付出的心理生理能量越多，对心身功能的损害就越严重。

　　2. 认知评价　　对同一类应激源，可因个体对事物的认知、评价、体验和观念的不同而存在很大的差异，并表现出不同的情绪反应和生理反应。Lazarus（1966）首创威胁性评价的概念，认为事物引起应激是由于它威胁人的安宁，凡被知觉为有威胁的事件均可导致应激反应。评价除有原发性评价、继发性评价以外，还有根据两次评价提供的信息来看待潜在应激源的再评价。另外，认知评价与个体的抱负水平有关，如个体对某事件的抱负水平（期望值）高于实际所达到的标准，那么，不管实际水平有多高，个体的反应还是遭受挫折，导致应激。详见本章第四节"认知评价"的主要内容。

3. 人格因素　人格特征影响个体对环境的适应能力,也决定个体对应激源的反应方式和强度及所采取的应对技巧。内向型性格的人在应激状态下多表现为冷静、沉默或压抑,而外向型性格者则多表现为愤怒、痛苦或高兴。人格体系中的认知、行为控制等成分,也会对个体的应激反应产生影响。

4. 社会支持　社会支持是指在应激状态下,个体受到的来自社会各方面的心理上和物质上的支持或援助。当某人遭遇应激或不幸时,家庭、亲友、同事及社会各方面的关心、支持和理解可以有效地降低或缓解应激的强度,平稳地渡过应激期,摆脱困境。研究指出,缺少或不能很好地利用社会支持系统的个体,面对同样强度的应激刺激,心理和生理上的反应都相对较为显著。

5. 应对能力　恰当评估应激事件和自己的应对能力,并能合理运用心理防御机制,能较好地适应和应对应激源。过高或过低估计自己的应对能力,或对应激事件缺乏足够的心理准备而导致不能很好地应对应激事件者,则应激强度高。

五、应激反应的评定

1. 自我报告法　用 SCL-90 项症状清单、状态一特质焦虑问卷、Beck 抑郁问卷等评定。

2. 行为测量法　可以通过服用药物、饮酒、吸烟等以及其他行为作为应激大小的行为指标。问题解决能力的改变或任务完成水平的改变也可以作为应激大小的一个测量指标。

3. 生理和生化测量法　心跳加快、血压升高、呼吸频率加快、皮肤导电性能变化、肾上腺素的变化等可以作为测量指标。

4. 应激的多水平测量方法　(Naomi Lester 等,1994)包含了四个不同的测量水平,分别是自我报告水平、行为水平、生理水平和生物化学水平。

六、应激与健康

心理应激反应在健康和疾病中具有重要的理论和实际意义。首先,应激反应是个体对变化着的内外环境所做出的一种适应,这种适应是生物界赖以发展的原始动力。对于个体来说,一定的应激反应不但可以看成是及时调整与环境的契合关系,而且这种应激性锻炼有利于人格和体格的健全,从而为将来的环境适应提供条件。可见,应激的反应并不总是对人体有害,这已被各种研究所证实。

其次,毕竟各种应激反应涉及个体的心身功能的整体平衡。临床医学中的许多问题实际上就是平衡与不平衡的关系,例如生理与病理、健康与疾病。研究证明,应激反应与一些功能性疾病的症状,即与所谓的功能性症状或心身障碍之间具有直接联系。许多证据显示,目前严重影响人类健康的疾病当中,多数与心理应激因素的长期作用有关,这些疾病即心身疾病。从应激的心身反应,到心身障碍的心身症状,再到心身疾病,在逻辑上显然存在某种联系。这就是病因心理学的重要研究领域,也是心理应激理论和实际研究中的重要课题。心理应激与疾病之间的关系由此建立起了联系。详见第十章"心身疾病的心理护理"的主要内容。

适度的心理应激可以提高个体在现实生活中的适应能力,提高注意力和工作效率,促进人格的成长与发展,提高心身健康水平。

但是,持久而强烈的应激、长期的紧张和困扰,可引起交感-肾上腺、下丘脑-垂体-肾上腺皮质系统、垂体-甲状腺系统活化,可能产生高血压、冠心病、脑血管病等。其原因可能是应激导致持久、过强的失望、无助、压抑和孤独等使副交感神经、垂体-肾上腺皮质系统障碍而易产生哮喘、溃疡病、肿瘤等,应激导致心身疾病已被多项实验所证实。

应激会对心理活动产生不利影响。从发展的观点看,不良的生活环境或应激影响儿童和青少年的心理发展,导致发展缓慢或停止,引发各种情绪、认知和人格问题,并影响其成年后的社会适应能力,甚至出现发展危机,导致攻击、吸毒、卖淫等不良行为和心理障碍的发生。成人后,应激可破坏原有的心理平衡,出现心理功能失调,导致神经症、性偏好障碍、精神活性物质滥用等障碍,严重者可导致精神分裂症、反应性精神障碍等精神疾病。老年人若遭遇孤独、创伤等事件,可导致老年性痴呆等疾病的发生。

在我们的生活中,应激事件常伴随于我们左右,我们必须要学会正确地看待应激,客观的评价应激,冷静地应对应激,尽可能减少或者避免应激所带来的身心危害。对于应激我们要尽可能的报以积极的心态,并进行适应和干预,努力提高自身的素质,提高适应应激的能力和水平,努力让自己做到有的放矢、应对自如、有张有弛。

思考题

心理应激对个体健康产生什么样的影响?如何避免其对机体不利的影响呢?

第四节 认 知 评 价

一、认知评价的概念

所谓评价(evaluation or appraisal),是指个体对遇到的生活事件的性质、程度和可能的危害情况做出估计。Folkman 和 Lazarus(1984)将个体对生活事件的认知评价过程分为初级评价(primary appraisal)和次级评价(secondary appraisal)。初级评价是个体在某一事件发生时立即通过认知活动判断其是否与自己有利害关系。这里的所谓"利害关系",不完全指物质需要方面的关系,如对方夺走自己的财物,而更多的是精神需要方面的关系,如家人、朋友和爱人的关心等。一旦得到有关系的判断,个体立即会对事件是否可以改变(即对个人的能力)做出估计,这就是次级评价。伴随着次级评价,个体会同时进行相应的应对活动,如果次级评价事件是可以改变的,采用的往往是问题关注应对;如果次级评价为不可改变,则往往采用情绪关注应对。

二、认知因素在应激中的作用

对生活事件的认知评价直接影响个体的应对活动和心身反应,因而是生活事件到应激反应的关键中间因素之一。Lazarus 早期曾认为,应激发生于个体察觉或评估一种有威胁的情景之时,具体地说是关于对需求以及处理需求的能力的察觉和评估,甚至认为应激不决定于具体的刺激和反应。但认知评价本身也受其他各种应激有关因素的影响,如社会支持一定程度上可以改变个体的认知过程,个性特征也间接影响个体对某些事件的认知,而生活事件本身的属性不能说与认知评价无关。所以,在近年的许多实际病因学研究工作中,虽然仍将认知因素作为应激的关键性中间变量来对待,但毕竟还要考虑其他有关应激因素的综合作用,见图 6-3。

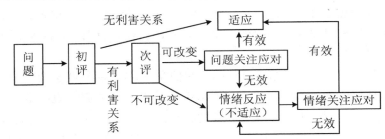

图 6-3 事件、评价、应对与应激过程[1]

三、认知因素的量化

认知评价在应激过程和心理病因学中的重要性与其量化研究程度两者之间并不相称。虽然 Folkman 本人曾对认知评价活动进行过定量研究,但至今尚缺乏经典的用于对生活事件做出认知评价的测量工具。不过目前有一些自我估分的生活事件量表,实际上已部分结合个人认知评价因素。在临床心理研究工作中,也可以采用问卷或访谈的方法,让被试对有关事件的认知特点一一做出等级评估。国内近年的不少研究就是采用这样的方法,并且结果都证明认知评价在生活事件与疾病的联系中确实起着重要的中介作用。

---

① 姜乾金. 医学心理学理论,方法与临床[M]. 北京:人民卫生出版社,2012.

四、认知因素与健康

认知是影响个体心理健康水平和幸福感的重要因素。认知因素是许多心理疾病的直接原因,也是某些心身疾病和躯体疾病的间接原因。在"想出毛病来"和"杯弓蛇影"现象中,认知因素都占据主导作用。虽然认知因素可以致病,但更多的研究证明,认知因素与其他多种因素一起共同起作用。在医学临床中,病人对待疾病的认知评价,会直接或间接影响主诉,影响诊断与治疗,影响护患关系,对疾病的治疗、护理带来不利的影响。

思考题

如何避免歪曲的或错误的认知对健康造成不利的影响呢?

第五节 应 对

一、应对的概念

也称应对策略,应对一词由"cope"变化而来,其原意为个体有能力或成功地对付环境的挑战,或处理问题。传统的应对研究来自两个领域:一是动物实验,如把动物置于危险的情境中,动物出现的回避和逃跑行为就是应对行为,这种观点将应对看作是本能的行为。这类研究由于不考虑个体差异和认知过程,对于理解人类的应对机制显然过于简单,另一领域是来自弗洛伊德的心理防御机制的理论,认为人在对付紧张和日常问题时,常常采用压抑、投射、合理化、转移等方式应对。

不同学者对应对有不同的理解,拉扎勒斯(Lazarus)的定义是,应对是个体为实现被自己评价为超出自己能力资源范围的特定内外环境要求而做出的不断变化的认知和行为努力。其含义包括:① 应对是有目的的努力,这种努力包括不断地改变个体的认知结构和行为,其目的旨在缓解或消除由应激源所引起的应激反应。② 应对与自主性适应行为不同,它的模式是应激源→认知评价→应激反应→应对,即是对心理应激的应对。③ 应对指向个体努力去处理什么。④ 应对中"处理"的含义主要包括降低、回避、忍受和接受应激的条件,也包括试图对环境加以控制。

有学者认为,应对包括有意识应对和无意识应对。从发展的观点看,个体首先发展了无意识的应对过程,然后,才发展有意识的应对技巧。这两种应对技巧在功能上有所不同,个体对其改变和调控的程度也存在差异。对应对的研究和测量应包含上述两种应对。

二、应对的分类

人类应对应激的方式非常多,从应对活动的主体角度看,应对涉及个体的心理活动(如再评价)、行为操作(如回避)和躯体变化(如放松);从应对活动和应激过程的关系看,应对涉及应激各个环节,包括生活事件、认知评价、社会支持和心身反应;从应对活动的指向性来看,有针对问题的应对和针对情绪的应对。因此,应对的分类较为困难,大多数研究者是根据自己的研究结果对应对进行分类。

1. Lazarus 的分类　Lazarus 等(1980)对应对提出了三种基本类型:① 积极的认知应对。指个体希望以一种自信而有能力控制应激的乐观态度来评价应激事件,以便在心理上能采取更有效的方式应对应激。② 积极的行为应对。指个体采取明显的行为,希望以行动来解决问题。③ 回避应对。指个体企图通过回避主动对抗或采用间接的方式(如过度进食、酗酒、吸烟)来缓解与应激有关的紧张情绪。

2. Folkman 和 Lazarus 的分类　Folkman 和 Lazarus (1966)提出应对类型可分为问题指向性应对(problem-focused coping)和情绪指向性应对(emotion-focused coping)。问题指向性应对是指直接指向应激源的应对方式,包括事先应对和寻求社会支持。情绪指向性应对则是指通过改变个体对应激事件的反应即改变或减轻不良情绪的应对方式,包括宣泄、放松、信教等方式。

3. Moos 和 Schaefer 的分类　Moos 和 Schaefer 根据应对努力的方式先把应对分为认知性和行为性两类,然后考虑应对取向性因素,进一步划分出认知探索型、行为探索型、认知回避型、行为回避型四大类(包含八个亚型)。

三、应对的评估

应对是心理应激过程中的重要中介因素,与应激的强度和结果密切相关。由于应对有着非常丰富而又不统一的内涵,致使应对的分类和测量较为困难。

目前,对应对的评估主要采用自我报告、半结构式访谈、他人报告和行为观察等方法。其中,根据自我报告和他人报告的研究和相关分析较多,而根据半结构式访谈和行为观察的研究相对较少,标准化程度也较低。应对评估涉及发展、健康、疾病等多个领域,国内对应对进行动态的、深入研究的报告较少。目前,国内正式出版的应对方式测量工具有以下几种。

1. 应对方式问卷　由肖水源等编制,适用于 14 岁以上的青少年、成年和老年人;文化程度要求在初中及初中以上;除痴呆和重性精神病之外的各种心理障碍者均可应用。问卷共包含 62 个陈述式问题,要求被试做选择性回答。应对方式问卷可测量解决问题、自责、求助、幻想、退避及合理化 6 个量表的内容。

2. 防御方式问卷　最初由加拿大学者邦德(M. Bond)于 1983 年编制,分别于 1986 年和 1989 年两次修订。目前国内应用的是最后一次修订的问卷,适用于正常人和各种精神障碍。防御方式问卷共包括 88 个项目,每个项目均采用 1～9 级的九级评分方法,能测定从成熟到不成熟的比较广泛的防御行为。防御方式问卷目前国内外尚无常模,研究宜设立对照组。

3. 特质应对方式问卷　由姜乾金主持编制,该问卷共包含 20 个条目,被试对每个条目进行 1～5 级选择回答,分别测定被试消极应对和积极应对的得分情况。特质应对方式问卷具有 1 305 例健康人的样本,从而形成了健康人的常模,即消积应对(negative coping)为 30.26±8.74;积极应对(positive coping)为 21.25±7.14。

4. 简易应对方式问卷　简易应对方式问卷由积极应对和消极应对两个维度(分量表)组成,包括 20 个条目,采用四级评分的方法。编制者应用此量表测查了城市 20～65 岁、文化程度由小学到大学、职业范围广泛的人群 846 人(男性514 人,女性 332 人)。样本的积极应对维度平均分为 1.78±0.52;消极应对维度平均分为 1.59±0.66。

5. 医学应对问卷　医学应对问卷是基于不同疾病的病人可能会存在不同的应对策略,不同的应对策略可能会影响疾病的进程。由 H. Feifel 等编制的医学应对问卷即是为数有限的专用于病人的应对量表。此量表原本含 19 个条目,在翻译和修订过程中另增加一条,故中文本中共含有 20 个条目。各项目按 1～4 级的四级计分,通过测查可获得 3 个因素,分别为面对、回避和屈服。医学应对问卷又以各类临床病人 650 例为对象的标准化分析,显示其信度和效度满意。650 例病人的测试结果为“面对”=19.48±3.81,“回避”=14.44±2.97,“屈服”=8.81±3.17。

另外,应对方式还包括个体利用和获得社会支持的多少,国内已有社会支持评定量表和领悟社会支持量表可供应用,可参阅第八章。

四、应激干预对策

由于现代应激学说是心身障碍的主要理论基础,因此应激处理对策也就成为干预心身障碍的重要手段。良好的应激处理模式可以有效地降低应激的强度来维护心身健康,这种处理模式的核心称为“重组”(reorganize),包括再思(rethink)、降低(reduce)和放松(relaxation)。

1. 再思　即换一个角度看待问题。任何一件事情都有两面性,个体遭遇应激事件或患有心身疾病时,往往总是考虑其不良的一面,而较少考虑如何去应付它。再思就是要帮助当事人重新评价应激事件或疾病,调整生活方式与心态,如调节生活节奏和饮食习惯,改变吸烟、酗酒等不良行为以及改变非理性信念与思维,等等。

2. 降低　即降低应激源的影响。主要措施包括消除、回避和改变。

(1) 消除:指去除应激源。如消除噪音、改善照明条件、改换交通工具以降低路途遥远造成的应激。对疾病来说消除就是治愈疾病。有些疾病的治愈较为困难,可将其症状、功能调整和康复划分阶段,逐个消除以达到逐个改善。

(2) 回避:有些应激源尤其是某些疾病如疼痛是不可回避的,这时可采用“视而不见”的方法来回避。对某些疾病可采用放松、镇痛、转移注意力等来帮助回避。也可运用心理防御机制进行回避。

(3) 改变:主动改变环境、听音乐、从事个人喜欢的活动,可以改变病人的感知及情绪,从而降低对应激源的感受而降低应激。

3. 放松 主要指心理放松,使思维和情绪恢复平静。有不少人较多地关注自我,尤其是过分关注自己的疾病,造成焦虑感,导致情绪和思维的高度唤起,严重时会加重病情。采用渐进性放松法、生物反馈疗法等可使全身肌肉松弛从而能减轻症状,降低焦虑水平。

4. 释放 应激使机体儿茶酚胺大量释放,扰乱机体内稳态从而损害机体健康。释放能量是对抗应激的手段之一。通过散步、游泳、慢跑、跳舞等有氧运动,生理上可以降低紧张、利用激素、增加脂肪和胆固醇的利用;心理上则可使体内内啡肽、去甲肾上腺素、5-羟色胺、多巴胺更多地释放,从而产生欣快感。运动时可暂时脱离应激源并能降低焦虑,改善心境。除此之外,欢笑与哭泣也可起到释放的作用。

5. 重组 重组是指将上述各种手段结合起来,重新改建新的生活方式。对于长期慢性应激者或患有慢性心身障碍的病人,重组一套适合病情的生活方式对改善心身状态、提高生活质量是极有意义的。

五、挫折与心理防御机制

(一) 心理挫折与应对

1. 心理挫折的概念 心理挫折(psychological frustration)是指个体在从事有目的的活动过程中,遇到无法克服的障碍或干扰,致使个人动机不能实现、个人需要不能满足的情绪状态。挫折既包括挫折情境,又包括挫折感受,两者关系密切。挫折情境导致挫折感受。挫折感受是一种复杂的内心体验,包括烦恼、困惑、焦虑、愤怒等各种负面情绪交织在一起。

2. 挫折产生的原因 导致挫折的原因有很多,一般可以概括为外在因素与内在因素。外在因素主要指环境方面的,包括自然条件和社会条件。外在因素常常是个人意志或能力所不能左右的,如个人无法预料的天灾人祸、意外事件、社会动乱等。

3. 挫折后产生的行为反应 人们在体验到挫折后,无论挫折情境是由客观外在因素还是由主观因素造成的,在情绪和行为上都可产生下列几种反应,如攻击、焦虑、抑郁、倒退、固着和冷漠,这些反应一般是以综合的形式出现的。一个人面对挫折时产生何种反应,取决于情境的性质与特点,也取决于当事者的生活经历、经验和有关的知识等。

研究表明,人对挫折的耐受力受到人的生理条件、过去挫折经验及个人对挫折的主观判断的影响。一般来说,身体强壮的人比体弱多病的人更能容忍挫折;生活中历尽艰辛的人比一帆风顺的人更能忍受挫折。一个心理健康的人,应能体会到挫折是现实生活中的正常现象,不必逃避,也无法逃避,并在可能的范围内予以适应和克服。

(二) 心理防御机制与应对

在日常生活中,我们时常会遇到一些问题、困难和挫折,而我们又是以一种怎样的心态去对待的呢？精神分析学派创始人 Freud 提出了"心理防御机制（mental defense mechanism）理论"，他的女儿安娜·弗洛伊德在其父亲理论的基础上，进一步发展了心理防御机制理论。

心理防御机制是指个体面临挫折或冲突的紧张情境时，在其内部心理活动中具有的自觉地或不自觉地解脱烦恼、减轻内心不安，以恢复心理平衡与稳定的一种适应性倾向。

心理防御机制是自我的一种防卫功能。当本我的欲望与客观实际条件出现矛盾而造成潜意识心理冲突时，这时人就会感到痛苦和焦虑；这时自我可以在不知不觉之中以某种方式调整冲突双方的关系，使超我的监察可以接受，同时本我的欲望又可以得到某种形式的满足，从而起到减轻焦虑的作用，这就是心理防御机制产生的过程。

自我防御机制的特征有：① 防御机制不是有意识地使用的，它们是无意识的或绝大部分是无意识的。② 防御机制是通过支持自尊或自我美化（价值提高）而保护自己并使自己免于受伤害。从它的作用和性质来看，可分为积极的防御机制和消极的防御机制两种。③ 防御机制似有自我欺骗的性质，即以掩饰或伪装我们真正的动机，或否认对我们可能引起焦虑的冲动、动作或记忆的存在而起作用。因此，自我防御机制是藉歪曲知觉、记忆、动作、动机及思维，或完全阻断某一心理过程而防御自我免于焦虑。实际上，它也是一种心理上的自我保护。④ 防御机制本身不是病理的，它们在维持正常心理健康状态上起着重要的作用，但正常防御功能作用改变的结果可引起心理病理状态。⑤ 防御机制可以单一地表达，也可多种机制同时使用。

人类在正常和病态情况下都有可能不自觉地运用心理防御机制。成熟的心理防御机制能够使人保持健康，而不成熟的心理防御机制可能影响人际关系或损害个体的健康。

根据心理成熟度的不同，心理防御机制可以分为以下几类。

1. 自恋心理防御机制（一级心理防御机制）　包括否定、歪曲、外射等，是个体在婴儿早期常使用的心理机制。早期婴儿的心理状态属于自恋的，即只照顾自己、只爱恋自己、不会关心他人，加之婴儿的"自我界限"尚未形成，常轻易地否定、抹杀或歪曲事实，所以这些心理机制即自恋心理机制。

2. 不成熟心理防御机制（二级心理防御机制）　此类机制出现于青春期，在成年人中出现也是属于正常的，包括内向投射、退行、幻想等。

3. 神经性防御机制（三级心理防御机制）　这是儿童的"自我"机制进一步成熟，在儿童能逐渐分辨什么是自己的冲动、欲望，什么是现实的要求与规范之后，在处理内心挣扎时所表现出来的心理机制。

4. 成熟心理防御机制（四级心理防御机制）　是指"自我"发展成熟之后才能表现的防御机制。不仅可以解除或处理现实的困难、满足自我的欲望与本能，而且也能为一般的社会文化所接受,这种成熟的防御机制包括压抑、升华、补偿、幽默等。

在日常生活中,常见的防御机制具体表现如下所述。

(1)压抑(repression):是指当一个人的某种观念、情感或冲动不能被超我接受时,被潜抑到无意识当中去,从而使个体不再因此而产生焦虑、痛苦体验,这是一种不自觉的主动遗忘和抑制。例如,很多人情愿相信自己能中六合彩而不愿想象自己走路被车撞死的危险。其实后一种事件发生的概率远比前者大,是压抑机制的不自觉运用,因为当人意识到每次走路被车撞的威胁时就会感到焦虑,人为了避免焦虑故意将其淡化或遗忘。例如,一位中年妇女的独生女在十八岁时死于车祸,事情发生在十月份。当时她非常痛苦,经过一段时间以后,她把这不堪忍受的情绪抑制、存放到潜意识中去"遗忘"了。可以说感情留在意识之中,而观念却被忽视了。但是这些潜意识中的情绪不知不觉地影响她的情绪,她每年十月份均会出现自发抑郁情绪,自己不知道为什么,药物治疗也无效。

(2)否认(denial):是指有意或无意地拒绝承认一些不愉快的现实,从而保护自我的心理防御方式。如听到亲人突然死亡的消息,为减免突如其来的精神打击会在短期内否认此事的发生。小孩打破东西闯了祸,往往用手把眼睛蒙起来;如癌症病人否认自己患了癌症;妻子不相信丈夫突然意外死亡;某些女孩被人强暴后,回忆起强奸过程会一片空白或记忆不清楚,是无意中启动了否认。

(3)歪曲(distortion):是一种把外界事实加以曲解、变化以符合内心的需要,属于精神病性的心理防御机制。用夸大的想法来保护其受挫的自尊心,这是歪曲作用的特例。因歪曲作用而表现的精神病现象,以妄想或幻觉最为常见。妄想是将事实曲解,并且坚信不疑,如顽固地认为配偶对其不忠。幻觉乃是外界并无刺激,而由脑子里凭空感觉到的声音、影像或触觉等反应,它与现实脱节,是对现实的严重歪曲。

(4)反向形成(reaction formation):也称反向,或者矫枉过正,指意识性地采取某种与潜意识完全相反的看法和行动,因为真实意识表现出来不符合社会道德规范或引起内心焦虑,故朝相反的途径释放。例如,对丈夫前妻留下的孩子怀有敌意的继母,往往特别溺爱孩子,企图证明她没有敌视孩子。再如,过分热情或自我吹嘘的行为是对被压抑在无意识中的那种不好与人交往或自卑的强烈冲动的一种反应。当某人希望照顾自己却明显地照顾别人、"恨"自己真正喜欢的某人或某事物,或者"爱"自己所恨的竞争对手或所不喜爱的职务。例如,某些人发现自己有同性恋倾向却无法接受这个现实,结果成为强烈的反同性恋者。

(5)转移或移置(displacement):在一种情境下将危险的情感或行动转移到另一个较为安全的情境下释放出来。通常是把对强者的情绪、欲望转移到弱者身上。例如,对上级的愤怒和不满情绪,向亲人发泄出来。

(6)投射(projection):也称外射,是主观地将属于自身的一些不良的思绪、动机、欲望或情感赋予到他人或他物身上，推卸责任或把自己的过错归咎于他人，从而得到一种解脱。它包括严重的偏见、因为猜疑而拒绝与人亲热、对外界危险过分警觉。例如，一个学生平时学习不努力，考试作弊，则认为别的同学学习也不努力，考试善于作弊，而且与自己比较有过之而无不及；"以小人之心度君子之腹"也属于这种情况；强奸犯也是认为受害者穿着暴露，才引发他犯罪。

（7）内射（introjection）：或称内向投射，与投射作用相反，指广泛地、毫无选择地吸收外界的事物，而将它们变成自己人格的一部分。由于摄入作用，有时候人们爱和恨的对象被象征地变成了自我的组成部分。如当人们失去他们所喜爱的人时，常会模仿他们所失去人的特点，使这些人的举动或喜好在自己身上出现，以慰藉内心因丧失所爱而产生的痛苦。相反，对外界社会和他人的不满，在极端情况下变成恨自己因而自杀。内投射也可能是自罪感的表现，他们常常模仿死者的一些性格特点来减轻对死者的内疚感。内投射或仿同的对象，常是所爱、所恨和所怕的人，尤其是父母。"近朱者赤，近墨者黑"即是摄入现象。例如，一学生对勤奋用功的女同学产生情感却未能表达，暗地里开始比她更用功。

（8）仿同或认同（identification）：是指一种无意识的，有选择性地吸收、模仿或顺从另外一个（一般是自己敬爱和尊崇的人或团体）的态度或行为的倾向，以对方之长归己有，作为自己行为的一部分去表达，以此吸收他人的优点以增强自己的能力、安全感以及接纳等方面的感受，掩护自己的短处。一般来说，仿同的动机是爱慕，是正常的心理现象。但仿同也可能是儿童早年的心理防御机制，是未成熟的心理活动。例如，某人以与某富豪见过一面为荣。仿同有两种：一种近似模仿，另一种是利用别人的长处，满足自己的愿望、欲望。例如，一个不帅气的男孩子喜欢和一个漂亮的女孩子交往，他可以因为别人夸奖她的女友而感到自豪。仿同也可分为反感性仿同、向强暴者仿同和向失落者仿同。反感性仿同是指一方面感到反感，另一方面又去仿同。向强暴者仿同则是向恐吓者模仿，自己也变成一模一样地去威胁或欺负比自己更弱小的人。向失落者仿同是指有时一个人失去他（她）所爱的人时，会模仿所失去的人的特点，使其全部或部分地出现在自己身上，以安慰内心因丧失所爱而产生的痛苦。

（9）升华（sublimation）：被压抑的、不符合社会规范的原始冲动或欲望另辟蹊径用符合社会认同的方式表达出来，并得到本能性满足。如用跳舞、绘画、文学等形式来替代性本能冲动的发泄。又如，有位保险公司的火灾调查员，每次听到哪里有火灾，就马上跑过去看，以便调查起火的原因，帮助公司鉴定是否需要负责给予赔偿；这位职员每到火灾现场时，总会产生一种说不出的兴奋，因为他从小就有这种玩火的欲望，却不会随便去放火，变成纵火犯，反而善于利用，当了一名火灾调查员，为公司服务，可以说是升华作用的典型之例。

（10）退行（regression）：当人感受到严重挫折时，放弃成人的方式，而退到困难较少、较安全的时期——儿童时期，使用原先比较幼稚的方式去应付困难和满足自己的欲望。完全地放弃努力,让自己恢复对别人的依赖,从而彻底地逃避成人的责任。而临床上歇斯底里和疑病症常见这种退行行为。短时间、暂时性的退行现象,不但是正常的,而且是极其需要的。比如一个成年人,当遇到困难无法对付时,便觉得自己身上的"病"加重了,需要休息,以此来退回到儿童时期被人照顾的生活中去,这就是无意识地使用精神防御的退行机制。

(11) 幽默(humor):是指以幽默的语言或行为来应付紧张的情境或表达潜意识的欲望。通过幽默来表达攻击性或性欲望,可以不必担心自我或超我的抵制,在人类的幽默表现(如笑话)中关于性爱、死亡、淘汰、攻击等话题是最受人欢迎的,它们包含着大量的受压抑的思想。

(12) 利他(altruism):替代性而建设性为他人服务,并且本能地使自己感到满足。它包括良性的建设的反向形成、慈善行为以及对别人的报答性服务。利他与投射及发泄的区别在于,它为别人提供的是真的而不是想象的好处。它与反向的区别是,它让应用者至少部分地得到满足。

(13) 理智化(intellectualization):为在情感上让自我脱离压力事件,理智化通常不愿接受现实,而用有利于自己的理由来为自己辩解,将面临的窘境加以文饰,通过这种方法来合理化自己的行为或处境,隐瞒自己的真实动机或境遇。理智化包括为了避免与人发生亲热的感情而对非生物给予太多的注意,或者为了避免表达出内心感情而去注意外界现实,或者为了避免感知整体而去注意无关的细节。强迫思维和行为也属于理智化,虽然它们也可被认为是某种形式的内心置换。

(14) 合理化(rationalization):又称文饰,指无意识地用一种通过似乎有理的解释或实际上站不住脚的理由来为其难以接受的情感、行为或动机辩护以使其可以接受。合理化有三种表现:① 酸葡萄心理。即把得不到的东西说成是不好的;② 甜柠檬心理。即当得不到葡萄而只有柠檬时,就说柠檬是甜的;③ 推诿。此种自卫机制是指将个人的缺点或失败,推诿于其他理由,找人担待其过错,三者均是掩盖其错误或失败,以保持内心的安宁。

(15) 补偿(compensation):指个人因心身某个方面有缺陷不能达到某种目标时,有意识地采取其他能够获取成功的活动来代偿某种能力缺陷而弥补因失败造成的自卑感。例如,某女子因身体发育有缺陷而努力学习,以卓越成绩赢得别人的尊崇。

(16) 抵消(undoing):是指以象征性的事情来抵消已经发生了的不愉快的事情,以补救其心理上的不舒服的一种心理防御机制。健康的人常使用此法以解除其罪恶感、内疚感和维持良好的人际关系。例如,因在娱乐城玩得太晚而回家很迟,丈夫也许会为妻子带回较贵重的礼物来抵消他的愧疚之情。有时,抵消作用不是用来弥补已经发生了的事实,而是用来抵消自己内心的罪恶感,或自己以为邪恶的念头。例如,妈妈在照顾小孩时,不小心让小孩碰到了门、撞到了桌角而哭起来,做妈妈的常常会用打门、打桌子的方式来哄小孩子。其实并不是大人相信门或桌子真会撞人，或者是打门或打桌子就帮小孩子出了气，只不过是因为内心不安，觉得自己对孩子照顾不周，故总得做出一些事情来象征"我也尽了力"，以抵消其内疚之情。有一位病人，因为曾经一次不慎说错了话而出了纰漏，以后他每说一句话，就倒抽一口气，表示已把刚才的话收回来了，不算数；或用手蒙住嘴，表示我没有说，这样心里就踏实多了。如不小心打喷嚏沾到人，说声"对不起"，以抵消自己内疚的心理。

（17）隔离（isolation）：将部分事实从意识境界中加以隔离不让自己意识到，以免引起精神上的不愉快。此处所讲的部分事实，乃是指整个事情中的一部分，最常被隔离的是与事实相关的感觉部分。例如，不说人死了，而说仙逝或长眠等，这样感觉上不会感到太悲哀或不祥。

（18）幻想（fantasy）：当遇到现实困难、无力处理实际问题时，就利用幻想的方法，任意想象应如何处理困难，使自己存在于幻想世界，以获得心理平衡，这也是思考上退行作用的表现。理想化作用对一个人的安全感有帮助，但会酿成虚幻的自尊，因为理想化作用带有浓厚的自我陶醉色彩。这种保护机制常被弱小者所用。理想化（idealization）是幻想的表现之一，是指对另一个人的性格特质或能力估计做过高的评价，以获得安全感的现象。例如，"灰姑娘"型幻想，即一位在现实社会里备受欺凌的少女，坚信她有一天可以遇到诸如英俊王子式的人物帮助她脱离困境。被人揍后，因为无力反抗，便去幻想痛打敌人以满足自己的报复心理。

（19）转化（conversion）：指精神上的痛苦、焦虑转化为躯体症状表现出来，从而避开了心理焦虑和痛苦，如歇斯底里病人的内心焦虑或心理冲突往往以躯体化的症状表现出来，如瘫痪、失音、抽搐、晕厥、痉挛性斜颈等，病人自己对此完全不知觉，转化的动机完全是潜意识的，是病者意识不能承认的。

（20）分裂（dissociation）：暂时而剧烈地改变自己的性格或某种感觉，以此避免情绪苦恼，与神经症性否认同义。它可能包括神游、癔症性转换反应、突然的毫无根据的优越感或漫不经心的态度以及短期地否认自己的行为或感情。它也包括为了消除焦虑或苦恼而显得忙忙碌碌的行为、通过在舞台上表演来"安全"地表达本能欲望以及为了麻木自己的不愉快感情而短暂地滥用某种药物或利用宗教的"欢乐"。分裂比歪曲较易为别人理解，也较体谅别人，比发泄来得短暂。

 思考题

当在生活、学习或工作中遇到不开心的事情、难过的事情，我们能采取哪些心理防御机制？如何避免其不利的一面呢？

第六节 社 会 支 持

一、社会支持的概念

社会支持(social support)是指个体与社会各方面包括亲属、朋友、同事、伙伴等社会人以及家庭、单位、党团、工会等社团组织所产生的精神上和物质上的联系程度。在应激研究领域,一般认为社会支持具有减轻应激的作用,是应激作用过程中个体"可利用的外部资源"。

社会支持概念所包含的内容相当广泛,包括一个人与社会所发生的客观的或实际的联系,例如,得到物质上的直接援助和社会网络。这里的社会网络是指稳定的(如家庭、婚姻、朋友、同事等)或不稳定的(如非正式团体、暂时性的交际等)社会联系的大小和获得程度。社会支持还包括主观体验到的或情绪上的支持,即个体体验到在社会中被尊重、被支持、被理解和满意的程度。许多研究证明,个体感知到的支持程度与社会支持的效果是一致的。

二、社会支持的量化

社会支持一般采用多维的方式进行分类,并形成不同的社会支持量表。肖水源(1987)将社会支持分为主观支持、客观支持和利用度三类,并形成一项社会支持量表。Blumenthal(1987)等在其介绍的领悟社会支持量表(PSSS)中,将社会支持分为家庭支持、朋友支持和其他人支持三类。在 Wilcox(1982)的社会支持调查表(SSI)中,社会支持分为情绪支持、归属支持和实质支持。Sarason 等(1981)的社会支持问卷(SSQ)有两个维度:社会支持的数量,即在需要的时候能够依靠别人的程度;对所获得支持的满意程度。

三、社会支持与健康

(一) 社会支持对健康影响的机制

1. 社会支持与心血管功能 社会支持对压力的缓冲作用,能减少压力诱发的心血管反应,因此社会支持能降低心血管疾病的危险性。在一个描述性研究中,斯特普托(Steptoe)和他的同事发现,社会支持较高的父母夜间动脉收缩压显著低于孤独的父母。由于社会支持的缓冲作用长期存在,因此它能减少压力生活事件对心血管的潜在危害。成像技术的应用为社会支持对心血管功能的影响提供了更直接的证据。有研究使用 B 超探讨社会支持与颈动脉粥样硬化之间的关系,证明社会支持能降低心脏病高危女性发生动脉粥样硬化的危险。有研究运用血管造影术表明,情感支持低的女性冠状动脉粥样硬化者的疾病进展更快。

2. 社会支持与神经内分泌功能 相对于心血管功能,研究社会支持与神经内分泌功能之间的研究较少。现有的研究表明社会支持与血、尿儿茶酚胺的水平降低有关。另一个比较重要的激素是具有免疫抑制作用的皮质醇。特纳·科布(Turner Cobb)和他的同事监测乳腺癌患者唾液中的考的松水平,发现社会支持与较低水平的考的松有关,另一种可能会有联系的激素是催产素,催产素除了明确的引起子宫收缩的生理作用外,还有增加大脑的抗压力的作用。有研究显示对配偶支持的感知与催产素水平增高有关,这提示催产素可能是社会支持发挥压力缓冲效应的一个途径。海因里希斯(Heinrichs)在实验研究中检验了这个假设,实验中给男性强烈的心理应激,通过控制社会支持和催产素水平来研究社会支持与催产素之间的关系,结果发现社会支持与低考的松反应有关。当社会支持与催产素同时使用时效果尤为明显,在应对压力时,个体考的松水平增加很小。

　　3. 社会支持与免疫功能　良好的社会支持对应激状态下的个体提供保护,减弱应激评价过程,使情境不易引起高度应激;同时社会支持还可减弱应激反应,影响与情绪相关的生理过程,改变生理唤醒水平,使患者维持一定的良好状态,增强患者自身的免疫功能。社会支持对免疫功能的影响在老年人群中更加明显。有研究发现,有亲密人际关系者对植物血凝素(PHA)的应答能力强于没有亲密人际关系者,说明积极的人际关系有助于免疫力的提高。卢特根多夫(Lutgendorf)和他的同事对卵巢癌患者进行研究,发现社会支持与外周血液中自然杀伤细胞(NK)活性增大有关,高水平社会支持的患者肿瘤浸润淋巴细胞中自然杀伤细胞的活性也增加。在对艾滋病(AIDS)患者的研究报告显示,HIV 阳性的男性中,社会支持与辅助 T 淋巴细胞有联系,随着时间的推移,社会支持是辅助 T 淋巴细胞较强的预测器。

　　4. 社会支持与炎症免疫介导　在对社会支持是通过什么途径对健康产生影响的研究中,研究者发现社会支持与免疫介导的炎症过程存在联系,但是研究结果并不一致。基柯尔特·格拉泽(Kiecolt Glaser)的实验研究结果显示,支持与较强的炎性细胞因子急剧上升(肿瘤坏死因子、白细胞介素 1、白细胞介素 6),与快速伤口愈合有关。在对怀孕母亲的一项研究中,没有发现白介素 6 与社会支持有联系,研究发现怀孕后期的孕妇社会支持与 C 反应蛋白(CRP)水平降低有关。

本 章 小 结

　　1. 心理应激是指个体在察觉需求与满足需求的能力不平衡时倾向于通过整体心理和生理反应表现出来的多因素作用的适应过程。塞里认为,每一种疾病或有害刺激都有这种相同的、特征性的和涉及全身的生理生化反应过程,将其称作"一般适应综合征",它包括警戒期、阻抗期和衰竭期。在护理工作过程中对待病人的心理问题,应该从系统的角度,全面地、动态地、多因素地加以评估与分析。

　　2. 生活事件是指造成心理应激并可能进而损伤躯体健康的主要刺激物。根据现象学,常见的生活事件包括工作方面、人际关系方面、家庭方面、经济方面和健康方面等。1967年,美国精神病学专家Holmes和Rahe编制了社会再适应评定量表(Social Readjustment Rating Scale,SRRS)。量表中列出了43种生活事件,每种生活事件标以不同的生活变化单位(life change units,LCU),用以检测事件对个体的心理刺激强度。其中配偶死亡事件的心理刺激强度最高为100 LCU。

3. 应激反应是指个体因为应激源所致的各种生物、心理、社会、行为方面的变化,常称为应激的心身反应(psychosomatic response)。应激的心理反应包括积极的心理反应和消极的心理反应。影响应激反应的因素包括应激源的性质、认知评价、人格因素、社会支持和应对能力。

4. 评价是指个体对遇到的生活事件的性质、程度和可能的危害情况做出估计。Folkman和Lazarus(1984)将个体对生活事件的认知评价过程分为初级评价(primary appraisal)和次级评价(secondary appraisal)。初级评价是个体在某一事件发生时立即通过认知活动判断其是否与自己有利害关系。这里的所谓"利害关系",不是完全指物质需要方面的关系,如对方夺走自己的财物,而更多的是指精神需要方面的关系,如家人、朋友和爱人的关心等。一旦得到有关系的判断,个体立即会对事件的是否可以改变即对个人的能力做出估计,这就是次级评价。

5. 应对的概念,也称应对策略,应对一词由"cope"变化而来,其原意为个体有能力或成功地对付环境的挑战或处理问题。心理挫折是指个体在从事有目的的活动过程中,遇到无法克服的障碍或干扰,致使个人动机不能实现,个人需要不能满足的情绪状态。心理防御机制是指个体面临挫折或冲突的紧张情境时,在其内部心理活动中具有的自觉或不自觉地解脱烦恼,减轻内心不安,以恢复心理平衡与稳定的一种适应性倾向。

6. 社会支持是指个体与社会各方面包括亲属、朋友、同事、伙伴等社会人以及家庭、单位、党团、工会等社团组织所产生的精神上和物质上的联系程度。在应激研究领域,一般认为社会支持具有减轻应激的作用,是应激作用过程中个体"可利用的外部资源"。

(凤林谱)

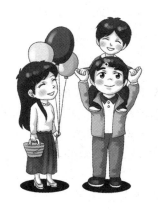

第七章
心 理 护 理

案例 7-1　她鼓起勇气走进心理咨询室

　　大学生小姚,女,19岁,独生子女,父母离异。从小学到高中,学习成绩一直保持在中上等水平,高考后录取在某二本学校学习工科专业。入学后住在四人一间的学生宿舍,与同学交往不多,尤其不愿意与男生交流,对学习的专业也不感兴趣。第一学期期末有两门功课不及格,第二学期选修了"大学生心理健康教育"课,学习一段时间后,她鼓起勇气走进了心理咨询室。

思考题

1. 她为什么能鼓起勇气走进心理咨询室?

2. 作为未来的白衣天使你会支持她吗? 为什么?

3. 以你的生活经历,你认为在人的成长和发展过程中需要接受心理护理吗?

第一节　心理护理概述

　　19世纪中叶,南丁格尔首创了科学的护理专业,经过一百多年的发展,护理概念经历了以疾病为中心(1860年~20世纪40年代)、以病人为中心(20世纪40年代~20世纪70年代)、以人的健康为中心(20世纪70年代至今)的三个发展阶段,护理模式从功能制护理、责任制护理到整体护理,变革的护理模式促进了护理观念的更新,丰富了护理理论的内涵。

　　整体护理不仅扩展了服务对象的范围,而且延伸了服务场所,它认为,护理的服务对象是所有年龄阶段的健康人及病人,服务场所从医院延伸到了社区、家庭及各种机构,要求护士在提供服务时应将服务对象看成是一个具有生理及社会心理需要的整体,而不是只重视服务对象的生理或病理反应的局部,因此心理护理应该面向每一个人,并且贯穿于整个护理过程之中。

一、心理护理的概念

1946 年,世界卫生组织(world health organization,WHO)对健康的定义为:"健康不但是没有疾病和身体缺陷,还要有完整的生理、心理状态和良好的社会适应能力。"1989 年,WHO 又提出了有关健康的新概念,即"健康不仅是没有疾病,而且包括躯体健康、心理健康、社会适应良好和道德健康。"因此,在人生的各个阶段都需要得到良好的心理护理,才能保持心理健康。

广义的心理护理,是指在人的成长和发展过程中,家人及亲友、教育工作者、医务工作者、心理咨询师应用心理学等人文学科的知识和各种经验,有意识或无意识地答疑解惑,及时解决成长中的各种心理问题,帮助人们快乐、幸福地成长和生活。

狭义的心理护理,是指护理工作者在护理实践中,应用护理心理学的理论和方法,通过护患间的人际交往,影响或改变病人的心理状态和行为,帮助病人消除或缓解心理压力,使病人产生积极情绪,愉快地接受治疗和护理,帮助病人达成最适宜心身状态的护理过程。

二、心理护理的特点

1. 理论性　　心理护理不能等同于简单地做好思想工作,而是要运用心理学的理论,针对不同的人,采用不同的措施,有效地做好心理护理,如挫折与心理防御机制、心理应激与健康、心理危机干预、心理护理的基本技能等,都是护理工作者常用的护理理论。

2. 广泛性　　心理护理贯穿于护理实践的全过程,其广泛性表现为:第一,心理护理的对象广泛,不仅是指患病的病人,还包括在成长和发展过程中各个阶段的人。第二,心理护理的内容广泛,实施方法多样,包括环境设计、语言和非语言交流、健康教育等等。第三,心理护理的范围广泛,不仅是指个人,而且包括家庭、社区、学校、医院、工厂、养老院、临终护理机构等各种场所。

3. 差异性　　不同的人有不同的家庭环境、生活经历、身体状况、文化背景,他们所产生的心理需要和心理状态也是不同的,即使是患同一种疾病,不同的病人也会表现出不同的心理反应和不同的应对方式,因此心理护理具有差异性,如一个即将参加高考的同学和一个退休在家的教师同患急性阑尾炎,他们所产生的心理状态和心理需要是不一样的。

4. 复杂性　　人的心理是复杂的,不仅表现在认知上,还表现在情感上、行为上;不仅表现为显性的,有些还表现为隐性的,而且还受人格、环境等多方面的影响。因此护理工作者要综合应用护理心理学和其他相关学科知识,不断在临床护理实践中总结经验,培养洞察能力,根据服务对象的心理需要实施心理护理。

5. 发展性　人的心理也是不断发展和变化的,这个发展和变化是双向的,既可以向好的或有利的方向发展,也可以向差的或不利的方向发展。因此护理工作者要及时收集资料、准确评估、认真分析,找出心理问题,采取措施满足心理需要,促进消极情绪不断地向积极情绪发展,达到良好的心理状态。

三、心理护理的目标

心理护理的目标主要指心理护理的实施者在护理过程中通过积极的语言、表情、态度和行为去影响或改变服务对象的心理状态和行为,促使适应不良或其疾病得到改善,提高生活质量。具体的目标如下所述。

1. 建立良好的心理环境　创造一个温馨祥和、温暖舒适的心理与物质的环境是心理护理的首要目标。

2. 满足合理的心理需要　满足合理的心理需要是心理护理要达到的基本目标。

3. 消除不良的情绪反应　消除不良的情绪反应是心理护理的关键目标,并采取措施尽早尽快恢复或建立积极情绪。

4. 培养较强的适应能力　培养较强的适应能力是心理护理的最终目标,只有有了较强的适应能力,才能面对人生中可能遇到的各种困难。

四、心理护理的原则

1. 交往原则　心理护理是在护士与服务对象交往过程中完成的,通过交往可以增进感情、协调关系、满足需要、减少孤寂。交往有利于医疗护理工作的顺利进行,有利于帮助服务对象保持良好的心理状态,有利于建立良好的人际关系,护士在交往中应起主导作用。

2. 启迪原则　护士给服务对象进行心理护理,关键是要应用医学知识、心理学的知识以及相关学科的知识启迪服务对象,转变服务对象某些不正确认识、想法,从而消除服务对象的错误观念、错误认识,树立乐观的人生观,即使患病也能正确对待疾病、对待治疗。

3. 自理原则　自理是人通过自我保健、自我预防、自我诊断、自我调节、自我恢复等方式达到生活、身体及心理的自我护理。良好的自我护理被认为是心理健康的标志之一。护士应帮助、启发和指导服务对象进行自我护理,尤其是患病的人,应在医生护士的帮助和指导下,以平等的地位参与对自身的医疗活动,有助于满足病人的自尊、增强病人的自信,为疾病的痊愈创造有利的条件。

4. 支持原则　人在不同的阶段尤其是患病时会出现失去自我控制、焦虑、自尊心受损,或感到亲朋好友对自己漠不关心等心理上的孤独无助感,这时需要有人关心和支持,尤其是护士对病人的关心和支持,使他们感到关怀与温暖,体验到被尊重、被重视的感觉,增强战胜疾病的信心。

五、心理护理的基本要求

1. 优良的职业素养　护士优良的职业素养所展现出的优雅姿态、文明语言、良好态度、娴熟技术、积极的职业心态,其本身就是对服务对象最好的心理护理。

2. 有效的人际沟通　有效的人际沟通有利于建立良好的护患关系,良好的护患关系是心理护理顺利进行的关键,是心理护理成功的前提,也是一切心理护理的基础。

3. 广泛的社会支持　社会支持是心理护理的重要力量,医护工作者、同室病友、家属亲友、单位同事等的关心安慰、支持爱护,可以淡化各种心理刺激,帮助病人消除不安情绪,减轻痛苦。

4. 规范的健康教育　对疾病的认识程度决定病人的心态,错误地理解疾病极易造成病人消极的情绪。护士应通过墙报、幻灯、录像等多种方式,定期宣讲有关疾病的发生和转归,让病人正确了解疾病的防治知识,真正做好自己的“医生”。

5. 合理的生活安排　针对服务对象的不同情况给以生活安排和指导,如适当地锻炼、适当地放松(如听轻音乐)等,在条件许可的前提下,发挥服务对象的兴趣爱好与特长,开展娱乐活动,起到转移情绪、消除紧张、忘记烦恼、焕发精神的作用。

6. 舒适的休养环境　环境对人的心理有直接影响,优美舒适的环境有利于服务对象产生积极的心理状态,因此,环境应色调柔和、阳光充足、空气新鲜、温度适宜,避免噪音,并注意室内的美化和室外的绿化。

六、心理护理的注意事项

心理护理是整体护理的核心,贯穿护理全过程,遍及护理实践的每一个角落,认真做好心理护理需要注意以下四点。

1. 遵循伦理学原则　实施心理护理时应贯彻伦理学的“不伤害原则、有利原则、尊重原则、公正原则”,避免服务对象受到伤害,实现服务对象利益最大化,尊重服务对象的意愿,公正公平对待服务对象。

2. 保护个人隐私　对个人隐私的保护是护理工作者职业道德的要求,也是对服务对象的尊重。在心理护理过程中,服务对象向护士倾吐了内心的秘密和隐私,护士必须严格保密,切不可作为笑料谈论,否则将造成不良后果。

 思考题

1. 简述心理护理的概念和特点。
2. 进行心理护理时需要遵循哪些原则?
3. 心理护理的基本要求和注意事项。

3. 应用积极心理疗法　近年来,积极心理学运用到了心理治疗领域,拓宽了传统的心理治疗范畴。积极心理学关注人的积极的主观体验,例如,满足和满意、幸福和安宁、希望和乐观等;研究人的积极的心理特征,如爱的能力、积极的人际关系、审美体验等。积极心理治疗的理念使治疗的有效性不仅仅是减少负性症状,而是通过体验积极情绪和情感、发挥性格优势和寻求社会支持来提升自己的主观幸福感。

4. 钻研心理学知识 心理护理的开展对护士专业知识的要求很高,尤其是心理学知识,护士要刻苦学习和钻研心理学知识,用掌握的心理学理论指导心理护理实践,为服务对象提供优质心理护理,为提高整体护理服务质量做出贡献(专栏7-1)。

专栏 7-1 从普通护士到心理学博士[①]

> 她入伍 30 多年来,先后被南京军区表彰为"优秀中青年科技干部",被中央军委表彰为"全军巾帼建功先进个人",被国家卫生部、总后卫生部表彰为"全国首届百名中青年医学科技之星",并荣立三等功一次;全国妇联授予她"全国'三八'红旗手"荣誉称号。她就是南京军区临床心理学研究中心主任、解放军第 85 医院医疗技术科副主任护师刘素珍。
>
>   追求缘于梦想
>
>   穿上白大褂,做一名悬壶济世的"白衣天使",对于刘素珍来说一直是儿时的梦想。1971 年,她就是怀揣憧憬,带着希冀,一脚踏入了绿色的军营。像那时代的同龄人一样,她挖过排水沟、挑过大粪、当过业余演员,但无论干什么工作,做一名治病救人的"白衣天使"却一直梦绕魂牵。1975 年,她终于考上南京军区军医学校护理班,当上了第 85 医院的护士。无论是在部队当兵、学校读书,还是在医院工作,刘素珍给人最大的印象是爱琢磨、有梦想。在工作中,她觉察到不少病人的生理疾病与自己的心理环境相关,改善病人的心理状况,就能有助于心理康复。"让病人快乐",当刘素珍把她的想法与同事一说,就遭到大家的嗤之以鼻,甚至闺中好友也加入了反对的行列,对一个初出校门的护士来说,这种想法就是在做"白日梦",但刘素珍却真的带着这个梦想做起了学问。当护士的第三年,她撰写的《应当建立护理心理学研究》的论文,登上了《医学与哲学》杂志,在医院引起了不大不小的轰动。从此,她把自己的人生坐标定位在心理学的研究上,并开始了漫长、艰苦的探索心理学奥秘的自学之路。为掌握病人的心理变化,她仔细观察,认真记录,尝试着用心理学知识帮助病人在治疗身体疾病的同时保持健康快乐的心态,并利用业余时间,记下点滴体会。作为一名只具有中专水平的护士,要研究如虚幻般的心理学,遇到的困难就可想而知了,无论是专业理论,还是外语知识,都需要补课,更甭说搞科研了。"明知山有虎,偏向虎山行",为提高自己的专业理论水平,刘素珍和自己较了 14 年的劲。从 1981~1995 年,她先后自费旁听了上海市华东师范大学心理系本科的课程,并相继攻读硕士、博士学位。一分耕耘,一分收获。14 年的艰辛,终于使

---

① 刘立伟.从普通护士到心理学博士[J].当代护士,2003(1).

刘素珍成为全军唯一的一位心理学博士,并取得了丰硕的科研成果,共发表论文 60 余篇,参与主编了《护理心理学》《老年人健康与长寿》《约会青春——实话实说成长的烦恼》《愿心灵拥有阳光宁静》等多部专著。是国家自然科学基金项目"九五"期间科技攻关项目的负责人,在精神创伤后应激障碍、内隐情感记忆、社会认知、军人心理问题等方面取得了显著成绩。她还先后荣获"上海市政府优秀论文一等奖"1 项、"上海市振兴护理事业进步一等奖"1 项、"全军科技进步二等奖"1 项、"全军科技进步四等奖"2 项、"全国护理科技进步二等奖"1 项。谈及成功的秘诀,刘素珍讲得最多的一句话是:人不能没有梦想。就是因为有梦支撑着,我才一步步走到今天。

洒向社会的都是爱

对部队爱得真,对社会爱得深。在刘素珍人生的字典里,她把爱分成两种不同的情愫,但结果却是相同的,就是用实际行动来回答和诠释。

大城市里高楼林立,人与人之间少有交流,如何营造邻里和睦、团结友爱、互帮互助的社区文化建设氛围,刘素珍想到了心理学的应用。在广泛调查、求证的基础上,她给上海市主管文化教育的原副市长龚血平写信,提出了 20 条合理化建议,多数建议被上海市"两个文明"建设委员会采纳。为配合地方对劳改劳教分子的心理疏导教育,引导他们早日洗心革面,重新做人,她先后十余次深入监狱、看守所为犯罪分子讲授心理教育课,被上海司法局的同志们誉为"心灵的使者""光明的开拓者"。家庭、婚姻、青少年的问题是现代社会中暴露出来最大也是最多的问题,刘素珍把心理学触角延伸到了这些领域,在上海市率先开设家庭、婚姻、青少年、儿童问题等方面的心理辅导和治疗。认知治疗、行为治疗、家庭治疗、婚姻治疗等一些人民群众生活密切相关的指导项目,在她的精心指导下应运而生,提高了驻地人民群众的生活质量。

一路风雨一路歌。几十年的追求,十几年的艰辛,刘素珍成功了,但她想得更多的是自己肩上的责任。如今,已年届不惑的刘素珍在心理学研究新的征途上,正精神抖擞,迎接着新一轮的朝阳到来……

案例 7-2　他在发病过程中会出现哪些心理反应

患者老高,男,45 岁,系突发胸痛 2 小时急诊入院,胸痛位于胸骨中段,约手掌范围大小,放射至后背部伴大汗淋漓,ECG 示"急性前壁心肌梗死",临床诊断为"冠心病,急性冠脉综合征,急性前壁、前间壁、右室心肌梗死Ⅱ级"。入院后行"冠状动脉造影检查术＋经皮冠状动脉支架植入术",半个月后出院回家休养。

思考题

1. 列出该患者在患病期间主要的心理社会方面的护理诊断?

2. 针对不同的护理诊断制定一份心理护理计划。

3. 发病期间和出院回家后,社区护士对该家庭应提供什么样的心理支持?

第二节　心理护理程序

人是由生理、心理、社会、精神和文化所组成的统一整体。我国 20 世纪六七十年代的护理工作只注重疾病的护理,重视护理常规和护理技术,忽视了人的情感和人的精神文化生活。整体护理是以现代护理观为指导,以护理程序为核心,按照护理程序的科学工作方法,为服务对象解决健康问题,实施有效的整体护理。

心理护理的程序步骤按照护理程序五个步骤进行,具体以下所述。

一、评估

评估常用的方法包括观察法、访谈法和心理测验。收集和整理的内容包括:

1. 情绪和心理反应　服务对象是否有恐惧、紧张、焦虑、沮丧、悲哀、愤怒等情绪反应,是否有负罪感、无用感、无能为力、孤独、无助感、羞涩等心理感受。

2. 社会角色　服务对象的社会角色、社会职能以及角色关系有无障碍。

3. 适应与应对　近期有无发生重大的生活事件,适应与调节的能力,个人和家庭的应对能力以及现实的态度。

4. 文化、价值观等　服务对象接受文化的程度、人生观、价值观,是否有与信仰有关的精神困扰。(详见第八章"临床护理心理评估"的主要内容)

二、诊断

列出心理社会方面的护理诊断。护理诊断的组成包括名称、定义、诊断依据和相关因素,它是护理程序中的关键步骤,北美护理诊断协会(North American Nursing Diagnosis Association,NANDA)1994 年修订通过了按功能性健康型态分类(11 类)的 128 个护理诊断,其中有 4 类型态 33 个护理诊断属心理社会方面。

1. 自我感知与自我概念型态(10 个)　焦虑、恐惧、绝望、无能为力、自我形象紊乱、自我认同紊乱、自尊紊乱、长期自我贬低、情境性自我贬低、有自残的危险。

2. 角色与关系型态(14 个)　语言沟通障碍、社交障碍、社交孤立、有孤独的危险、角色紊乱、父母不称职、有父母不称职的危险、父母角色冲突、家庭作用改变、照顾者角色困难、迁居应缴综合征、功能障碍性悲哀、预感性悲哀、有暴力行为的危险:对自己或对他人。

3. 应对与应激耐受型态(8 个)　个人应对无效、调节障碍、防卫性应对、无效性否认、家庭应对无效:失去能力、家庭应对无效:妥协性、社会应对无效、创伤后反应。

4. 价值与信念型态(1 个)　精神困扰。

思考题

心理社会方面的心理护理诊断包括哪4类型态？请举例说明。

三、计划

以护理诊断为基础，排出护理诊断的顺序，根据确定的预期目标，制订护理措施，该计划可以和医生、家属、朋友等共同制订。

四、实施

按心理护理的要求，落实心理护理的具体措施，必要时心理咨询师或心理治疗师直接参与实施过程。

五、评价

与原来制订的护理目标进行比较，检验预期目标是否达到，对未到达的目标进行分析，重新评估，找出原因，制订新的护理措施。

第三节　心理护理诊断

护理诊断（nursing diagnosis）是关于个人、家庭或社区对现存的或潜在的健康问题以及生命过程的反应的一种临床判断，是护士为达到预期结果选择护理措施的基础，这些结果是应由护士负责的。护理诊断包括四个基本元素：名称、定义、诊断依据、相关因素。

1. 名称　以简明扼要的文字描述护理对象的健康状况（现存或潜在的），它主要以"改变""障碍""缺失""无效"几个特定词语描绘健康状态的变化，但无法表明变化的程度。

2. 定义　是对名称的一种清晰的、正确的表达。为简单明了地表达诊断的意义及与其他诊断的不同处。

3. 诊断依据　是做出护理诊断的临床判断标准。这些判断标准是一个体征，或是一个症状，或是一群症状及体征，也可能是危险因素。诊断依据根据资料来源分为主观资料和客观资料。诊断依据根据资料在诊断中所起的作用分为主要依据和次要依据。主要依据是诊断成立的必要条件，次要依据是诊断成立的辅助条件。

4. 相关因素　是指临床或个人所造成的健康状态改变或其他问题产生的情况。而这些通常都是与护理诊断有关的。因人类个体天然的差异性及独特性，相关因素因人因病情不同而不同，相关因素可为病理生理、治疗、情境、年龄等方面的因素。

北美护理诊断协会1994年修订通过了按功能性健康型态分类（11类）的

128 个护理诊断,其中有 4 类型态 33 个护理诊断属心理社会方面,本节主要介绍 33 个护理诊断名称、定义、诊断依据和相关因素。

一、自我感知与自我概念型态(self-perception,self-concept pattern)

包括焦虑、恐惧、绝望、无能为力、自我形象紊乱、自我认同紊乱、自尊紊乱、长期自我贬低、情境性自我贬低、有自残的危险。

(一)焦虑(anxiety)

于 1973 年通过,1982 年修改。

1. 定义 个体由于非特定的和不明确的因素,引起的一种模糊的忧虑感。焦虑与恐惧有不同之处,焦虑无法确定受到威胁的原因是什么,而恐惧可以确定受哪种威胁。焦虑时不一定感到恐惧,但焦虑时常伴随着恐惧。

2. 诊断依据 根据焦虑程度的差异,在生理、情绪及认知方面表现的主观和客观症状不同。

(1)生理方面。① 主观表现:失眠、疲劳或有虚弱感、口干、全身疼痛(以胸、背、颈部为主)、眩晕或昏厥、感觉异常。② 客观表现:交感神经兴奋症状,如心率加快、血压升高、出汗、瞳孔散大,恶心、呕吐或腹泻,尿频,声音发颤或音调改变,坐立不安。

(2)情绪方面。① 主观表现:忧郁、无助、恐惧、神经质、缺乏自信、控制力差、压抑、紧张难以放松、有不祥的预感。② 客观表现:激动、易怒、哭泣、推诿、自卑、退缩、缺乏主动性。

(3)认知方面。注意力不集中,对外界事物不关心,思维混乱、沉思、健忘、不能面对现实。

3. 相关因素

(1)病理生理方面。干扰人类基本需要的(食物、空气、睡眠、休息、性、排泄、舒适等)各种因素。

(2)情境方面。① 感受到自我概念受到威胁,如失去社会地位或威信、缺乏他人的理解、事业受挫或失败、失去珍贵的财务、在道德伦理方面遇到困惑。② 已经或可能失去亲人或朋友,如死亡、离别、离婚、迁移等。③ 已存在或感受到对身体的威胁,如死亡、受伤、疾病或创伤性的检查。④ 已存在或感受到环境的改变,如住院、搬家、退休、环境被污染或安全受到威胁。⑤ 已存在或感受到社会经济地位的改变,如失业、晋升、调换工作等。

(3)年龄因素。① 婴儿和儿童:与父母分离、与小朋友关系不好、学习成绩差、肢体有残缺等。② 青年人:离开父母独立生活、与同龄人关系不好、性发育问题等。③ 成年人:妊娠、如何做好父母、事业的发展问题等。④ 老年人:感觉丧失、运动丧失、退休或经济问题。

(二)恐惧(fear)

于 1980 年通过。

1. 定义 个体由于某种危险的刺激引起的惧怕感。

2. 诊断依据(☆为主要依据)

☆(1) 有惧怕、忧虑和不安感觉。

☆(2) 逃避或失去控制行为的能力。

☆(3) 把注意力集中到危险的刺激物,有恐惧感。

(4) 有以下行为表现:① 有攻击行为、退缩行为或强迫行为。② 个体生理反应,如心跳加快、血压升高、呼吸急促、肌张力增加、皮肤潮红或苍白、出汗、瞳孔散大、恶心、呕吐、大小便次数增多或失禁、失眠、晕厥等。

3. 相关因素

(1) 病理生理方面。躯体部分残缺或丧失功能,患有致残的疾病,疾病晚期或濒于死亡。

(2) 情境方面。① 患病住院、疼痛、手术、应用损伤性的诊疗措施、预后不良等。② 改变环境:失去亲人、婚变、事业受挫、知识缺乏等。

(3) 年龄因素。① 儿童对黑暗、陌生人、怪物等易发生恐惧。② 青少年对改变环境、社会及智力的竞争、独立生活感到恐惧。③ 成年人对婚姻、妊娠、为人父母发生恐惧。④ 老年人对退休、功能丧失、孤独感到恐惧。

(三) 绝望(hopelessness)

于 1986 年通过。

1. 定义 是一种持续、主观的情绪状态。指一个人对于所期望的事情或需要解决的问题,没有任何的选择机会或办法,而且无法用自己的能力去实现个人的目标。

绝望与无能为力的区别:一个绝望的人,即使对自己生命有控制权,但却找不到任何解决问题的方法或实现所期望事物的途径。而一个无能为力的人,知道该怎样去解决问题或实现目标,但由于缺乏资源和控制能力,而感到束手无策。

2. 诊断依据(☆为主要依据)

☆(1) 处于被动状态、反应慢、话少、冷漠。

☆(2) 缺乏进取心和兴趣感,言语中流露出"不能""泄气""叹息""想死"等不良的消沉情绪。

(3) 厌食、消瘦、活动减少、睡眠增加。

(4) 意志消沉、行为退化、社交退缩、思维混乱、记忆减退。

3. 相关因素

(1) 病理生理方面。长期患病或疾病晚期,身体衰竭或病情恶化,长时间持续疼痛、虚弱、不适,机体功能障碍(进食、排便、走路困难等)。

(2) 情境方面。① 持续长时间治疗,但无明显效果。② 长期放疗、化疗导致痛苦与不适。③ 长期依赖支持生命的器械,如呼吸机、透析。④ 身体的形象被破坏,如手术截肢、毁容、严重烧伤。⑤ 需要长期隔离或限制活动。⑥ 失去亲人、离婚或被遗弃。

（3）年龄方面。① 儿童：失去亲人或被遗弃。② 青少年：失去亲人、身体功能丧失、形象改变。③ 成年人：身体致残或失去功能，失业，失去亲人，人际关系障碍。④ 老年人：身体功能丧失、失去亲人、孤独。

（四）无能为力（powerlessness）

于 1982 年通过。

1. 定义 个体处于一种对即将发生的事件或情境缺乏控制的状态。

2. 诊断依据（☆为主要依据）

☆（1）表示出对不能控制当时情境的失望，如疾病、预后、护理、康复的速度等。

（2）拒绝或不愿参与所做出的决定，表现为冷漠、焦虑不安、抑郁，或攻击性及发泄行为。

3. 相关因素

（1）病理生理方面。任何急性或慢性疾病都可以导致或促发无能为力。

（2）情境方面。知识缺乏、医院或所在机构的限制，如环境改变、社交孤立、经济不足、时间限制等。

（3）年龄因素。① 青少年：对团体与朋友的依赖，脱离家庭独立于社会。② 青年：择业、婚姻、妊娠、为人父母。③ 中年人：对子女的教育、工作的压力、身体老化、婚变。④ 老年人：感觉和运动缺陷、退休、丧偶、经济困难。

（五）自我形象紊乱（body image disturbance）

于 1973 年通过。

1. 定义 个体在感知自己身体形象方面受到干扰。

2. 诊断依据 此诊断成立必须具备下列两项中的一项。

（1）对存在的或感受到的身体结构和（或）功能方面的变化，有负性的语言性反应。

（2）对存在的或感受到的身体结构和（或）功能方面的变化，有负性的非语言性反应。下列临床表现可以证实（1）或（2）的存在。

客观依据：① 失去身体的某一部分。② 确实存在身体结构或功能的变化。③ 病人不愿看不愿触摸身体的某一部分。④ 隐藏或过分暴露身体的某一部分。⑤ 对失去功能的部分有伤害的行为。⑥ 改变社交活动的参与。⑦ 估计身体和环境的关系方面的能力有改变。

主观依据：① 主诉生活方式发生变化。② 害怕他人的反应或被他人排斥。③ 对身体有不良的感觉。④ 有无助感、绝望感或无能为力感。⑤ 对改变或丧失有先入为主的观念。⑥ 不敢面对现实，拒绝承认实际的改变。⑦ 对丧失的身体部分，给以人格化或非人格化的称呼。

3. 相关因素

(1) 病理生理方面。确有身体部分缺失或丧失功能；严重创伤致容貌改变或发育有缺陷；认知或感受性发生障碍。

(2) 情境方面。① 手术、放疗、化疗致使身体结构或功能的丧失。② 疼痛、妊娠、肥胖、不孕、活动障碍等。③ 其他心理社会因素。

(六) 自我认同紊乱(personal identity disturbance)

于 1978 年通过。

1. 定义　不能区别自我和非自我。

2. 诊断依据

(1) 不能正确地辨认自己和他人。

(2) 不能正确估计自己与环境的关系。

(3) 相关因素。慢性疾病、长期经历痛苦折磨、情境危机、心理创伤、认知障碍。

(七) 自尊紊乱(self-esteem disturbance)

于 1988 年修改。

1. 定义　个体对自我及自我能力的评价或感觉处于消极状态。

2. 诊断依据

(1) 有自我否定的诉说。

(2) 表现出惭愧和罪恶感。

(3) 认为自己无能力处理问题。

(4) 对于自己好的评价意见表示拒绝或排除；对于自己不良的评价予以夸大。

(5) 对于尝试新事物及新情境表示犹豫不决。

(6) 为个人的失败寻找借口，把责任或问题推诿于他人。

(7) 对于轻微的批评表现过于敏感。

3. 相关因素

(1) 病理生理方面。身体部分缺失或丧失功能，形体残缺(手术、创伤、先天因素)。

(2) 情境方面。① 生病住院、事业受挫或失业、亲友分离或死亡、经济问题。② 人际关系问题，如婚姻不和、父母亲子关系不好、不切实际的期望导致失败、缺乏支持系统。③ 种族歧视、监禁或隔离治疗。④ 其他心理社会因素。

(八) 长期自我贬低(chronic low self-esteem)

于 1988 年通过。

1. 定义　长期存在的对于自我及自我能力的评价或感受处于消极状态。

2. 诊断依据(☆为主要依据)　长期的或慢性的：

☆(1) 有自我否定的诉说。

☆(2) 表现出羞愧或罪恶感。

☆(3) 认为自己无能力处理问题。

☆(4) 对于自己好的评价意见表示拒绝或排除;对于自己不良的评价予以夸大。

☆(5) 对于尝试新事物及新情境表示犹豫不决。

(6) 在工作或其他生活事件中很少有成功感。

(7) 过分依赖于他人,缺乏自信。

(8) 缺乏眼神的交流,优柔寡断。

(9) 过分寻求保障。

3. 相关因素

(1) 病理生理方面。身体部分缺失或丧失功能,形体残缺(手术、创伤、先天因素)。

(2) 情境方面。① 生病住院、事业受挫或失业、亲友分离或死亡、经济问题。② 人际关系问题,如婚姻不和、父母亲子关系不好、不切实际的期望导致失败、缺乏支持系统。③ 种族歧视、监禁或隔离治疗。④ 其他心理社会因素。

(九) 情境性自我贬低(situational low self-esteem)

于 1988 年通过。

1. 定义　是指以前自我肯定的人,当个人失败或情况变化时而出现的一种消极的自我评价或感觉的反应状态。情境性自我贬低是一个暂时性的事件,但反复发生或持续性消极自我评价,可能会导致长期性自我贬低。

2. 诊断依据(☆为主要依据)

☆(1) 以前自我肯定的人,对生活事件产生了暂时性的消极自我评价。

☆(2) 诉说对于自我的消极感觉(无助感、无用感)。

(3) 有自我否定的诉说。

(4) 表现出羞愧或罪恶感。

(5) 认为自己无能力控制事态的发展。

(6) 难以做出决策。

3. 相关因素

(1) 病理生理方面。身体部分缺失或丧失功能,形体残缺(手术、创伤、先天因素)。

(2) 情境方面。① 生病住院、事业受挫或失业、亲友分离或死亡、经济问题。② 人际关系问题,如婚姻不和、父母亲子关系不好、不切实际的期望导致失败、缺乏支持系统。③ 种族歧视、监禁或隔离治疗。④ 其他心理社会因素。

(十) 有自残的危险(risk for self-mutilation)

于 1992 年通过。

1. 定义　个体处于有自我伤害行为的危险,但不是杀害自己的状态,可以导致组织损伤或缓解紧张情绪。

2. 诊断依据　有危险因素存在：

（1）没有能力用健康的方式应对导致心理和生理紧张的应激事件。

（2）有不良的情绪，如沮丧、被遗弃、内疚、自责、焦虑、抑郁等。

（3）家庭功能失调，父母感情被剥夺。

（4）强制性幻觉，要求感官刺激。

（5）危险人群：变态人格，特别是 16～25 岁女性；精神病病人，特别是男性青年；有精神困扰或被殴打的儿童；智力发育迟缓或孤独内向的儿童；有自我伤害史；有过精神上、身体上和性虐待的儿童。

3. 相关因素　见诊断依据中的危险因素。

二、角色与关系型态(role-relationship pattern)

语言沟通障碍、社交障碍、社交孤立、有孤独的危险、角色紊乱、父母不称职、有父母不称职的危险、父母角色冲突、家庭作用改变、照顾者角色困难、迁居应缴综合征、功能障碍性悲哀、预感性悲哀、有暴力行为的危险：对自己或对他人。

(一) 语言沟通障碍(impaired verbal communication)

于 1973 年通过。

1. 定义　个体在与人交往中，使用或理解语言的能力处于降低或丧失的状态。

2. 诊断依据(☆为主要依据)

☆(1) 不会说通用的语言。

☆(2) 说话或发音有困难。

☆(3) 不会或不能说话。

（4）口吃或吐字含糊不清。

（5）思维混乱，说话杂乱无章。

（6）听力减退或消失。

3. 相关因素

（1）病理生理方面。① 因脑部疾患或损伤所致语言表达或接受发生障碍。② 神经肌肉病变所致声带麻痹。③ 喉部疾患所致声带水肿、受压而失音。④ 口腔畸形或缺陷，如唇裂、腭裂、牙齿不全或咬合不良所致发音障碍。⑤ 听力受损，影响语言的接受和理解。

（2）情境方面。① 气管插管、气管切开、喉切除术、口腔或咽喉疼痛病人不能用语言表达。② 应用中枢神经抑制剂、麻醉药后不能说话。③ 心理障碍，因紧张和羞涩所致语言表达困难。④ 语言障碍，因地域之间语言与文化的差异所致沟通障碍。

(二) 社交障碍(impaired social interaction)

于 1986 年通过。

1. 定义　个体处于社会交往不足,不满意或无效的状态。

2. 诊断依据(☆为主要依据)

☆(1) 主诉或观察到在社交场合有不舒适感。

☆(2) 主诉或观察到在社交场合无法沟通,不能获得满意的归属感、照顾和分享的感觉。

☆(3) 观察到实施了不成功的社交行为。

☆(4) 与家人、同伴或他人的交往发生障碍。

(5) 在社会交往中缺乏动机,有依赖性行为,缺乏主动,缺乏自尊,人际关系淡漠,注意力不集中,焦虑,自我控制力差。

3. 相关因素

(1) 病理生理方面。① 身体功能丧失、活动受限、肢体残缺、有慢性疾病。② 智力低下、听觉视觉缺陷、语言障碍、思维混乱。

(2) 情境方面。① 缺乏社交的知识与技巧。② 缺少亲朋好友。③ 隔离性治疗。④ 语言、文化的障碍。

(3) 年龄因素。① 儿童、青少年:由语言障碍、形体有缺陷所致。② 成年人:由丧失工作能力所致。③ 老年人:由丧偶、退休、活动受限所致。

(三) 社交孤立(social isolation)

于 1982 年通过。

1. 定义　个体感受到一种孤独感,主观认为是被人强加的而且无能为力改变这种状态。

社交孤立是一种消极的孤独感,它是一种主观的状态,并认为是他人所强加的,所以个人非常需要恢复本来的情形。由于社交孤立是主观感觉,因此有关孤立的感觉必须经过证实,其表现的方式多而且不同。

2. 诊断依据(☆为主要依据)

☆(1) 表现出明显的孤独感。

☆(2) 希望与他人有更多的接触。

(3) 在与人交往时表现退缩、胆怯、无法沟通。

(4) 情绪低沉、忧郁、焦虑,表情悲伤而呆滞。

(5) 有消极的感觉,如无用感、遗弃感、排斥感。

(6) 行为改变,如活动减少、注意力分散、无法做决定、易激惹、睡眠型态紊乱、饮食改变等。

3. 相关因素

(1) 病理生理方面。① 由于各种疾病引起的活动受限、身体残缺、疾病晚期濒于衰竭。② 患有传染病,如艾滋病,传染性肺炎等。③ 患有大小便失禁、口臭、腋臭等不良气味者。

(2) 情绪方面。① 情绪障碍,如极度焦虑、抑郁、偏执妄想症、恐惧症等。

② 极度贫穷有药瘾、酒瘾。③ 迁移到社会文化背景不同的环境中,风土习俗不同、语言不熟悉、人际关系陌生。

（3）年龄因素。① 儿童:保护性隔离或隔离性治疗。② 老年人:感觉和运动丧失,失去亲人。

（四）有孤独的危险(risk for loneliness)

于 1994 年通过。

1. 定义　个体处于一种不明原因引起的孤独不安的主观危险状态。

2. 危险因素

（1）感情上有失落感、被遗弃感。

（2）社交孤立。

（3）身体被隔离。

（五）角色紊乱(altered role performance)

于 1978 年通过。

1. 定义　个体感受到自己的角色扮演方式受到干扰。

2. 诊断依据

（1）对角色的认知有改变。

（2）否认角色。

（3）对他人角色的认知也有改变。

（4）角色冲突。

（5）身体再继续执行角色的能力改变。

（6）缺乏有关角色的知识。

（7）平时承担角色责任的型态有改变。

3. 相关因素　正在制订中。

（六）父母不称职(altered parenting)

于 1978 年通过。

1. 定义　抚育者(父母)处于不能为促进抚育对象(子女)生长发育而创造一种良好环境的状态。

2. 诊断依据(☆为主要依据)

☆(1) 有不适于做父母的行为,如遗弃、离家出走、虐待儿童等。

☆(2) 缺乏亲子依恋的行为。

（3）父母表现出:① 对婴儿和儿童的要求不注意。② 经常诉说对婴儿或儿童的不满和失望,如不满意其外表及性别。③ 经常诉说婴儿或儿童的缺点,使其感受到挫折感。④ 教育方式不适当或不一致。⑤ 对婴儿或儿童厌恶、虐待。

（4）子女表现出:① 婴儿或儿童的生长发育迟缓。② 视、听、触觉对刺激的反应较同龄儿童差。③ 因教养不当没有养成良好的生活习惯,如进食、睡眠、大小便。④ 经常发生意外事件或患病。⑤ 有心理创伤的行为,如离家出走、反抗、破坏或攻击等。

3. 相关因素

（1）病理生理方面。① 父母的一方或双方有慢性疾病、疾病晚期、躯体损伤、残疾（盲人、肢体残缺）或精神性疾病。② 子女有智力缺陷、身体残疾或具有不受喜欢的特征（外表的缺陷）。

（2）情境方面。① 父母有不正常婚姻史（未婚先孕）或感情上的创伤，酗酒、药瘾或情绪障碍。② 个人或家庭遇有应激事件，如经济的、法律的、文化的应激。③ 父母缺乏抚养孩子的知识和能力。④ 孩子的性别或外貌不符合父母的期望；性格怪僻难以管教。⑤家庭关系有问题，如父母感情不和、离婚、分居、继养关系。⑥ 缺乏支持系统，如缺乏有经验的亲属、邻居、朋友和保健组织的帮助。⑦ 子女与父母的联系中断，如患病住院或隔离性治疗。

（3）其他方面。① 过去曾有过与父母不和的关系或受父母的虐待。② 父母对子女或子女对父母有不切实际的期望。③ 父母不能满足子女或子女不能满足父母心理社会方面的需求。

（七）有父母不称职的危险（risk for altered parenting）

于 1978 年通过。

1. 定义 抚育者（父母）处于不能为促进抚育对象（子女）生长发育而创造一种良好环境的危险状态。

2. 诊断依据 有危险因素存在：

（1）父母或子女在身体或精神上有疾病。

（2）父母角色有缺陷，如缺少可模仿的良好父母角色，过去曾有过与父母关系不和或受父母虐待的历史。

（3）父母抚育、教养子女的知识和能力缺乏。

（4）有应激存在，如经济的、法律的、文化的、家庭或个人的应激。

（5）父母对子女或子女对父母有不切实际的期望。

（6）子女与父母的关系中断。

（7）缺乏支持系统的帮助。

3. 相关因素 见诊断依据中的危险因素。

（八）父母角色冲突（parental role conflict）

于 1988 年通过。

1. 定义 父母（一方或双方）面临危险时（疾病、住院、离婚、分居），所导致的角色混乱和冲突状态。

2. 诊断依据（☆为主要依据）

☆（1）父母（一方或双方）对不能满足家中或住院中子女的身体或精神上的需要表现出忧虑。

☆（2）父母对子女的日常生活照顾陷于混乱或中断。

☆(3) 父母对于父母角色、家庭作用、家庭沟通和家庭健康等方面的变化表现出忧虑。

(4) 父母表示因对子女的决定失去了控制而感到忧虑。

(5) 即使在鼓励和支持下,父母仍然拒绝、不能或不情愿参与对子女的日常照顾。

(6) 当子女患病住院时,父母的言行表现出罪恶、愤怒、恐惧、焦虑、挫折感。

3. 相关因素

(1) 由于子女患病住院与父母分离。

(2) 侵入性或限制性的治疗护理措施使父母感到恐惧,如插管、隔离、暖箱、特殊护理等。

(3) 有特殊需要的家庭护理,如监护器、体位引流、高营养输液等。

(4) 家庭成员关系改变,如离婚、再婚、亲人死亡、家庭成员生病、其他亲属加入等。

(5) 父母面临应激,如经济的、法律的、文化的应激。

(九) 家庭作用改变(altered family process)

于 1982 年通过。

1. 定义　原来有一个正常支持系统的家庭,因经受应激源的挑战而处于失调状态。此诊断是指原来具有良好功能的家庭,因为受到了应激源的挑战,改变了或可能改变家庭原有的作用。本诊断与家庭应对无效的区别在于,后者描述的是一个有破坏性行为反应型态的家庭。

2. 诊断依据(☆为主要依据)　家庭没有或不能做到:

☆(1) 有效地应对危机。

☆(2) 在家庭成员之间进行有效的沟通。

(3) 满足家庭成员生理上、心理上、精神上的需要。

(4) 表达或接受各方面的意见与建议。

(5) 适当地寻求或接受帮助。

(6) 主动地参与社交活动。

3. 相关因素

(1) 病理生理方面。家庭成员患有各种疾病、手术、创伤致残等。

(2) 情境方面。① 家庭正常生活秩序破坏,如照顾病人、情绪受干扰、因治疗带来经济负担等。② 家庭成员有变化,如亲人死亡、离婚、被监禁、结婚、出生、亲属同住等。③ 家庭成员有应激,如受挫、失业、调动、灾难、非法行为等。④ 家庭成员之间有矛盾或冲突,如道德、文化、人格等方面的问题。

(十) 照顾者角色困难(caregiver role strain)

于 1992 年通过。

1. 定义　照顾者在承担家庭护理的角色中感到有困难。

2. 诊断依据　照顾者主诉：

（1）因缺乏充足的物力和财力,不能满足被照顾者的需要。

（2）因缺乏知识和技能,在进行特殊护理中感到困难。

（3）对被照顾者的健康和情绪状况表示担忧,必须把被照顾者送到医院接受治疗和护理。

（4）感受到与自己在生活中担任的角色有冲突。

（5）由于被照顾者生病前后变化显著,照顾者感到不知所措。

（6）家庭成员在护理问题上意见分歧。

（7）在与被照顾者相处中,感到有压力而且紧张。

（8）有压抑感。

3. 相关因素

（1）病理生理方面。① 被照顾者病情严重,病情复杂多变,预后难以预测。② 被照顾者是早产儿,先天性缺陷,生长发育迟缓,某种癖症。③ 照顾者健康状况欠佳。

（2）情境方面。① 被照顾者有恶习或暴力及古怪的行为。② 被照顾者心理及认知方面有问题。③ 被照顾者需要护理时间长,护理工作复杂而繁重。④ 家庭面临情境性压力,如失去家庭主要成员、灾难或危机、贫穷或经济拮据、重大的生活事件(离家出走、离婚、结婚、死亡、退休、生育、住院、就业等)。⑤ 家庭的应对方式及调节能力有限。⑥ 提供护理的生活环境有限,如住房、交通、社区服务、必要的设备用物。⑦ 家庭或照顾者与社会孤立。⑧ 照顾者与被照顾者关系不融洽。⑨ 照顾者缺乏足够的知识和经验。⑩ 照顾者缺少休息和娱乐。⑪照顾者的行为与其承担的角色不符合。⑫照顾者生长发育的情况尚不具备承担这一角色的条件。

（十一）迁居应激综合征(relocation stress syndrome)

于 1992 年通过。

1. 定义　个体由于环境变迁而产生的生理和(或)心理、社会的障碍。

2. 诊断依据

（1）环境或病房变迁。

（2）对新的环境不适应,并出现不良反应：① 抑郁、焦虑、烦躁不安、孤独。② 睡眠障碍、失眠。③ 胃肠功能紊乱。④ 对新的环境或病房人员表示不满,缺乏信任,有不安全感。⑤ 体重改变。⑥ 行为退化。⑦ 社交退缩。

3. 相关因素

（1）环境变迁后有失落感、不安全感。

（2）缺乏支持系统。

（3）心理素质不健康,适应能力差。

（4）身体健康状态下降。

(十二) 功能障碍性悲哀(dysfunctional grieving)

于 1980 年通过。

1. 定义 对于个人或家庭已存在的或已觉察到的丧失(人物、财物、工作、地位、理想、人际关系、身体的各部分)所引起悲哀的情绪反应延长或加重。

2. 诊断依据(☆为主要依据)

☆(1) 诉说对实际存在的或觉察到的失落状态表示沮丧,持续时间达 6 个月以上并干扰了正常的生命活动。

(2) 有明显的情绪反应,如否认、罪恶感、失望、愤怒、哭泣、忧伤、惧怕、有自杀意念。

(3) 行为改变。① 饮食习惯改变。② 睡眠型态改变。③ 性欲改变。④ 活动减少。⑤ 行为退化。⑥ 注意力不集中。⑦ 有幻觉。

3. 相关因素

(1) 病理生理方面。由于各系统疾病引起的功能丧失;由于外伤或手术引起身体部分丧失或器官功能的丧失;晚期致命的疾病。

(2) 情境方面。① 已经发生的各种失落,如失去亲人、朋友、财物、离婚、孩子离开家庭、失业、降职、事业受挫等。② 缺乏社会的支持系统。

(十三) 预感性悲哀(anticipatory grieving)

于 1980 年通过。

1. 定义 对于个人或家庭预期发生的丧失(人物、财物、工作、地位、理想、人际关系、身体各部分)所引起悲哀的情绪反应。

2. 诊断依据(☆为主要依据)

☆(1) 预感到将要发生重要事物的丧失,并表达出对预期丧失的悲痛心情。

(2) 有明显的情绪反应,如悲伤、沮丧、愤怒、忧虑、否认、恐惧。

(3) 行为改变。① 饮食习惯改变。② 睡眠型态改变。③ 性欲改变。④ 活动减少。⑤ 行为退化。

3. 相关因素 预感到将要失去重要的人或物,如健康、亲人或朋友、财物、社会地位、工作、身体各部分等。

(十四) 有暴力行为的危险:对自己或对他人(risk for violence:self-directed or directed at others)

于 1980 年通过。

1. 定义 个体对于自己或他人有伤害性行为的危险状态。

2. 诊断依据

(1) 有危险因素存在或表现。① 表情严肃,握拳,咬紧牙关,身体姿势僵硬,说明个体正在极力控制自己的紧张状态。② 语言中充满敌意和威胁。③ 活动增加,如踱步、激动、兴奋、愤怒。④ 有明显的挑衅行为或侵犯性行为,如辩论、辱骂人、身带伤害性工具(枪、刀等),对不满反应强烈。⑤ 有自伤行为。

（2）其他方面的危险因素。① 过去曾有过对自己或他人伤害的历史。② 神经质，缺乏正常的情感，具有强烈的攻击性和挑衅行为。③ 有器质性脑疾患或精神病病人。④ 变态人格，如偏执狂对他人有怀疑妄想，抑郁症经常产生自杀意念。⑤ 滥用药物或戒除药物时产生的副作用。⑥ 短期内多重危机，如身体疾患，家庭不和，灾难性事件、对社会不满等。

三、应对与应激耐受型态（coping-stress tolerance pattern）

个人应对无效、调节障碍、防卫性应对、无效性否认、家庭应对无效：失去能力、家庭应对无效：妥协性、社会应对无效、创伤后反应。

（一）个人应对无效（ineffective individual coping）

于 1978 年通过。

1. 定义　个体因身体、心理、行为或认知的缺乏，当遇到内在的或环境应激源时，其适应行为和解决问题的能力有障碍。

2. 诊断依据（☆为主要依据）

☆（1）主诉无能力应对。

☆（2）不适当地使用心理防卫机制。

☆（3）平常使用的沟通型态发生改变。

☆（4）无力达到角色期望。

（5）焦虑致使饮食与睡眠型态有改变。

（6）无力请求帮助。

（7）无法解决问题，不能满足基本需要。

（8）社交活动有改变。

（9）对自己或者他人有伤害性行为。

（10）患病率和意外事故的发生率增高。

3. 相关因素

（1）病理生理方面。① 因脑部疾患或身体的完整性改变（外伤手术）致使个体的功能发生改变。② 因药物、放射或其他治疗引起的不良反应。

（2）情境方面。① 外界环境的改变，如战争、自然灾害、贫困、调动。② 情感受挫，如亲人死亡、离婚或离别、遗弃、住院、监禁。③ 支持系统不利。④ 个人处境不佳，如孤儿院、寄养于他人家中、劳教机构或残疾人机构。⑤ 感觉负荷过重，如工厂环境污染、嘈杂，市区交通拥挤、噪音、活动过多。⑥ 心理素质不佳，如缺乏自尊心、自信心、无助感、缺乏动机。

（3）年龄因素。① 儿童：因学校环境的变化，如同学间的竞争，同学朋友间的关系，依赖与孤立的矛盾等。② 青少年：因身体及情感方面的变化，如从家庭中独立、异性关系、教育上的要求以及职业的选择等。③ 青年人：因职业的选择、婚姻、脱离家庭、为人父母等。④ 中年人：因事业的压力、教育子女、赡养父母、社会家庭关系、社会地位的需求、身体逐渐老化等。⑤ 老年人：因身体的老化、退休、经济地位改变、迁居等。

（二）调节障碍（impaired adjustment）

于 1986 年通过。

1. 定义　个体处于不能改变其生活方式或行为，以适应其健康状况变化的状态。

2. 诊断依据

（1）主诉不能接受健康状况改变的现实，或者没有能力去解决问题和确定目标。

（2）缺乏独立解决问题的能力和行动。

（3）对健康状况的变化表示震惊，不相信，或愤怒持续时间过长。

（4）缺乏面向未来的思考。

3. 相关因素

（1）病理生理方面。患有影响调节的疾病，如脊髓损伤、偏瘫失去肢体、脑血管意外等急慢性疾患。

（2）情境方面。① 支持系统缺乏。② 知识缺乏。③ 认知障碍。④ 离婚、失落、抑郁、悲伤致情感障碍。

（3）年龄因素。① 儿童：慢性疾病、残疾。② 成年人：失去工作能力、角色冲突。③ 老年人：身体老化，失去功能。

（三）防卫性应对（defensive coping）

于 1988 年通过。

1. 定义　基于自我保护的心态，为了防备自尊心或自身利益受到威胁，反复地表现出不真实或过分的肯定性自我评价。

2. 诊断依据（☆为主要诊断）

☆（1）否认明显的问题或缺点。

☆（2）推卸责任或过错。

☆（3）对失败进行合理化的解释。

☆（4）对别人的批评或轻视过于敏感。

☆（5）自以为是。

（6）对自己估计过高，对别人估计过低。

（7）很难与他人建立和保持良好的关系。

（8）对他人报以蔑视或嘲笑的态度。

（9）难以做出真实性的测试（不真实地评价自我）。

（10）不参与或不能坚持执行治疗措施。

（四）无效性否认（ineffective denial）

于 1988 年通过。

1. 定义 个体有意或无意地否认某一件事,企图以减少有害于健康的恐惧或焦虑的状态。

2. 诊断依据(☆为主要依据)

☆(1)拖延或拒绝就医,以致危害到目前的健康状况。

☆(2)没有感到症状或危险与自我的关系。

(3)使用某些偏方来缓解症状。

(4)不承认对死亡或失去功能的恐惧。

(5)忽视症状的存在。

(6)把症状的来源转移到身体的其他部位。

(7)不承认疾病对生活型态的影响。

(8)当谈到困扰的事件时,采取不理会的态度或言论。

(9)转移情境产生的恐惧感。

(10)表现不适当的情绪反应。

(五)家庭应对无效:失去能力(ineffective family coping:disabling)

于1980年通过。

1. 定义 主要家庭成员的行为使自己和被照顾者失去了有效地适应健康挑战的能力。

2. 诊断依据

(1)家庭忽视被照顾者的基本需要或治疗措施。

(2)家庭歪曲被照顾者健康问题的真实性,如长期否认疾病的存在和疾病的严重性。

(3)家庭不考虑被照顾者的具体情况,只给一般常规处理。

(4)被照顾者的无助和消极依赖不断发展。

(5)家庭中有沮丧、愤怒、敌对、挑衅的情绪,或者有不耐心、放弃、拒绝的行为。

(6)过度的关心与照顾,以致影响了康复和重建功能的过程。

(7)家庭做出的决定和行为,有害于社会和经济状况。

(8)忽略了与其他家庭成员的关系。

3. 相关因素

(1)病理生理方面。① 父母亲或家庭中主要成员正患疾病或有残疾。② 子女或被照顾者有躯体缺陷、智力缺陷,或者患有疑难病症。

(2)情境方面。① 照顾者为单身、年龄小,缺乏照顾人的知识和能力,或嗜酒、有药瘾、有情感障碍。② 家庭成员长期有罪恶感、焦虑、敌对、失望等不良情绪。③ 被照顾者有不受欢迎的特征,如性别、性格、外貌。④ 家庭成员之间的关系不融洽,经常发生分歧。⑤ 家庭有冲突性事件,如死亡、事故、灾难等。

(六)家庭应对无效:妥协性(ineffective family coping:compromised)

于1980年通过。

1. 定义　　家庭主要成员不能为被照顾者提供适应健康所需要的帮助。只能提供不足的、无效的或危害性支持、帮助、安慰、鼓励。

2. 诊断依据

（1）主观依据。① 被照顾者表示很在意或埋怨主要成员对其健康的反应。② 主要成员表示出先入为主的偏见，如对被照顾者的疾病、残疾、情境或危机表示恐惧、内疚、焦虑、悲哀等。③ 主要成员承认有不适当的理解或错误的知识，从而干扰了提供有效的帮助和支持。

（2）客观依据。① 主要成员试图去帮助和支持被照顾者，但效果不满意。② 当被照顾者需要照顾时，主要成员退缩或仅给予有限的照顾和沟通。③ 主要成员所提供的保护行为与被照顾者的能力或自主需要不相适应（过多或过少）。

3. 相关因素

（1）主要成员的信息理解不足或不正确。

（2）主要成员需要处理自己的情感矛盾和承受痛苦，而不能有效地满足被照顾者的需要。

（3）家庭有暂时性的改组或角色改变。

（4）主要成员经受应激事件的压力，影响了对被照顾者的帮助和支持。

（5）被照顾者长期患病或进展性的残疾，耗尽了主要成员的支援能力。

（七）社会应对无效（ineffective community coping）

于 1994 年通过。

1. 定义　　是一种适应和解决问题的社会型态，它不能满足人们对社区的需求。

2. 诊断依据

（1）社区不能有效地解决问题或应对应激源。

（2）社区不能达到自身的期望。

（3）社区缺乏沟通渠道。

（4）社区冲突过多。

（5）社区发病率高。

（6）社区中应激源增多。

3. 相关因素

（1）缺乏社会支持。

（2）解决问题的资源不足。

（3）社区中无能力控制应激源。

思考题

写出案例 7-2 中患者老高在患病期间和出院后社会心理方面的护理诊断名称，选取 1～2 个护理诊断，说出其定义、列出诊断依据和相关因素。

（八）创伤后反应（post-trauma response）

于 1986 年通过。

1. 定义 个体处于经历了严重的创伤事件后，出现的持续痛苦反应的状态。

2. 诊断依据（☆为主要依据）

☆（1）在认知、情感和感觉运动的活动中，经常回忆起创伤的经过，如插叙，反复做梦或噩梦、过多的叙述受伤的经历，对侥幸存活有罪恶感或害怕再次受伤害。

☆（2）痛苦的情绪反应。如恐惧、焦虑、悲伤、自责、绝望、愤怒、过度警觉等。

（3）精神和情感的麻木。对现实的感受障碍，记忆力障碍，思维混乱，健忘，注意力狭窄或注意力不集中，对周围事物兴趣降低。

（4）生活方式改变。顺从、被动或依赖；有自伤的行为，如滥用药物，有自杀的企图；人际交往困难；逐渐发展的恐惧症；睡眠障碍；情感障碍；控制能力降低；易冲动或激惹。

（5）长期焦虑和抑郁并伴有躯体症状。

3. 相关因素 情境方面的：

（1）自然的：如地震、洪水、火山爆发、暴风雨等人们无法抗拒的灾难性事件。

（2）人为的：如战争、飞机失事、火灾、车祸、攻击、强暴、工业污染等创伤事件。

四、价值与信念型态（value-belief pattern）

精神困扰（spiritual distress）于 1978 年通过。

1. 定义 个体处于一种对其生命提供力量、希望和意义的信念或价值系统发生紊乱状态。

2. 诊断依据（☆为主要依据）

☆（1）经受着信仰系统的困扰。

（2）对生命、死亡和信仰的意义表示特别的关心。

（3）表达出对信念或信仰的内心冲突，如对信念或信仰的怀疑而感到精神空虚。

（4）认为患病是一种惩罚，对忍受痛苦的价值有疑惑，有时认为治疗措施与信仰或道德伦理有矛盾。

（5）有情绪和行为的异常，如哭泣、退缩、焦虑、偏见、敌对、愤怒、睡眠障碍等。

（6）不能参加宗教活动。

（7）寻求精神上的寄托。

3. 相关因素 精神困扰可以是对各种健康问题、情境和信念或信仰方面矛盾的一种反应，常见原因如下：

（1）病理生理方面。躯体部分丧失或失去功能，处于疾病的晚期，或者长期经受疾病的痛苦。

（2）情境方面。① 家庭主要成员死亡或患病。② 自己的信念或信仰受到家庭、朋友的反对或者受到某些情况的限制。

（3）做了某些与自己信念或信仰相违背的事情，如离婚、流产、不该做的手术。

第四节　社区与家庭心理护理

随着社会和经济的发展，随着护理模式的转变，护理作为一种健康服务已逐渐向社区、家庭延伸。社区是社会的基层单位，家庭是社会的细胞，做好社区与家庭的心理护理对促进家庭幸福和谐、维护社会的安全稳定将起着重要的作用。

专栏 7-2　德之凤 舞大爱——记第 44 届南丁格尔奖获得者邹德凤[①]

2013 年 8 月 24 日，北京人民大会堂，南昌大学第四附属医院医疗服务部主任邹德凤在万众瞩目中，从中共中央总书记、国家主席、中央军委主席习近平的手上，接过了充满荣誉和责任的第 44 届南丁格尔奖奖章。

邹德凤，恰似一只凤鸟，披着华彩祥衣，领着一群追随者，在天地间，将人道、博爱和奉献的红十字精神，翩跹成一段段绚丽的舞蹈。

在长期的护理实践中，善于思考的邹德凤探索出诸多医疗问题的解决方法。她把目光聚焦在国内医疗领域的薄弱环节——社区医疗服务，在江西省首创了社区护理模式、社区居家老年护理服务模式、临终关怀模式及化解医患纠纷模式等一系列卓有成效的创新医疗模式，被公认为江西省社区医疗服务的先行者。她将探索心得写成论文，分别在《中华护理教育》《医学信息学杂志》等刊物上发表，并主持或参与科研课题 10 项，参编培训教材两本。

即使是理论，邹德凤也总是从实干中摸索出来，她的《抚触在社区临终关怀的研究》就是由数十件感人的故事凝成的。1993 年，一名 50 多岁的蔡姓妇女身患胰腺癌，内心极度恐惧。邹德凤得知后，每天一下班就赶到她家，反复抚慰开导她。为了让她减轻心理压力，邹德凤经常伸出温暖的手，像抚摸婴儿那样，亲切地抚触她的身体。结果收到了意想不到的效果，病人从抚触中感受到了人世的温情，情绪稳定下来，最后安详地离开了人世。从那以后，邹德凤先后来到 100 多位临终老人们的身边，陪伴他们中的 20 多人走完了人生的最后一程。

一、社区

（一）社区的概念

社区是指由一定数量成员组成的、具有共同需求和利益的、形成频繁社会交往

---

① http://jiangxi.jxnews.com.cn/system/2013/08/25/012596757.shtml.

互动关系的、产生自然情感联系和心理认同的、地域性的生活共同体。

（二）社区的基本要素

美国学者希拉里（Hillary，1955）和威尔士（Willi，1977）总结了有关社区定义的文献后，提出了构成社区的四个基本要素的观点。

（1）社区的第一个基本要素是人口。社区包含一群人，没有人就不称其为一个社区，必须有人群才称其为社区。

（2）社区的第二个基本要素是地域。社区必须占有一定地域范围，它是人们从事社会活动的区域。一般地说，一个社区居民的主要活动都集中在某一特定的地域里，这个特定的地域就是社区的地理界限。因此，没有地域要素，社区就不可能存在。

（3）社区的第三个基本要素是社会互动。社会互动分正式组织化互动和非正式的自然交往互动。一般来说，在社区中，两种社会互动都存在。

（4）社区的第四个基本要素是共同的依附归属感，或者说心理上的认同。当人们长期生活在一起，以习惯的方式来满足自己的需求，久而久之，就会对某个社区产生观念上的归属和依赖，对互动交往的人产生心理上的认同。

（三）社区的心理护理

随着我国医疗体制改革的不断深入，社区卫生服务工作已经迎来了春天，社区所具备的各种条件，为社区护士做好社区护理奠定了基础。社区心理护理是社区护理的重要组成部分，从积极心理学角度，社区心理护理应着重做好以下几点：

1. 构建积极的人文环境　文化是感受幸福社区的催化剂。应加强社区内文化氛围的营造和精神文明的建设，提高社区的精神品味和文化沉淀。通过开展丰富多彩的文体活动，活跃社区的文化生活，愉悦社区居民的心情，提升居民的文化素养。同时，搭建居民沟通交流的平台，增进居民之间的交流沟通，促进居民加深感情。

2. 建立和谐幸福的邻里关系　积极心理学已经证明，和谐的人际关系有助于产生幸福感。社区护理工作者要积极组织引导，建立和完善科学合理的社区制度，充分发挥积极心理影响因素的作用，提高社区的凝聚力与归属感，消解各类邻里矛盾。

3. 挖掘居民的积极人格　在社区中进行主观幸福感教育与宣传，挖掘居民的积极人格，提升居民感受幸福能力。积极心理学认为，积极的人格有助于个体采取更为有效的应对策略和更加积极的行为模式，从而更好地面对生活中各种压力情景。

4. 定期做好健康教育　采用宣传栏、广播、电视、邀请医学专家讲座等多种渠道，宣传心理健康知识，改善群体的心理状态，预防心理疾病或心理障碍的产生，促进心理健康。

5. 针对性宣传教育 在严重传染病流行时,在即将发生或已经发生重大自然灾害时,或有不良传言时,要及时采取针对性宣传教育,以消除人群中的惊慌、焦虑情绪及茫然不知所措和异常的从众行为等。

6. 重点关注发生家庭危机事件的家庭,孤寡、空巢、失能老人等家庭 制订家庭心理护理计划,根据轻重缓急实施家庭心理护理;结合当今居家养老的各种政策,制定社区居家养老的方案并组织实施。

 思考题

从积极心理学角度谈谈社区心理护理的内容和措施。

二、家庭

(一)家庭功能

家庭是以一定的婚姻关系、血缘关系或收养关系组合起来的社会生活基本单位。婚姻关系是家庭的本质关系,血缘关系是婚姻关系的延续,是从婚姻关系中派生出来的。家庭作为一种重要的基础群体,发挥着多方面的社会功能,随着社会的发展,家庭功能也会发生变化。主要的家庭功能有:

(1)情感功能。家庭成员亲密无间,相互关爱体贴,沟通交流无拘无束,幸福温馨,满足家庭成员的归属感与安全感,家庭是"心灵的港湾"。

(2)经济功能。家庭的经济功能在于家庭成员参与社会劳动,获得报酬,以满足家庭成员衣、食、住、行、教育、娱乐、发展等方面的需要。

(3)生物功能。家庭承担着人类繁殖后代的功能,延续着人类的发展壮大。

(4)教育功能。家庭是人生的第一所学校,父母是孩子的第一任老师,承担着对子女的教育责任,包括良好道德、行为、习惯的养成。

(5)休闲功能。家庭是休闲、放松的场所,家庭成员通过家庭获得精神上的安慰与支持以及体力上的恢复。

(二)家庭心理护理

家庭心理护理应该有社区护士和家庭成员共同承担,主要内容是塑造积极的家庭和危机事件家庭的心理护理。

1. 塑造积极的家庭

积极心理学在家庭方面主要通过对各种家庭关系的研究,帮助大家改善彼此的沟通方式,增进每位家庭成员幸福感体验,让家庭真正成为乐土与天堂。

(1)夫妻关系。夫妻关系是整个家庭系统中的核心关系,或者说在爱的序位中的首位,对家庭的氛围与和睦影响很大。积极心理学家对于如何获得幸福的婚姻做了一系列的探索和研究,主要包括情感、认知和行为三个方面。

第一,婚姻中的积极情感。情感在婚姻关系中起着不可估量的作用,是亲密关系的基础。在幸福的婚姻中,夫妻双方都对亲密关系充满积极的信念和情感,如欣赏、信任、爱和忠诚等。对彼此的欣赏是保持亲密关系的一个前提条件。主要欣赏配偶的性格和精神层面的东西,尤其是重视并发现配偶的性格优势。同时,倡导在家庭中增加积极情绪的比例。积极情绪指的是正面肯定,快乐、满意、兴趣、情爱等等。积极情绪可使人精神振奋、想象丰富、思维敏捷、富有信心,学习效率高。只有用快乐的心情才能构建起幸福家庭的情绪基调。

第二,幸福婚姻中的积极认知。在良好的婚姻关系中,要掌握正确的归因方式。对于家庭中的消极事件,如配偶下班后回家晚了,将其归因为暂时的、特殊外部原因引起的(堵车等);对于正面的、积极的事件,将其归因为持续稳定的配偶的特性,如妻子通过考试了,或者某件事做成功了,可以归结为人格特质,这样对于维持婚姻幸福有很大好处。换位思考也是很重要的一个成分,日常生活中往往难免有些误会和争执,站在对方角度,就会发现感受和想法都是不同的。幸福婚姻还与其他一系列积极认知变量有关,如不太注重社会比较,而是注重做事情的过程,对配偶和婚姻理想状态的期望水平不过高,不计较谁更有权力,更多地回忆积极的经验,而不是消极的经验等,都是好的认知方式。

第三,幸福婚姻中的积极行为。行为变量的影响程度占到整个婚姻变异的25%。哈维等人研究证实,如果夫妻双方的积极行为数量多于消极行为数量,则婚姻关系是较令人满意的。婚姻初期对于对方为自己的付出通常还会感动,但日子久了,便习以为常。许多夫妻把对方为自己所做,小到倒一杯茶、披件衣服,大到生病照料、事业上的帮助都视为理所应当,这是最常见的破坏婚姻幸福的方式。亲密关系中永远不要出现这种语句:他/她帮我是因为他/她应该这样做。夫妻之间可以每周进行一次感恩的表达,最好当面,也可以书信的形式。感谢对方在这段时间为自己所做的,感谢生命中彼此的存在,拥有和相知。不断做这样的练习,直到在心里形成感恩的习惯,就会发现婚姻关系越来越和睦。

(2)亲子关系。孩子积极品质的成长得益于良好的亲子互动和家庭氛围。生长在美满的家庭中,孩子才更有可能拥有健康积极的人格。积极心理学主要强调培养儿童的幸福感,塑造儿童健全的积极的人格。

第一,无条件接纳、欣赏、爱。无条件接纳是指无论自己的孩子是什么样的,都要接纳他,而不会从心底对他产生嫌弃和厌恶感。爱他,而没有什么附加条件,只因是自己的骨肉。现在很多家长都把学习成绩看得比孩子的幸福感更加重要。不少父母都有很多未完成的心愿,把自己的希冀寄托在孩子身上,把孩子当作是家庭成功和荣誉实现的工具。有条件的爱,是指如果孩子没有达到自己的要求,就觉得孩子不够好,而不那么爱他;如果孩子成绩提高了,满足了自己的期望,就加倍爱他。这样的爱是不成熟的。在这样的氛围影响下,孩子往往会根据成绩好坏,来评价自己的价值,长大后,缺少对自己价值的真正的认可,而形成不稳定的自尊。作为家长,要做到无条件欣赏孩子,积极发现孩子的优势和身上的闪光点,并提供环境激发孩子在这方面的潜能,促进他的优势得到最大化的发挥。对于正确的行为要及时给予鼓励、强化,让他们感受到取得进步、获得赞赏的喜悦,成为一个自主的、有创造力的、不断成长的人。

第二,培养乐观。积极心理学倡导培养孩子的乐观性,让孩子养成从积极角度看问题的能力。乐观精神的培养不在于说教,而是家长的以身作则。要营造快乐的家庭气氛,在具有良好氛围的家庭中,成员彼此关怀,互相理解,感情融洽,而父母和孩子的身心状态都很好。研究表明,夫妻恩爱,家庭美满,对寿命的积极影响可达 $10\sim20$ 年。家长还要善于从逆境中发现事情的积极方面。家长应当每天和孩子多交流开心的事,多讲开心的话题,多让孩子说说今天发生的开心的事,这样的"开心练习"可以训练孩子捕捉积极的能力。

第三,面对挫折的刚毅。挫折对一个人的成长是必不可少的。积极心理学研究人的心理复原力,即面对挫折时能采取客观而又乐观的心态来应对。心理复原能力强的孩子,在以后的生活中,遇到挫折能客观认识和对待,并能坚强地战胜它。在这个方面,家长要培养孩子自身克服挫折的能力,培养孩子去承担责任意识,而不能包办代替。

2. 危机事件家庭的心理护理

(1) 常见的家庭危机事件

第一,意外事件。意外事件来源于家庭外部作用而引发,一般无法预料,常见的意外事件,如家庭成员突然死亡(暴病、车祸等)或病情恶化死亡,住所被毁(如水灾、暴力等),破产等所造成的危机。

第二,家庭结构危机。影响家庭结构稳定性的事件,常见的有家庭暴力、婚姻不和谐、婚外情、离婚、独居、家庭成员罹患严重疾病、酗酒、赌博、吸毒、触犯法律、出走、自杀等。

第三,家庭发展危机。随着时间的变化和家庭成员年龄增长而出现的事件,如结婚、生子、入学、求职、失业、低收入、工作压力大、房屋搬迁、退休、慢性疾病等。

(2) 危机事件家庭心理护理分级

一级护理适用于发生意外事件的家庭。一级护理的家庭,在完成认真准确的评估后,对家庭成员进行心理疏导,掌握家庭成员心态,可随时电话联系,或派护士留护,保证家庭及其成员渡过心理脆弱期。

二级护理适用于发生家庭结构危机的家庭。二级护理的家庭,一周左右访问一次或根据情况调整护理时间。社区护士首先应协助指导家庭成员创造良好的家庭环境,建立协调的人际关系,对其进行伦理道德、法律法制教育及健康知识宣传,使家庭成员对家庭产生责任感。对在家中长期照顾配偶、子女或父母所表现的情绪急躁,应给予充分的宽容和理解,并对他们的付出表示赞赏和鼓励,指导他们调整情绪,保持自我身心健康,以免对家庭产生负面影响;帮助家庭建立良好的生活方式,制定学习和体育锻炼计划,杜绝酗酒、赌博、吸毒等不良习性的形成,家庭成员间注意加强沟通,使家庭充满欢乐温馨。

三级护理适用于家庭发展危机的家庭。三级护理的家庭,每月访问1~2次,必要时及时访问。主要是以健康指导和家庭教育为主。

(三)健康家庭

1. 健康家庭的概念和特征

广义的健康家庭是指家庭结构完整,家庭成员之间感情融洽,家庭各种功能保持良好状态。本节侧重于家庭的心理健康,即是指家庭的各种功能在成员的努力下维持动态的平衡,没有危及到家庭整体和人体的心理健康。其特征是:

第一,父母双方关系协调、情感交流顺畅。

第二,家庭成员彼此平等尊重、人生价值得到充分体现。

第三,家庭成员对家庭有责任感、积极面对矛盾和问题。

第四,拥有良好的居住环境和生活方式、身心健康。

第五,家庭成员主动参加家庭活动和社会活动、符合社会公德和行为规范。

 思考题

1. 家庭的主要功能是什么? 如何塑造积极的家庭?

2. 常见的家庭危机事件有哪些? 如何进行心理护理?

3. 你及亲朋好友的家庭评分是多少? 说说心理护理在建立健康家庭中的作用。

2. 健康家庭的评分内容和标准,见表7-1

表 7-1　健康家庭的内容和评分标准

指　标	内　容　与　标　准	得分
家庭结构	结构完整者(夫妻生育年龄育有子女)加2分	
	不完整者(丧偶或离异而未再婚或无子女)减2分	
家庭成员以及邻里关系	家庭成员(以夫妻为主)关系融洽、良好者加2分	
	邻里关系好,且经常来往者加1分	
	关系一般者不加分	
	邻里关系紧张者减1分	
	较差者(指常争吵或生闷气)减2分	
	关系很差(已达破裂边缘,或夫妻分居者)减3分	
家庭生活习惯	全家多数人生活有规律,按时起居、就餐者加2分	
	生活基本有规律者不加分	
	生活无规律(起居不定时,经常熬夜、睡懒觉)减2分	

指　标	内　容　与　标　准	得分
不良嗜好	嗜烟者每人减1分;酗酒者每人减1分	
	经常酗酒达慢性中毒程度者每人减2分;嗜赌者每人减2分	
	吸毒者每人减3分	
家庭休闲生活	休闲生活内容丰富、愉快者加1分	
	休闲生活单调、乏味、沉闷者减1分	
家庭卫生以及周围环境状况	卫生状况良好者加2分	
	一般者不加分	
	较差者减2分	
	经常受噪音干扰或受"三废"污染者减3分	
家庭成员健康状况	经常参加锻炼每人加1分	
	偶尔锻炼不加分	
	从不参加锻炼每人减1分	
家庭成员营养状况	全家人营养供应充足、合理者加2分	
	一般者(尚充足和基本合理)不加分	
	营养供应不足,或过剩,或不合理者减2分	
家庭卫生知识文化水平	能掌握了解一般的医药卫生常识并经常应用者每人加1分	
	一般者不加分	
	对医药卫生常识无知者每人减1分	
	严重迷信者每人减2分	
	家庭主要成员(指成年人)文化水平平均在高中以上者加1分	
	平均在小学以下或文盲者减1分	
家庭疾病以及心理健康状况	现患较严重的心、脑、肝、肾、肺、胃等器质性疾病、一般传染病、有残疾人每人减1分	
	现患严重传染性疾病、精神病、家中有性格异常、变态心理及其他严重心理障碍者每人减2分	

健康家庭的计分方法及标准:15分以上者为优秀,即"健康之家";10~14分者,为良好,属"健康家庭";6~9分者,为尚可,属于"基本健康家庭";5分或5分以下,则为较差,即"不大健康家庭";若总得分为0分以下(负分),则为很差,即"不健康家庭"。

本 章 小 结

1. 广义的心理护理是指在人的成长和发展过程中,家人及亲友、教育工作者、医务工作者、心理咨询师应用心理学等人文学科的知识和各种经验,有意识或无意识地答疑解惑,及时解决成长中的各种心理问题,帮助人们快乐、幸福地成长和生活。狭义的心理护理是指护理工作者在护理实践中,应用护理心理学的理论和方法,通过护患间的人际交往,影响或改变病人的心理状态和行为,帮助病人消除或缓解心理压力,使病人产生积极情绪,愉快地接受治疗和护理,帮助病人达成最适宜身心状态的过程。心理护理的特点包括理论性、广泛性、差异性、复杂性、发展性。

2. 心理护理的目标主要指心理护理的实施者在护理过程中通过积极的语言、表情、态度和行为去影响或改变服务对象的心理状态和行为,促使适应不良或其疾病得到改善,提高生活质量。心理护理的原则包括交往原则、启迪原则、自理原则、支持原则。

3. 心理护理的基本要求是优良的职业素养、有效的人际沟通、广泛的社会支持、规范的

健康教育、合理的安排生活、舒适的休养环境。心理护理的注意事项是遵循基本原则、保护个人隐私、应用积极心理疗法、钻研心理学知识。

4. 心理护理的程序步骤按照护理程序五个步骤进行,具体包括评估、诊断、计划、实施、评价。

5. 护理诊断(nursing diagnosis)是关于个人、家庭或社区对现存的或潜在的健康问题以及生命过程的反应的一种临床判断,是护士为达到预期结果选择护理措施的基础,这些结果是应由护士负责的。护理诊断包括四个基本元素:名称、定义、诊断依据、相关因素。北美护理诊断协会(North American Nursing Diagnosis Association,NANDA)于 1994 年修定通过了按功能性健康型态分类的护理诊断(11 个类型 128 个护理诊断),其中有 4 个类型态 33 个护理诊断属心理社会方面。

6. 社区心理护理包括创建积极的人文环境、建立和谐幸福的邻里关系、挖掘居民的积极人格、定期做好健康教育、针对性宣传教育、重点关注发生家庭危机事件的家庭,孤寡、空巢、失能老人等家庭。

7. 家庭心理护理主要内容包括塑造积极的家庭(夫妻关系和亲子关系)和危机事件家庭的心理护理(一级、二级、三级护理)。

8. 健康家庭的概念:广义的健康家庭是指家庭结构完整,家庭成员之间感情融洽,家庭各种功能保持良好状态。家庭的心理健康即是指家庭的各种功能在成员的努力下维持动态的平衡,没有危及到家庭整体和人体的心理健康。

(王雪琴)

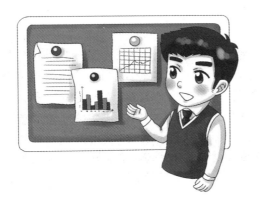

第八章
心理护理评估

案例 8-1　一例疝修补术前焦虑病人的心理评估

　　黄某某,男,67 岁,因右下腹外斜疝至某医院外科就诊,住院后进行常规术前检查,准备三日后进行疝修补术。护士通过观察和访谈发现病人有明显的焦虑情绪,出现心慌、手抖、腿不灵等身体不适,伴有食欲不振、失眠等症状,但相关身体检查并未发现明显异常。

 思考题

　　1. 病人为什么会出现上述表现?

　　2. 你会采用哪些心理评估方法评定其目前的心理状况?

　　3. 在进行心理评估的过程中要注意哪些问题?

第一节　心理护理评估概述

一、心理评估的概念

　　依据心理学的理论,运用多种方法获取信息,对个体某一心理现象进行全面、系统和深入地客观描述和分析,这一过程称为心理评估(psychological assessment)。心理评估在心理护理实施过程中占有十分重要的地位。护士在为病人制订心理护理计划之前,首先要识别和定义其存在的心理问题。心理评估包括行为观察、临床晤谈和心理测验等手段,这些手段可单独使用,也可以与其他手段联合使用,如何使用取决于使用的目的和评估的对象。

心理评估在心理学、医学、教育、人力资源、军事、司法等领域有多种用途,其中为临床医学目的所用时,称为临床心理评估。遵照心理评估的原理、方法及原则,结合心理学、护理学、社会学等进行综合的评估,为护理领域内的临床心理评估,或称为心理护理评估。

客观量化的心理护理评估,可以为确定病人的心理问题提供客观依据,是确保心理护理科学性、有效性的前提条件。

二、心理评估在护理工作中的应用

在护理实践中,心理评估主要有以下几个作用。

1. 筛选心理护理对象　　通过心理评估,可以筛选哪些病人伴有心理问题,以便及时、主动地实施个性化的心理干预,从而加强心理护理工作的针对性和有效性。

2. 提供心理护理的实施依据　　通过心理评估,可以确定病人心理问题的性质、程度,进一步了解其引发的原因及影响因素,可为确定心理护理诊断、制订心理护理计划及针对性地实施干预提供依据。

3. 评估实施效果　　在对心理护理效果进行评价时,借助心理评估的工具,可以得到量化数据,从而对心理护理措施的有效性做出比较准确的判定。

4. 对病人及健康人群实施心理健康教育　　了解不同个体的心理特征需借助于心理评估的方法,以便对不同个体进行针对性的心理卫生指导。另外,对个体存在的不健康行为的原因,以及不健康行为对个体心理影响的研究等,也需要借助心理评估的方法。因此,改变个体的不健康行为,指导他们保持自身心理健康方面,心理评估也起着重要作用。

5. 在护理科研中的应用　　心理评估是心理护理研究中不可缺少的方法之一,对提高心理护理的研究水平起着举足轻重的作用。由于在心理评估中采用的是数量化的手段,并严格按科学研究的统计学方法要求进行,因此心理测验和评定量表等心理评估方法是临床护理研究中常用的方法。

三、护士实施心理评估的原则和注意事项

（一）实施原则

1. 综合性原则　　应认识到心理评估量表的主观性和局限性,应将心理测验与其他心理评估方法及临床检查诊断结果相结合,实施综合评定,才能使评估结果更加客观和准确。

2. 动态性原则　　病人的心理活动除了受疾病的进展发生变化外,还受诊疗手段、医院环境、生活事件、病人个性特征等因素的影响。因此,临床心理评估应该动态地评估病人的心理状态。

3. 循序渐进性原则　　除非病人有紧急的自杀风险,一般情况下应先评估病人

的生理问题,待病情稳定时再评估其心理状况。即首先要评估其是否存在威胁心身的负性情绪,如是否有严重抑郁或焦虑,再进一步探究不良心理反应的主因。如此循序渐进,可以尽量地减少心理评估的盲目性,以免干扰常规护理,增加病人过多的负担。

(二) 注意事项

1. 要取得病人的信任　如得不到病人信任,当病人接受访谈时则不能敞开心扉,或答非所问,或对问题敷衍应付,就会使评估的真实性和可靠性大打折扣。护士应与被评估者建立真诚的、彼此信赖的护患关系,在病人知情同意的基础上,鼓励其充分表达。

2. 要保护病人的利益　评估的过程中有时会涉及病人的隐私,应尊重他们的人格,严格遵守保密原则,不向第三方透露。但同时也要向病人申明:如有危及当事人及他人生命的情况,则属于保密例外。

3. 管理好心理评估工具　心理评估工具特别是心理量表内容和使用方法不得随意公开或借与他人使用,只有具备资格者才能独立使用和保管。

4. 时间、环境的要求　评估时间一般选择在病人精神状态最佳时,环境应安静、舒适,尽量避开其他无关人员。

思考题

1. 试比较心理评估、临床心理评估、心理护理评估有什么异同点。

2. 护士在实施心理评估时要注意哪些问题? 请举例说明。

第二节　心理评估的常用方法

一、行为观察法

行为观察法(behavioral observations)是指按照研究目的,系统地、有计划地观察病人的行为表现,对所观察的事实加以记录,进行客观的解释,以了解病人心理和行为特征的一种方法。观察可集中于行为的过程,或者集中于行为的结果。其目的是描述病人的临床行为表现、评估其心理活动、监测其行为变化,为心理护理的诊断和效果评价提供依据。通过观察病人在临床访谈和测验过程中的行为表现,对访谈方向和测验选择也具有指向作用。

(一) 观察情境

一般来说,对行为的观察可以在完全自然的环境下进行,也可以在实验室的情境下进行。在自然环境中,不改变或干扰自然环境,研究者能观察到一些自然情况下发生的行为,称为自然观察法。护士在临床实践中一般采用自然观察法。如在日常护理工作中,在病人不知情的自然情况下进行观察活动,根据病人的行为表现推断其心理活动状态,为心理诊断和制订心理干预计划提供依据。

（二）观察内容

在心理评估中,观察内容常常包括仪表、身体状况、人际交往风格、言谈举止、个性特征、注意力、爱好、各种情境下的应对行为等。实际观察中,应根据观察目的、观察方法及观察的不同阶段选择观察目标行为。

（三）观察时间

每次观察的时间一般在 10～30 分钟,这样观察者不会太疲劳,还可以根据实际需要酌情延长或缩短。观察次数可以根据实际情况来定,如果一天内进行多次观察,则分布在不同的时间段,以便观察被观察对象在不同情境下的行为表现;如果观察期跨越若干天,则每天数次的观察时间应保持一致。

（四）观察记录

观察的记录方法有以下几种:① 描述性记录。可采用笔记、录音、录像或联合使用,也可以按照观察时间顺序编写记录表,例如记录"×××午饭前和睡前分别哭泣了 1 次,显得很悲痛"。② 评定性记录。根据评定量表的要求进行观察和记录,例如记录"抑郁等级 3"。③ 间隔性记录。指在观察中有规律地每隔同样长短时间观察和记录一次,如每隔 20 分钟观察并记录 5 分钟内的观察结果。④ 事件记录。又称事件样本,记录在一次观察期间,目标行为或事件的发生频率。在自然条件下进行观察时,经常会有一些特殊事件的产生,在不同程度上干扰目标行为的发生、发展或进程,此时观察者应当记录这些特殊事件的情况以及对被观察目标行为所产生的影响。如某男病人每次接到妻子的电话后即发生哭泣、哮喘发作等情况,应加以记录。

（五）行为观察法的注意事项

为了使行为观察法具有良好的客观性、准确性和科学性,许多研究者提出了在行为观察时观察者应注意的几点事项。

（1）在观察和评估过程中,观察者要经常意识到自己的"角色",特别是自己的感觉和反应,尽可能地保持客观、中立的态度。

（2）观察要有侧重,不对那些与目标行为关系不大的特殊行为和突发事件发生兴趣,以免顾此失彼。

（3）对待与自己年龄或文化背景相差悬殊的人,观察者在分析结果时应尽可能地从被观察者角度而不是从自己的角度去理解他们的行为。

（4）对观察到的行为的产生原因应结合当时的情境进行合理地探索和解释。

二、临床访谈法

访谈法（interviews）又称晤谈法。临床访谈是评估者与访谈对象进行面对面的言语交流,有目的地了解病人的心理和行为的一种研究方法。临床访谈不仅是一种收集信息的重要手段,而且还是在评估过程中建立和谐关系的重要手段之一。

访谈技术也是护患沟通的必要技能。通过访谈,一方面,护士可以了解病人目前的功能状态,如一般仪表、思维过程、思维内容、记忆、注意力、言语、自知力和判断等,还可以了解其病情以及问题产生的原因;另外,访谈也有助于建立良好的护患关系。

(一) 临床访谈的内容

1. 收集资料性访谈的内容　　收集资料性访谈的目的在于获得被访者的病史资料和相关资料,通常询问以下几方面的问题:

(1) 病人的基本情况,包括姓名、年龄、职业、经济状况等。

(2) 当前和近期的情况,包括日常活动情况、饮食睡眠、精神状况等。

(3) 婚恋或家庭情况,如婚姻状况、家庭关系、子女情况等。

(4) 出生、成长情况,如是否顺产,发育如何等。

(5) 健康情况,既往和现在的健康状况,有无疾病、外伤等。

(6) 个人嗜好,有无特殊嗜好,如烟、酒等。

(7) 工作情况和生活事件,所从事职业,经济状况,社会压力等。

(8) 人际关系和社会支持,与家人、同事、朋友之间的关系如何。

2. 心理诊断性访谈的内容　　心理诊断性访谈主要围绕病史采集、精神状况检查的内容和诊断需要的资料进行。一般可从认知、情感、意志、自知力等方面进行询问。

(1) 感知觉方面,可问:"有没有一些平时没有的特殊感觉?"或者"独自一人时,能听到有人与你说话吗?"如病人说"有",可问"声音从哪里来? 什么人的声音? 讲些什么?"以便了解其有无幻觉。

(2) 思维方面,可问:"周围的人,如你的同事或家人对你的态度怎样? 有没有人对你不友好? 是否有人针对你或暗中害你?""外界有没有东西能影响或控制你的思维或行动?"

(3) 意识、注意、记忆和智力方面,可问"现在是何时? 你在何地? 旁边人是谁?""能集中精力做事或学习吗?""记得住事情吗?"或"容易忘事吗?"还可进行简单的记忆和智力测试,如"心算100减7等于多少",连续递减。

(4) 情绪方面,可问"近来你的心情如何?""感到生活有意义吗?""有莫名的紧张吗?"等问题。

(5) 自知力方面,可问"你对自己目前的状况是如何看的?""你认为自己有问题(病)吗?"如果回答有问题,则进一步询问有什么样的问题。

3. 心理治疗性访谈的内容　　心理治疗性访谈是指对被访者问题进行干预或治疗的谈话,如认知疗法等,可参考第八章的内容。

(二) 临床访谈的类型

因研究问题的性质、目的或对象的不同,访谈法具有不同的形式。根据访谈进程的标准化程度,访谈可分为非结构式访谈、结构式访谈和半结构式访谈。

1. 非结构式访谈　　又称为非标准化访谈,自由访谈。由访谈者与访谈对象在某一主题内自由交谈,交谈气氛轻松。非结构式的优点是灵活、易建立双方的协调关系、容易获得访谈对象的详细情况。其缺点是话题较松散、费时,信度和效度高低不一,访谈者必须接受严格训练等。

2. 结构式访谈　又名标准化访谈,是根据特定的目的预先设定谈话的结构、程序,并限定谈话的内容,具有经济、省时、省力、高效的特点,且结果方便量化,可作统计分析。其缺点是机械、被动,不利于单独了解来访者内心体验。

3. 半结构化访谈　介于非结构式访谈和结构式访谈之间,是指按照一个访谈提纲而进行的访谈。提问的方式和顺序、访谈对象回答的方式、访谈记录的方式和访谈的时间、地点等没有具体的要求,由访谈者根据情况灵活处理。

不管所用形式如何,访谈都有一个共同目的,即获得对来访者的心理学描述、当前病态原因的概括、做出诊断以及形成处理计划。

(三)临床访谈的技巧

1. 建立良好护患关系　访谈的成功与否很大程度上取决于护士与病人之间是否建立了良好的关系。注意以下几点有助于建立良好的护患关系:① 关注的姿态,维持适当的目光接触。② 亲切、平静、柔和的语调。③ 适当的言语反应。④ 不随意中断病人的谈话。⑤ 充满兴趣,鼓励病人表达。

2. 注意倾听的技巧　耐心、专注的倾听是访谈成功的关键。不仅仅用耳朵倾听,更要用"心"去倾听。身体前倾、适当的距离、关注的表情、恰当的点头和微笑、肯定性的语言等是用"心"倾听的具体表现。

3. 提问　提问的方式与用词是影响访谈成功与否的关键因素。

(1) 开放式提问。开放式提问常常用"什么"(what)"怎样"(how)或"为什么"(why),要求更详细的回答。例如,可问病人:"晚上睡不着的时候,你想到了什么?""你为什么不愿意接你爱人的电话?"

(2) 封闭式提问。封闭式提问常常用"是不是""对不对""要不要""有没有"等词提问,而回答也是"是""否"式的简单答案。例如,可问病人:"你是不是第一次与人谈这个问题?"这种询问常用来澄清事实、获取重点、缩小讨论范围。

(3) 用词。要求通俗易懂,如果不是必要的情况则尽量少用专业词汇。要因人而异,根据病人的年龄、文化水平使用他们能懂的词汇。在称呼上注意使用尊称等。

访谈法是获取病人信息的重要途径,若应用得当,可弥补观察法、测验法的不足。反之,则会导致访谈的失败。访谈者的态度是否客观、观察是否敏锐、是否能共情对访谈成功至关重要。

思考题

以一名胃癌伴焦虑和抑郁病人为例,请你设计一个结构式访谈的提纲。

三、心理测验

（一）概念

心理测验（psychological test）是指在标准情境下，依据心理学理论，使用一定的操作程序，对人的心理特点进行客观分析和描述的一类科学方法。

心理测验有两层含义：第一层含义是指对心理变量如智力、记忆、能力等的测量，作为动词来用。人的心理特性是不能被直接观察到的，且还存在明显的个体差异，但任何一种心理特性总会以一定的行为表现出来。心理测验就是让人们在测验时产生某些行为，即对测验题目的反应，并根据这些行为反应来推论其相应的心理特性。因此，心理测验指的是一种具体的测量心理特质的方法和活动。第二层含义指的是测量这些心理变量或心理特质的工具。如能力测验，智力测验，人格测验等测验工具。此时作为名词来用，与心理量表同义。

相对于其他的心理评估方法，心理测验的结果可以数量化，不同个体之间可以相互比较，这样可避免受主观因素的影响，使得评定结果更客观。

 思考题

心理评估与心理测验有什么不同之处？

（二）标准化心理测验的基本特征

标准化是心理测验的基本要求。并非所有的心理测验都称为标准化心理测验，只有通过一套标准程序建立测验内容，制定评分标准，固定实施方法，且具备心理测量学的技术指标，并达到国际上公认的水平，才称为标准化心理测验。

1. 行为样本　所有心理测验或评定量表都是由许多条目（问题、作业、任务或陈述）组成的，这些条目被称为行为样本（behavioral samples），这些行为样本必须具有代表性，才能有效地衡量某一心理特质。

2. 常模　常模（norm）是指某种心理测验在某一人群中测查结果的标准量数，即可比较的参照标准。一个人某项测验的结果只有与这一标准比较才能确定其测验结果的实际意义。因此，常模标准在心理测验中处于举足轻重的地位。由于常模就是测验取样的平均值，即正常成绩或平均成绩，因此常模标准是否正确，在很大程度上取决于常模样本的代表性。

为了保证常模样本的代表性，取样时通常需要全面考虑影响该测验结果的主要因素，如样本的年龄范围、性别、地区、民族、教育程度、信仰、职业等，再根据人口资料中这些因素的构成比，采用随机抽样的方法来获得常模样本。如果是临床评定量表，常模样本取样还应考虑疾病诊断、病程及治疗等情况。受试者的情况在这些方面与样本相应，所测结果与样本才有可比性。如果样本是代表全国的，可制定全国常模；代表某一地区的则建立区域性常模。

常模具有不同的形式，包括均数、标准分、百分位、划界分、比率等。例如，智力测验的常模通常是正常人群正确得分的平均数和标准差,在对个体智力进行评估时再转换为标准分形式(智商);而人格测验的常模通常是典型的和多数人的答案,评估时多采用标准 T 分数。

3. 信度 信度(reliability)是指一个测验工具在对同一对象的几次测量中所得结果的一致程度。它反映了测验工具的可靠性和稳定性。

作为一个好的测验,它的结果必须可靠和稳定。例如,你在某一天的早晨,在卧室里测了三次体重,但三次的读数都不同,那么这一测量并没有得到一致的结果,因此你可以称为该结果不可信。也就是说,测量工具是否可信,与测量对象是否保持一致有关。

检验信度通常有以下几个指标:

(1)重测信度:是指用同一套测验对同一组被试施测两次,所得结果的一致性。

(2)分半信度:是指将一套测验的所有项目分成两半,这两部分项目所测结果之间的一致性。

(3)复本信度:是指两个平行的测验,测量同一组被试的结果之间的一致性。

(4)评分者信度:是指多个评分者给同一批被试的答卷进行评分,所测结果的一致性程度。

信度检验结果用信度系数表示,其数值在-1～+1之间。绝对值越接近1.0,表明信度越高、测验结果越可靠;绝对值越接近0,表明信度越低、测验结果越不可靠。通常,能力测验的信度要求在 0.80 以上,人格测验的信度要求在 0.70 以上。

4. 效度 效度(validity)即有效性,指是否测量到要测查的东西,测查到何种程度。效度是衡量标准化测验好坏的最重要的指标。一个测验无论其信度有多高,若效度很低也是无用的。例如有效的智力测验可以检测到智力的特质,而不是性格或其他。同信度检验一样,效度检验方法也有多种类型:

(1)内容效度:用于系统评估测验项目反应所测量内容的程度,即测验的行为取样是否能代表所测量的心理功能及代表的程度,通常通过专家评审的方法进行,主要在设计项目时考虑这一指标。

(2)效标效度:用来检验所编制的测验是否能预测被试在特定情境中的行为表现,其关键之处是合理地选择效标。例如,如果某测验是为了预测人们在大学中是否成功,那么大学成绩就是合适的标准。如果该测验成绩与大学成绩高度相关,那么这一测验就具有效标效度。

(3)结构效度:反映了编制的测验所依据理论的程度。例如编制了一个智力测验,必定符合有关智力理论,那么该测验反应所依据的智力理论程度,可用结构效度检验。因素分析是结构效度检验的最常用方法。

5. 标准化 标准化(standardization)是指任何一种心理测验在施测时都要有统一的、标准的施测方法,包括测验情境、指导语、施测方法、记分方法、结果换算等,都要按一定的规定进行,否则将影响测验结果。

(三) 常用心理测验的分类

心理测验的种类繁多,按照不同的标准分类,可分为不同的类型。

1. 按测验的功能分类 可分为能力测验(ability test)、人格测验(personality test)、神经心理测验(neuropsychological test)和症状评定量表(symptom rating scale)等。

(1) 能力测验:包括一般能力测验和特殊能力测验,一般能力测验内容是测量人的一般能力倾向、从事各种活动都需要的能力、如智力测验(intelligence test)、成就测验(achievement test)、性向测验(aptitude test)等。特殊能力测验内容是测量从事某些活动所需要的特殊能力,主要用于升学和就业指导、特殊人才选拔,如音乐能力、绘画能力、机械技能、文书才能等。

(2) 人格测验:这类测验测量性格、气质、兴趣、态度、品德、情绪、动机、信念等心理品质,一般有问卷法(如艾森克个性问卷、明尼苏达多项人格调查表)和投射法(如罗夏墨迹测验、主题统觉测验)两种测量方法。

(3) 神经心理测验:这类测验测量个体的神经心理功能,上述能力测验和人格测验常用作神经心理测验,记忆测验是最常用的神经心理测验,专门的神经心理测验有 H-R 神经心理成套测验、Luria 神经心理成套测验。此外还有许多单项神经心理测验,如本顿视觉保持测验、威斯康星卡片分类测验。

(4) 症状评定量表:这类量表主要评定神经和心理方面的症状,在精神科、神经科和心理咨询中最常用,如焦虑评定量表,抑郁评定量表,90 项症状清单,简易痴呆评定量表等。

(5) 其他:如生活事件评定量表,社会支持评定量表,应对方式量表等。

2. 按测验的方法分类 可分为问卷法和投射法。

(1) 问卷法:测验多采用结构式问题的方法,让被试以"是"或"否"或在提供的几种答案中做出选择回答。此法易于评定分数,易于统一处理,如明尼苏达多项人格调查表。

(2) 投射法:采用一些模糊人形、墨迹图或一些不完整的句子,让被试观察,要求被试根据自己的想象、理解或感受随意做出回答,借以投射出被试的感受、情绪或内心冲突,以反映其内心世界。投射法多用于测量人格,如罗夏墨迹测验、主题统觉测验等。

问卷法测验材料完整,结果容易分析,缺点是测验目的明显,在回答涉及社会评价的问题时,可能因掩饰而回答失真。投射法则材料意义含糊,回答无限制,无严格的评分标准,其优点是测验的目的隐蔽,回答结果难以掩饰,结果较真实;缺点主要是测验结果分析困难,对主试的要求相当高。

3. 按测验材料的性质分类 可分为文字测验和非文字测验。

(1) 文字测验:测验项目和回答问题都用文字表达(口头或书面)。此法要求被试要有一定的文化程度。大部分团体、个人问卷均属此类。

（2）非文字测验：测验项目和回答问题都用非文字形式表达。如一些作业测验，韦氏智力测验中的填图、图形排序、图形拼凑、数字符号等分测验即非文字测验。

4. 按测验的对象分类　可分为个别测验和团体测验。

（1）个别测验：一个主试在同一时间只测验一个被试。这种方式有利于面对面地观察被试测验时的情况。

（2）团体测验：一个主试同时测验多个被试。团体测验与个体测验的指导语不同，而且测验时有时间限制，要求所有被试同时开始测验，同时结束测验。团体测验实施的效率较高。

（四）心理测验的实施

在施测过程中，主试应遵循如下几项原则：

（1）要自始至终尊重被试，以平等地位对待被试，绝对不能伤害被试的自尊心。

（2）与被试建立协调合作关系，保持测验情境的友好、有兴趣、有意义，要恰当鼓励被试。

（3）熟练掌握测验方法，熟悉测验的指导语，严格按照测验的操作规定实施测验，包括正确地安排测验材料，给予正确的指导语和提问，记录回答和记分，并及时观察被试在实施中的行为，准确地书写测验报告等。

（4）尊重被试的人格，对个人信息加以保密，除非对个人或社会可能造成危害时，才是保密例外。

（5）注意选择实施测验的时机，当被试不合作或精神状态不佳时，则暂时停止测验。

（6）正确看待和解释测验的结果。对于心理测验的解释需要注意两点：一是要全面、辩证地看待测验分数，只能作为心理评估和诊断的参考。在诊断时，要结合被试的病史、症状表现以及心理测验结果等作具体分析，心理测验起间接的、辅助诊断的作用。二是要考虑测验分数可能给被试带来的心理影响。为避免引起被试误解，主试最好用非技术性用语对心理测验结果加以解释。

第三节　心理测验的临床应用

一、智力测验

（一）智力测验概述

智力测验是评估个体一般能力的方法，它是根据有关智力概念和智力理论经标准化过程编制而成的。智力测验在临床上用途很广，不仅可用于评估个体的智力水平，还可用于研究其他病理性异常现象，如神经心理障碍。智力测验的结果一般用智商来表示。

智商(intelligence quotient,IQ)是智力测验结果的量化单位,是用于衡量个体智力发展水平的一种指标。智商的计算方法有两种:比率智商和离差智商。

比率智商是指智力年龄与实际年龄的比率。比率智商考虑了智龄与实际年龄之间的关系,但智力发展到一定年龄后可能就稳定在一定水平上,随着年龄增加,智商便开始下降。因此,比率智商适用的最高实际年龄限制在 15 或 16 岁。

为了解决上述问题,美国著名心理测验学家韦克斯勒于 1949 年在其编制的儿童智力量表中提出了离差智商(deviation IQ)的概念,采用统计学的标准分数的概念来计算智力分数,用于表示被试的成绩偏离同年龄组平均成绩的距离(以标准差为单位),每个年龄组 IQ 均值为 100,标准差为 15。当被试的 IQ 为 100 时,表示他的智力水平恰好处于同年龄组的平均位置;如 IQ 是 115,则高于平均智力的一个标准差,为中上智力水平;如 IQ 是 85,则表示低于平均智力的一个标准差,为中下智力水平。离差智商克服了比率智商计算受年龄限制的缺点,现已成为通用的智商计算方法。

目前智力评定主要采用 IQ 分级的方法,也是国际上通用的分级方法。智商与智力等级的关系见表 8-1(以韦氏智力量表为例)。

表 8-1　智商与智力等级的划分

智力等级	智商(IQ)
极优秀	＞130
优秀	120～129
中上	110～119
中等	90～109
中下	80～89
边缘(临界)	70～79
轻度智力缺损	50～69
中度智力缺损	35～49
重度智力缺损	20～34
极重度智力缺损	＜20

人的智商确实存在一定的差异,但总体来说,人的智商呈现正态分布,也就是两头小、中间大,超高智商和超低智商都是极少数,多数人都处于平均水平。超高智商者通过测试后组建了自己的组织——门萨俱乐部。见专栏 8-1。

专栏 8-1　门萨俱乐部——高智商人士的组织①

　　门萨的英文名称是"MENSA"，是拉丁语中圆桌的意思。门萨取自圆桌的意思就是希望人们能够平等地坐在一起，当然前提是智商相近。门萨是世界顶级智商俱乐部的名称，于1946年成立于英国牛津，创始人是律师罗兰德·贝里尔和科学家兼律师兰斯·韦林。当时，这两位自认聪明异常的人突发奇想，编制出一些高难试题以测试智商，受到广泛追捧。兴奋之余，贝里尔和韦林干脆成立一个俱乐部，号召高智商的人士加入。

　　今天，门萨俱乐部拥有10万多名会员，遍及世界100多个国家和地区。门萨测试试卷一般有30题，答对23题，换算成智商是148，也就是可以加入门萨俱乐部的标准。门萨测试一般从注意力、观察力、逻辑思维、想象力和记忆力这几个方面出题。

　　除了高智商外，门萨的会员可以说并无其他特征，当中有商贾、学者，也有主妇、蓝领，参加门萨的唯一途径便是参加考试并脱颖而出——参加门萨的考试或者在其他门萨规定的智商测试中达到最高2%的水平。

　　门萨除了为它的会员们提供一个充满刺激的智力交流论坛外，还将它的会员们所贡献的最具挑战的智力问题结集出版，让会员之外的人士共同分享。凭借门萨在智商测试领域的地位，"门萨系列图书"不但热销于欧美，同时还被世界众多政府机构和跨国公司列为甄选人才的重要参考标准。

　　2011年门萨总部批准成立门萨中国分会。截至2011年底，门萨中国在北京、上海、广州三个城市设有固定考点。需前往以上三个城市参与门萨入会测试并通过，方可收到门萨中国分会发出的入会邀请函，缴纳少量会费后即成为门萨会员，会员年费265元（全日制学生133元）。

（二）常用的智力测验

　　评估智力水平多采用智力测验和发展量表，0～3岁多采用发展量表测量智力水平，4岁以后多采用智力量表。

　　常用智力测验量表有比奈智力量表、韦克斯勒智力量表、瑞文推理测验和简易智力测验等。

　　1. 比奈智力量表　比奈量表包括 Binet-Simon 量表和 Stanford-Binet 量表及其修订本。世界上第一个实用的科学智力测验是为鉴别儿童学习能力而编制的"比奈-西蒙智力量表"。它由法国心理学家比奈（Binet）和西蒙（Simon）于1905年编制而成，包含30个题目。该量表自1905年发表以来，经多次修订和转译，其中以美国斯坦福大学的推孟（Terman）于1916年、1937年、1960年和1972年在斯坦福大学先后4次修订而成的"斯坦福-比奈"量表最为著名。在我国第一次修订斯

①　http://baike.baidu.com/view/79590.htm.

坦福-比纳量表的是陆志韦(1924),后来陆志韦和吴天敏进行了第二次修订(1936),吴天敏作了第三次修订(1982),称作"中国比奈测验"。

早期的斯坦福-比奈量表采用比率智商表示被试的智力水平,目前的斯坦福-比奈量表采用离差智商作为智力评估指标,平均数为100,标准差为16。

2. 韦克斯勒智力量表 韦克斯勒(Wechsler)在临床心理学工作中发现斯坦福-比奈量表在成人智力水平评估上的不足,于1939年编制了Wechsler-Bellevue量表,这是第一个用于测量成人智力的量表,后称W-BI。1955年,W-BI经修订后成为目前使用的韦克斯勒成人智力量表。1949年和1967年,韦克斯勒又先后编制了韦克斯勒儿童智力量表(WISC)和韦克斯勒学龄前儿童智力量表(WPPSI)。三套韦氏智力量表在中国都有相应的修订本,分别称为中国修订韦氏成人智力量表(WAIS-RC,龚耀先,1981),中国韦氏儿童智力量表(C-WISC,龚耀先,1993)或韦氏儿童智力量表中国修订本(WISC-CR,林传鼎,张厚粲,1986)和中国韦氏幼儿智力量表(C-WYCSI,龚耀先,1986)。

龚耀先教授从20世纪90年代初开始致力于研究本土化智力测验,编制了非文字智力测验,建立汉族和多个少数民族的常模。本土化智力测验不仅符合中国的文化背景,而且有独特的理论构思和较好的心理测量学特性,但因种种原因未能在国内得到广泛的推广应用。近年又有学者编制了一些本土化智力测验,如姚树桥(2007)编制的中华成人智力量表适用于16岁以上成人,赵介城(2007)编制的中国少年智力量表适用于10~15岁少年,程灶火(2006)编制的华文认知能力量表(CCAS)等。

这里以我国修订的韦氏成人智力量表(WAIS-RC)为例简要说明智力测验的基本内容。

WAIS-RC全量表含11个分测验,其中6个分测验组成言语量表,5个分测验组成操作量表。根据测验结果,按常模可换算出3个智商,即全量表智商(FIQ)、言语智商(VIQ)和操作智商(PIQ)。言语量表的分测验包括:常识、领悟、算术、相似性、数字广度、词汇等。操作量表的分测验包括:数字符号、填图、木块图、排列图片、图形拼凑等。详见表8-2。

表8-2 WAIS-RC分测验、内容及主要功能

	分测验	内 容	主要功能
言语量表	知识(I)	29个一般性知识问题,内容涉及历史、天文、地理、文学和自然等	知识和兴趣广度,长时记忆能力
	领悟(C)	14个理解题,内容涉及社会价值习俗、道德法制、自然规律、人情世故、成语解释等	理解判断力、社会适应、道德法制观念
	算术(A)	14道心算题,内容涉及加减乘除等技能和这些技能的实际应用	计算和推理能力、注意力、解决问题能力

续表

	分测验	内　　容	主要功能
言语量表	相似性（S）	13 对有某种联系的事物，要求被试找出它们之间的共性、共同点或相似性	抽象思维与概括能力
	数字广度（D）	由顺背数和倒背数两部分构成，顺背有 10 个数字串（3～12 个数字），倒背有 9 个数字串（2～10 个数字），每个条目均有两试	短时记忆、工作记忆、注意集中
	词汇（V）	40 个词汇，要求被试给每个词下定义	言语理解与表达能力
操作量表	数字符号（DS）	由 9 个数字一符号对构成 90 个条目，要被试给每个数字配上相应的符号，统计 90 秒内完成的正确数	联想记忆、手眼协调、注意集中、加工速度
	图画填充（PC）	21 张缺陷图片，每张图片都缺一重要部分，要求被试指出缺失部位和名称	生活常识、视觉扫描、辨认与完型能力
	木块图（BD）	10 个几何图案，要求被试按照模型或图案拼出实物模型，图案 1～6 用 4 个方块拼，图案 7～10 用 4 个方块拼	空间建构、视觉分析、思维灵活性和行动计划性
	图片排列（PA）	8 个用图片表示的故事情节，每个故事有数张图片，要求被试把零乱图片排成有意义的故事	生活常识、逻辑推理、综合分析、顺序化能力
	物体拼凑（OA）	4 套物体碎片，要求被试把零乱碎片组合成完整物体	知觉组织与完型能力，思维灵活性、手眼协调

　　本量表属个别测验，按手册规定将各分测验的项目逐一进行。有些分测验按年龄的不同有一定的起点，不必都从最初的项目开始。各分测验还规定连续若干项目都失败时便终止该分测验。分数的评定均按手册规定的评分标准计算，一个分测验中的各项目得分相加，称该分测验的粗分。粗分按手册上的相应用表换算成量表分。言语和操作测验的各分测验量表分相加，成为言语量表分和操作量表分。所有分测验量表分相加，称全量表分。根据相应用表，最后换算成言语智商、操作智商和全量表智商。韦氏智力量表采用离差智商作为智力评估指标。

　　由于韦氏智力量表可以提供从幼儿、儿童到成人各年龄段的言语智商、操作智商和全量表智商，在对同一被试的不同年龄进行施测时，韦氏智力量表具有特别的价值。因此，它被公认为是较好的智力测验，目前在临床、教育和司法鉴定等领域应用较为广泛。

　　3. 瑞文推理测验　瑞文推理测验的全称是瑞文标准推理能力测验（SPM），是由英国心理学家 J. C. Raven 设计的一种非语言型的智力测验。这套测验包括三个测验：一个是 1938 年出版的瑞文标准推理测验，它适用于施测五岁半以上的儿童至成人；另外两个测验编制于 1947 年，一个是适用于年龄更小的儿童与智力落后者的瑞文彩色推理测验（CPS），另一个是适用于高智力水平者的瑞文高级推理测验（APM）。其中，瑞文标准推理测验应用最广。由于采用非文字的形式，可克服文化背景和知识的影响，因此瑞文标准推理测验适合于不同年龄、不同文化背景的儿童。瑞文标准推理测验的内容由 60 个题图组成，排列由易到难，方便易行，能在短时间内迅速测量出被试的推理能力。瑞文标准推理测验于 1985 年由北京师范大学心理系张厚粲等人修订，并制订了中国常模，从而成为我国智力测验的常用工具。瑞文标准推理测验是一种被广泛应用的团体智力测验。

4. 简易智力测验 简易智力测验（AMT）由 Hodkinson 于 1972 年编制，可以作为老年病人认知功能损害的筛查工具，英国老年医学会推荐该测验作为老年人认知功能筛查工具，在英国老年病学临床中广泛应用，中国香港和大陆也有该测验的修订本。AMT 仅有 10 个条目，3～5 分钟就能完成，不需要特殊培训，普通临床医师或护士都能操作。结果判断：8～10 分为认知能力正常，4～7 分为认知能力一般，0～3 分为认知能力差。

（三）智力测验在护理工作中的应用

智力测验在临床护理实践中的应用范围较广，通过智力测验，护士可以评定病人的智力水平，对于判断病情、制订护理计划和措施有重要价值。如智力测验是阿尔茨海默病（老年痴呆症）的必测项目，可以判断脑外伤、脑血管意外病人的脑部损害程度；可以根据精神发育迟滞病人的智力等级制订相应的护理计划；可以准确评价儿童多动症的智力水平，协助诊断与鉴别诊断等。

二、人格测验

（一）人格测验概述

人格测验分为两类：客观人格测验和投射测验，前者包括明尼苏达多项个性调查表、艾森克个性问卷、十六种人格因素调查表和加州心理调查表等，后者包括罗夏测验、主题统觉测验和语句填充测验等。这些测验在国内都有相应的修订本，近年来也有国内学者编制本土化人格问卷，如王登峰编制的中国人个性问卷。

（二）常用的人格测验

1. 明尼苏达多项人格调查表（Minnesota multiphasic personality inventory, MMPI） MMPI 是由美国明尼苏达大学 S. R. Halthway 和 J. C. Mckinley 根据精神病临床需要于 1943 年编制的，是目前国外最常用的人格测验之一。1980 年中国科学院心理研究所宋维真等人将 MMPI 引进我国，1984 年完成并修订了中国常模。国内现有 MMPI 和 MMPI-2 的中文本，多数单位仍用 MMPI 修订本。MMPI 适用于 16 岁以上、具有小学以上文化程度的人群，MMPI-2 提供了成人和青少年常模,可用于 13 岁以上青少年和成人。既可以个别施测,也可团体测查。

MMPI 是一种测量人格病理倾向的工具,条目内容很广泛,涉及各种躯体状况、精神状态、家庭婚姻、宗教政治、法律道德、人情世故等方面的态度和看法。共有 566 个条目,其中 16 个为重复条目,前 399 个条目与临床有关,其他条目属于研究量表。MMPI 有 10 个临床量表和 4 个效度量表,其中 8 个临床量表是以精神疾病诊断名称命名的。

效度量表如下:

(1) 不能回答(Q):由被试不能回答的、遗漏的或同时作"是"和"否"两种回答的项目总数组成,没有特殊固定的项目。

(2) 掩饰量表(L):15 个条目,在推理的基础上选择出来的,用于检查被试是否以坦率和诚实的态度回答项目,项目内容为一些常见的小缺点或不太好的行为,但却能为社会接受,答"否"则计分。

(3) 真实性量表(F):64 个条目,主要用于检测是否存在任意回答、不寻常的或者不典型的项目回答方式。F 量表内容广泛,包括奇特感觉、奇异思维、特殊体验、孤独、脱离现实以及一些不寻常的或矛盾的信念、期望和自我诉述,正常人每个条目的得分概率不超过 10%。

(4) 校正量表(K):30 个条目,基于经验选择的,用于检测那些处于正常范围内的剖图是否存在明显的病理心理问题,故意装好或装坏倾向。K 量表的内容涉及自我控制、家庭关系和人际关系等方面,大多数条目分散在各临床量表中,仅 5 个项目为本量表专有。

临床量表如下:

(1) 疑病量表(Hs):33 个条目,内容为一些模糊的和非特异性的躯体症状,主要为腹部和背部的不适。因素分析获得两个因子:躯体健康不佳和胃肠道不适。主要测量被试的疑病倾向及对躯体功能的关注程度。

(2) 抑郁量表(D):60 个条目,内容为对活动缺乏兴趣而表现为普遍不愉快,睡眠障碍和胃肠道不适的躯体症状,过分敏感而缺乏社交能力,忧郁情绪,缺乏自信、对未来无望、对自己的处境不满意。因素分析获得两个因子:躯体健康不佳和神经质。主要测量被试抑郁情绪和焦虑问题。

(3) 癔症量表(Hy):60 个条目,内容分为反应躯体主诉的项目和显示被试认为自己社会适应良好的项目两大类。虽然这两类项目在正常人群中没有相关或负相关,但与那些具有表演性人格的人却是密切联系的。主要测量转换性症状、自我中心和情绪的戏剧性变化。

(4) 病态人格量表(Pd):50 个条目,项目内容广泛,有些项目似乎矛盾,如对家庭和权力地位的选择、自我与社会的疏远和厌烦、社会羞怯的克制、维持社交的平衡和自信。主要测量被试的社会适应能力、明显不愉快体验和行为偏离,如不合群、反社会、标新立异、家庭冲突。

（5）男性化/女性化（MF）：60 个条目，主要内容包括在职业和癖好方面的兴趣、审美倾向、活动的被动性和个人的敏感性。主要评估男性女性化、女性男性化和性偏离行为，男高分可能为同性恋，女低分可能普遍拒绝男性。

（6）偏执量表（Pa）：40 个条目，由揭示人际关系敏感、道义上的自我正义感和多疑等内容组成，有些条目的内容很清楚地与精神病有关，承认存在妄想和偏执思维。因素分析发现 4 个偏执因素：实际被迫害、想象被迫害、妄想和绝望、犯罪感及几种偏执关系不明显的因素，如神经质、玩世不恭、歇斯底里和固执。主要评估敏感、敌意、固执、好争论和责备等特征。

（7）精神衰弱量表（Pt）：48 个条目，主要内容是那些自己觉得没必要而又不能阻止的特殊行为或思维、病态恐惧、自我责难、注意力不集中和罪恶感，因素分析发现 7 个主要因素：神经质、焦虑、退缩、注意集中差、易激惹、精神病倾向和躯体健康差。主要评估精神衰弱、神经质症状或强迫性症状。

（8）精神分裂症量表（Sc）：78 个条目，内容涉及许多领域，包括奇特思维过程和怪异概念、社会疏远、家庭关系差、注意力集中和冲动控制困难、兴趣缺乏、情感淡漠、自我价值和自尊心差及性困难。因素分析获得 7 个主要因素：偏执、集中注意差、躯体健康差、精神病倾向、拒绝、退缩和性的关系。主要评估思维过程和内容障碍及意志行为障碍。

（9）轻躁狂量表（Ma）：46 个条目，内容包含行为和认知功能两个方面，如活动过多、夸大、自我中心和坐立不安。因素分析有 11 个因素：害羞、憎恨、禁忌认可、现实接触差、寻求刺激、社会依赖、变态人格、乱花钱、轻躁狂、易激惹和防卫机制。主要评估不稳定的自得其乐、精神运动性兴奋和观念飘忽等兴奋状态。

（10）社会内向（Si）：70 个条目，内容来自明尼苏达 T-S-E 中社会分量表，比较内向和外向大学生的得分来选择项目。因素分析有 6 个因素：自卑和不适、参与社交活动、社会兴奋、敏感性、不信任和躯体关注。主要评估社会内向或外向。高分者：害羞，内向；低分者：外向，面向社会，有领导才能。

MMPI 应用十分广泛，主要用于病理心理的研究。在精神医学上主要用于临床辅助诊断，在心身医学领域用于多种心身疾病如冠心病、癌症等病人的人格特征研究，在行为医学领域用于行为障碍的人格特征研究，在心理咨询和心理治疗中也采用MMPI 评估来访者的人格特点及心理治疗效果评价等，还可用于司法鉴定领域。

专栏 8-2　明尼苏达多项人格调查表第二版（MMPI-2）

> 　　1989 年美国明尼苏达大学正式推出 MMPI-2。美国明尼苏达大学心理学系 J. Butcher 等人对 550 个原 MMPI 项目（删除 16 个重复项目）中的 82 个进行了修改，又新增加了 154 个临时性新项目，对原 MMPI 未曾关注的心理问题和人格领域，如家庭功能、进食失常、滥用药物、治疗与康复的心理准备和对治疗工作的抵触情绪等进行了描述。该表共包括 567 个自我报告形式的题目，分基础量表、内容量表和附加量表三大类，其中基础量表包括有 10 个临床量表和

7个效度量表。如果只为了精神病临床诊断使用，可做前370题。

MMPI-2适用于18～70岁的被试者，文化程度在小学毕业以上。因取样主要是城市人口，故农村被试者适用性较差。

MMPI美国常模的临床分界点定位在70分，MMPI-2的美国常模则改为65分，但MMIPI和MMPI-2的中国常模的区分点是一致的，都定为60分。根据中国常模，凡高于或等于60分的量表分数便具有了临床意义。量表T分越高，则被试者在某种人格特性、情绪状态和临床症状上属于少数人群的可能性就越大。

MMPI-2所含量表由基础量表、内容量表和附加量表三部分组成。

MMPI-2不仅可以用于精神疾病的辅助临床诊断，还能帮助使用者从社会及心理学的视角，进行观察、诊断及治疗。既可以用于描述一个人长期稳定的人格特征，也可以用于判断其当前一段时间内的心理状态，以及处于压力状态下的心理变化。因此越来越多地被用于军事、人力资源领域内的人才选拔。MMPI-2在婚姻家庭、犯罪心理、大学生心理健康等领域也有很好的前景。

2. 卡特尔16项人格因素问卷(16 personality factor questionnaire，16PF) 16PF是卡特尔采用因素分析方法编制而成。卡特尔认为人的根源特质是构成人格的基本要素，测量16个根源特质即可了解其人格特征。我国已经有相关修订本及全国常模。

16PF为自陈式量表，共187个问题。用于16岁以上，初中及以上文化程度的成人。主要目的是确定和测量正常人的基本人格特征，并进一步评估某些次级人格因素。可作为了解心理障碍的个性原因及心身疾病诊断的主要手段，也可以用于人才的选拔。16 PF结果采用标准分(Z分)，通常认为小于4分为低分(1～3分)，大于7分为高分(8～10分)。高低分均有相应的人格特征说明(表8-3)。

表8-3　卡特尔16项人格因素问卷16种人格因素特征

因素	名称	低分者特征	高分者特征
A	乐群性	缄默、孤独、冷淡	乐群、外向、热情
B	聪慧性	迟钝、知识面窄、不善于抽象思考	聪慧、富有才识、善于抽象思考
C	稳定性	情绪激动、易烦恼	情绪稳定、能面对现实
E	恃强性	谦逊、顺从、通融、恭顺	好强、固执、独立、积极
F	兴奋性	严肃审慎、冷静、寡言	轻松兴奋、随遇而安
G	有恒性	权宜敷衍	有恒负责

续表

因素	名称	低分者特征	高分者特征
H	敢为性	畏怯退缩、缺乏自信	冒险敢为、少有顾虑
I	敏感性	理智,着重实际	敏感、感情用事
L	怀疑性	信赖、随和	怀疑、刚愎
M	幻想性	现实、合乎常规	幻想、狂放不羁
N	世故性	坦白直率、天真	精明能干、世故
O	忧虑性	安详沉着、有自信心	忧虑抑郁、易烦恼
Q1	实验性	保守、服从传统	自由、批评激进
Q2	独立性	依赖、随群附众	自立、当机立断
Q3	自律性	不拘小节、不顾大体	自律严谨、顾全大局
Q4	紧张性	心平气和	紧张困扰

3. 艾森克人格问卷(Eysenck personality questionnaire,EPQ) 是由英国伦敦大学教授艾森克(Eysenck)根据其人格三因素理论编制的,在国际上被广泛应用,分儿童和成人两种。EPQ 成人问卷适用于测查 16 岁以上的成人,儿童问卷适用于 7~15 岁儿童。我国龚耀先教授的修订本成人和儿童均为 88 项。EPQ 由 3 个维度 4 个分量表构成,用 E、N、P 和 L 四个分量表分别记分;其中,E、N、P 是艾森克人格理论中关于人格结构的 3 个维度,L 是效度量表。EPQ 结果采用标准 T 分表示,根据各维度 T 分高低来判断人格倾向和特征。另外,将神经质(N)维度和内-外向(E)维度组合,可以进一步分出外向稳定(多血质)、外向不稳定(胆汁质)、内向稳定(黏液质)、内向不稳定(抑郁质)4 种气质特征。

EPQ 施测简便,人格维度概念清晰,容易解释,是我国临床上使用最为广泛的人格测验之一。

4. 洛夏测验(Rorschach test) 是由瑞士精神病学家赫尔曼·洛夏在 1921 年创立,目的是为了临床诊断,对精神分裂症与其他精神病做出鉴别,也用于研究感知觉和想象能力。1940 年,洛夏测验才被作为人格测验在临床上得到了广泛应用。

洛夏测验的材料为 10 张墨迹图,有 5 张全为黑色的,2 张是黑色和红色的,其余 3 张是彩色的,都是将墨迹放在纸上再加折叠所成的对称的浓淡不均的墨迹图(图 8-1)。测试时将 10 张图片按顺序一张一张地交到受试者手中,要求受试者说出从图中看到了什么。不限制时间,也不限制回答数目,一直到没有回答时再换另一张。每张均如此进行。看完 10 张图后,再从头对每一回答都询问一遍。问受试者看到的是指图的整体或图的哪一部分,询问他为什么说这些部位像他所说的内容。将所指部位和回答的原因均记录下来。然后进行结果分析和评分。美国 J. Exner于1974年建立了洛夏测验结果综合分析系统,目前常用于正常人格和病理人格的理论和临床研究。

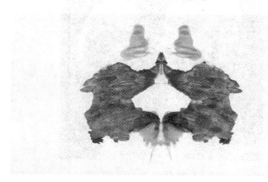

图8-1　洛夏墨迹测验图例

　　洛夏墨迹测验属个别施测,施测时,主试不仅要记录被试的言语反应,还要注意被试的情绪和动作表现。

　　洛夏墨迹测验是一种投射测验,测验任务和目的相对分离,被试一般不知道测验的目的,这样可避免被试的掩饰或伪装,从而使获得的资料更为客观。洛夏墨迹测验的记分和解释方法复杂,要求主试具备丰富的人格结构、心理学和精神病学方面的知识,且需要经过长期的训练和实践才能熟练掌握。

　　5. 主题统觉测验(thematic apperception test,TAT)　　和洛夏墨迹测验一样,主题统觉测验也是一种著名的人格投射测验,由美国哈佛大学摩根(C. D. Morgan)和默里(H. A. Murry)于1935年编制。全套测验包括30张内容模糊的黑白图片,另加一张空白卡片。图片内容多为人物,兼有部分景物。测验时,由主试向被试呈现模糊情景的图片,要求被试根据这张图片讲述一个故事,包括情景中的人在干什么、想什么,故事是怎么开始的,而每个故事又是怎么结尾的(图8-2)。主试评价故事的结构和内容,评价被试描述的个体行为,试图发现被试关心的问题、动机和人格特点。例如,主试可以根据被试是否关心人们有没有按照他们的意愿快乐地生活,故事是否以严肃、有条理的方式来评价一个人的公正性等。主题统觉测验还经常用来揭示个体在支配需要上的差异,诸如权力、领导和成就动机。经过几十年的研究,证明主题统觉测验还是一种测量个体成就需要的有效工具。

　　(三) 人格测验在护理中的应用

　　人格测验在临床应用方面,主要用于对人格的评估、诊断和预测。通过人格测验,护士可以评定病人有无异常人格,了解病人的个性特征,对于实施个性化的心理护理有着重要的价值。如可应用卡特尔16项人格特质测验评定某原发性高血压病人的人格特征,根据其人格特点制订相应的护理计划;应用明尼苏达多项人格调查表辅助诊断病人有无变态人格;应用投射测验预测某种护理方案的有效性等。

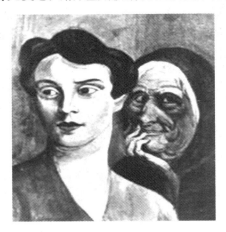

图 8-2　主题统觉测验中的一张卡片

第四节　神经心理学测验

神经心理学测验是在现代心理测验的基础上发展起来的用于脑功能评估的一类心理测验方法。神经心理学测验评估的心理或行为的范围很广,包括感觉、知觉、运动、言语、注意、记忆和思维,涉及脑功能的各个方面。神经心理学测验大致可分为单项测验和成套测验两类。所谓单项测验,是指测验形式单一,测量目标也比较局限;成套测验,则是由多个单项测验所组成,不局限于评价某一性质的心理变化,而是作综合评价。单项测验只有一种项目形式,测量某一种神经心理功能,如 Bender 格式塔测验仅测量个体的空间能力,威斯康星卡片分类测验用于评定执行功能等。成套测验项目形式多样,能比较全面地测量多种神经心理功能,如 H-R 成套神经心理测验。有些测验起初不是为评价神经心理功能而编制,但可作神经心理测验用,如韦氏智力量表、韦氏记忆量表和广泛成就测验等。

一、H-R 神经心理成套测验

霍尔斯泰德(W. C. Halstead)从 1935 年开始在他提出的"生物智力"理论基础上编制该测验,最初有 27 个分测验,通过与瑞坦(R. M. Reitan)合作,发现有一些分测验对区分正常和脑损伤不敏感而被淘汰,最终形成了现在的 10 个分测验,即霍尔斯泰德-瑞坦神经心理成套测验(Halstead-Reitan Neuropsychological Battery,HRB)。该测验分幼儿、儿童和成人三个版本。分测验中部分为言语测验,部分为非言语测验。由于测验内容包括了从简单的感觉运动到复杂的抽象思维,评分客观又有定量标准,现已成为一个被广泛接受和使用的神经心理测验。我国龚耀先等人先后完成了成人、幼儿和儿童三个版本的修订工作,并建立了常模(龚耀先等,1986,1988;解亚宁等,1993)。

修订后的霍尔斯泰德-瑞坦神经心理成套测验主要测查以下 10 个方面的内容:范畴测验、触觉操作测验、音乐节律测验、手指敲击测验、霍尔斯泰德-维普曼(Halstead-Wepman)失语甄别测验、语声知觉测验、一侧性优势测验、握力测验、连线测验、感知觉障碍测验。每个分测验都有不同的年龄常模。

二、鲁利亚-内布拉斯加神经心理学成套测验

鲁利亚-内布拉斯加神经心理成套测验(Luria-Nebraska Neuropsychological Battery,LNNB),是由内布拉斯加大学的戈尔登(C. J. Golden)及其同事根据苏联神经心理学家鲁利亚编制的一套神经心理测验修订而成的。现已完成成人本及 8~13 岁的少儿本的制订。该测验由 269 个项目组成 11 个分量表。LNNB 分 1980 年和 1985 年两个版本。第一个版本包括 269 个项目,共 11 个分测验。第二个版本比第一个版本多了一个中间记忆分测验。在我国,徐云和龚耀先等人对 LNNB 第一版进行了修订,并建立了地方性常模。

构成 LNNB 第一版的 11 个分测验分别是运动测验、节律测验、触觉测验、视觉测验、感受型言语、表达型言语、书写测验、阅读测验、算术测验、记忆测验、智力过程测验等。除此之外,LNNB 还有 3 个附加量表,即疾病特有病征量表(定性量表)、大脑左半球定侧量表和右半球定侧量表,这些量表的项目均来自前述 11 个分测验。LNNB 的每个项目采取三级评分的方式:"0"表示正常,"1"表示边缘状态,"2"表示异常。将各分测验得分累加即 LNNB 的原始分,得分越多,表明损伤可能越重。如果将原始分根据 T 量表换算成 T 分,则可进行各量表间的比较,以作进一步的临床分析。

三、成套记忆测验

目前我国临床上使用的成套记忆测验有两套,一套是龚耀先修订的韦氏记忆量表,另一套是由许淑莲编制的临床记忆量表,2002 年程灶火也编制了一套多维记忆评估量表。这些量表通常多用于神经心理研究,简要介绍如下。

1. 韦氏记忆量表　中国修订本(WMS-RC)　D. Wechsler(1945)编甲式,C. P. Stone(1946)编乙式,各含 7 个分测验:个人经历、数字顺序关系、逻辑(理解)记忆、顺背和倒背数字、视觉再生和联想学习等。龚耀先等(1980)修订了本测验,增改了测验内容,改变了记分系统,仍分甲,乙平行本。修订本内容:① 长时记忆 3 个分测验:个人经历、时空定向、数字顺序关系。② 短时记忆包括 6 个分测验:视觉再认、图片回忆、视觉再生、联想学习、触摸测验、理解记忆。③ 瞬时记忆:顺背和倒背数目。

2. 临床记忆量表　临床记忆量表是中国科学院心理研究所许淑莲等人在 20

世纪 80 年代编制的记忆量表。该量表由五个分测验组成，即指向记忆、联想学习、图像自由回忆、无意义图形再认和人像特点联系回忆。前两项为听觉记忆，指导语和刺激词均录制在磁带上，由录音机放送；中间两项为视觉记忆，由主试按规定时间呈现图片刺激；最后一项为听觉与视觉结合的记忆，主试在呈现图片刺激的同时，说出图片的特点。

该量表由有文化和无文化两部分组成，正常群体分别建立两套正常值，同时编出两套难度相当、性质相同的测验，重测的相关系数为 0.85。记忆量表分和学科成绩有明显关系，记忆成绩随年老而下降，表明该量表信度、效度指标合格。

该量表还有老年组正常值，可供老年医学或记忆的年老化研究之用；量表兼有心理测验和实验心理方法的特点，便于科研之用。但量表某些项目还有待进一步改进。

3. 多维记忆评估量表（MMAS）　2002 年由程灶火编制的。MMAS 是根据多重记忆系统理论编制的，包括外显记忆、内隐记忆和日常生活记忆三方面内容。

MMAS 共有 17 个分测验，分基本测验（12 个分测验）和备选测验（5 个分测验）两部分。基本测验是计算总记忆商和指数分均必备的测验，一般临床应用也只做基本测验。结果分析指标包括总记忆商、外显记忆、内隐记忆和日常生活记忆，外显记忆进一步分 5 个亚成分，最底层为分测验。同时也根据 12 个基本测验计算一些基本指数和附加指数，如听觉记忆与视觉记忆，短时记忆与长时记忆等。

四、神经心理学测验在护理中的应用

神经心理学测验在临床应用方面，主要用于以下几个方面：① 为大脑损伤病例提供定位诊断的症状学依据。② 提供药物和外科等其他治疗的判定标准。③ 评定治疗效果。④ 为制订高级神经机能的神经康复治疗步骤和措施提供心理学依据。应注意的是，神经心理学评定更适合于反应脑功能的变化，而不是直接反应大脑有无器质性病变。另外，在评估过程中还需注意被试年龄、性别、躯体与情绪状态、文化教育水平等因素的影响。

神经心理学测验，尤其是成套神经心理学测验操作及计分均比较复杂、繁琐，护士需要接受专门的培训方可实施神经心理学测验。

 思考题

神经心理学测验和智力测验的应用范围有什么不同？

第五节　评定量表

一、临床评定量表概述

临床心理评定量表是临床心理评估的一种常用工具，可用于病理现象的筛选、症状程度的描述、辅助诊断、疗效观察和追踪观察等方面。其特点是采用等级评定法对自己情感等主观感受和对他人行为的客观观察做出评估。这类量表种类繁多,按评定内容划分,可分为诊断量表、症状量表和其他量表;按评定方式划分,可分为自评量表和他评量表;按病种划分,可分为抑郁量表、焦虑量表、躁狂量表等。其中最常用的是各种自评量表。

二、常用评定量表

(一) 90 项症状自评量表

90 项症状自评量表(Symptom Checklist 90,SCL-90),是由美国 L. R. Derogatis 在 1975 年编制的(专栏 8-3)。本量表共 90 个项目,包括躯体化、强迫症状、人际关系敏感、抑郁、焦虑、敌对、偏执、精神病性、其他,共 10 个因子。涉及广泛的精神症状学内容,从感觉、情感、思维、意识、行为直至生活习惯、人际关系、饮食睡眠等。与其他自评量表相比,SCL-90 具有容量大,反映症状丰富,更能较准确地反映病人自觉症状等特点。此量表在国内外广泛用于精神卫生领域的临床研究和评估。

被试根据最近一周的感觉,每一项目按照"没有、轻度、中度、偏重、严重"的等级进行 5 级评分(0=没有,1=轻度,2=中度,3=偏重,4=严重)。然后计算出总分。有的也用 1~5 级的 5 级评分法,在计算总分时,应将总分减去 90。SCL-90 的统计指标中最常用的是总均分和因子分。总均分能反映症状的严重程度及其演变,因子分能反映出症状群的特点。

SCL-90 分析统计指标:

1. 总分

(1)总分是 90 个项目所得分之和。

(2)总症状指数,也称总均分,是将总分除以 90(总均分=总分÷90)。

(3)阳性项目数是指评为 1~4 分的项目数,阳性症状痛苦水平是指总分除以阳性项目数(阳性症状痛苦水平=总分÷阳性项目数)。

(4)阳性症状均分是指总分减去阴性项目(评为 0 的项目)总分,再除以阳性项目数。

2. 因子分

SCL-90 包括 9 个因子,每一个因子反映出病人的某方面症状痛苦情况,通过因子分可了解症状分布特点。

因子分=组成某一因子的各项目总分/组成某一因子的项目数。

9 个因子含义及所包含项目为:

(1)躯体化:包括 1、4、12、27、40、42、48、49、52、53、56、58,共 12 项。该因子主要反映身体不适感,包括心血管、胃肠道、呼吸和其他系统的主诉不适,和头痛、背痛、肌肉酸痛,以及焦虑的其他躯体表现。

（2）强迫症状：包括 3、9、10、28、38、45、46、51、55、65，共 10 项。主要指那些明知没有必要，但又无法摆脱的无意义的思想、冲动和行为，还有一些比较一般的认知障碍的行为征象也在这一因子中反映。

（3）人际关系敏感：包括 6、21、34、36、37、41、61、69、73，共 9 项。主要指某些个人不自在与自卑感，特别是与其他人相比较时更加突出。在人际交往中的自卑感，心神不安，明显不自在，以及人际交流中的自我意识，消极的期待亦是这方面症状的典型原因。

（4）抑郁：包括 5、14、15、20、22、26、29、30、31、32、54、71、79，共 13 项。苦闷的情感与心境为代表性症状，还以生活兴趣的减退，动力缺乏，活力丧失等为特征。还反映失望，悲观以及与抑郁相联系的认知和躯体方面的感受，另外，还包括有关死亡的思想和自杀观念。

（5）焦虑：包括 2、17、23、33、39、57、72、78、80、86，共 10 项。一般指那些烦躁，坐立不安，神经过敏，紧张以及由此产生的躯体征象，如震颤等。测定游离不定的焦虑及惊恐发作是本因子的主要内容，还包括一些躯体感受的项目。

（6）敌对：包括 11、24、63、67、74、81，共 6 项。主要从三方面来反映敌对的表现：思想、感情及行为。其项目包括厌烦的感觉，摔物，争论直到不可控制的脾气暴发等各方面。

（7）恐怖：包括 13、25、47、50、70、75、82，共 7 项。恐惧的对象包括出门旅行，空旷场地，人群或公共场所和交通工具。此外，还有反映社交恐怖的一些项目。

（8）偏执：包括 8、18、43、68、76、83，共 6 项。本因子是围绕偏执性思维的基本特征而制订：主要指投射性思维，敌对，猜疑，关系观念，妄想，被动体验和夸大等。

（9）精神病性：包括 7、16、35、62、77、84、85、87、88、90，共 10 项。反映各式各样的急性症状和行为，限定不严的精神病性过程的指征。此外，也可以反映精神病性行为的继发征兆和分裂性生活方式的指征。

此外还有 19、44、59、60、64、66、89，7 个项目未归入任何因子，反映睡眠及饮食情况，分析时将这 7 项作为附加项目或其他，作为第 10 个因子来处理，以便使各因子分之和等于总分。

 思考题

请用 90 项症状自评量表，对你最近一周的自我感觉进行评定。

专栏 8-3　90 项症状清单

指导语：以下表格中列出了有些人可能会有的问题，请仔细地阅读每一条，然后根据最近一星期以内下述情况影响你的实际感觉，在五个答案里选择一个最适合你的答案，现在开始吧！（0＝没有；　1＝轻度；　2＝中度；　3＝偏重；　4＝严重。）

1. 头痛   0 1 2 3 4
2. 神经过敏,心中不踏实   0 1 2 3 4
3. 头脑中有不必要的想法或字句盘旋   0 1 2 3 4
4. 头昏或昏倒   0 1 2 3 4
5. 对异性的兴趣减退   0 1 2 3 4
6. 对旁人责备求全   0 1 2 3 4
7. 感到别人能控制你的思想   0 1 2 3 4
8. 责怪别人制造麻烦   0 1 2 3 4
9. 忘记性大   0 1 2 3 4
10. 担心自己的衣饰整齐及仪态的端正   0 1 2 3 4
11. 容易烦恼和激动   0 1 2 3 4
12. 胸痛   0 1 2 3 4
13. 害怕空旷的场所或街道   0 1 2 3 4
14. 感到自己的精力下降,活动减慢   0 1 2 3 4
15. 想结束自己的生命   0 1 2 3 4
16. 听到旁人听不到的声音   0 1 2 3 4
17. 发抖   0 1 2 3 4
18. 感到大多数人都不可信任   0 1 2 3 4
19. 胃口不好   0 1 2 3 4
20. 容易哭泣   0 1 2 3 4
21. 同异性相处时感到害羞不自在   0 1 2 3 4
22. 感到受骗,中了圈套或有人想抓您   0 1 2 3 4
23. 无缘无故地突然感到害怕   0 1 2 3 4
24. 自己不能控制地大发脾气   0 1 2 3 4
25. 怕单独出门   0 1 2 3 4
26. 经常责怪自己   0 1 2 3 4
27. 腰痛   0 1 2 3 4
28. 感到难以完成任务   0 1 2 3 4
29. 感到孤独   0 1 2 3 4
30. 感到苦闷   0 1 2 3 4
31. 过分担忧   0 1 2 3 4
32. 对事物不感兴趣   0 1 2 3 4
33. 感到害怕   0 1 2 3 4
34. 我的感情容易受到伤害   0 1 2 3 4
35. 旁人能知道您的私下想法   0 1 2 3 4

36. 感到别人不理解您,不同情您	0	1	2	3	4
37. 感到人们对您不友好,不喜欢您	0	1	2	3	4
38. 做事必须做得很慢以保证做得正确	0	1	2	3	4
39. 心跳得很厉害	0	1	2	3	4
40. 恶心或胃部不舒服	0	1	2	3	4
41. 感到比不上他人	0	1	2	3	4
42. 肌肉酸痛	0	1	2	3	4
43. 感到有人在监视您,谈论您	0	1	2	3	4
44. 难以入睡	0	1	2	3	4
45. 做事必须反复检查	0	1	2	3	4
46. 难以做出决定	0	1	2	3	4
47. 怕乘电车、公共汽车、地铁或火车	0	1	2	3	4
48. 呼吸有困难	0	1	2	3	4
49. 一阵阵发冷或发热	0	1	2	3	4
50. 因为感到害怕而避开某些东西,场合或活动	0	1	2	3	4
51. 脑子变空了	0	1	2	3	4
52. 身体发麻或刺痛	0	1	2	3	4
53. 喉咙有梗塞感	0	1	2	3	4
54. 感到对前途没有希望	0	1	2	3	4
55. 不能集中注意力	0	1	2	3	4
56. 感到身体的某一部分软弱无力	0	1	2	3	4
57. 感到紧张或容易紧张	0	1	2	3	4
58. 感到手或脚发沉	0	1	2	3	4
59. 想到有关死亡的事	0	1	2	3	4
60. 吃得太多	0	1	2	3	4
61. 当别人看着您或谈论您时感到不自在	0	1	2	3	4
62. 有一些不属于您自己的想法	0	1	2	3	4
63. 有想打人或伤害他人的冲动	0	1	2	3	4
64. 醒得太早	0	1	2	3	4
65. 必须反复洗手、点数目或触摸某些东西	0	1	2	3	4
66. 睡得不稳不深	0	1	2	3	4
67. 有想摔坏或破坏东西的冲动	0	1	2	3	4
68. 有一些别人没有的想法或念头	0	1	2	3	4
69. 感到对别人神经过敏	0	1	2	3	4
70. 在商店或电影院等人多的地方感到不自在	0	1	2	3	4

71. 感到任何事情都很难做	0　1　2　3　4
72. 一阵阵恐惧或惊恐	0　1　2　3　4
73. 感到在公共场合吃东西很不舒服	0　1　2　3　4
74. 经常与人争论	0　1　2　3　4
75. 单独一人时神经很紧张	0　1　2　3　4
76. 别人对您的成绩没有做出恰当的评价	0　1　2　3　4
77. 即使和别人在一起也感到孤单	0　1　2　3　4
78. 感到坐立不安,心神不宁	0　1　2　3　4
79. 感到自己没有什么价值	0　1　2　3　4
80. 感到熟悉的东西变成陌生或不像真的	0　1　2　3　4
81. 大叫或摔东西	0　1　2　3　4
82. 害怕会在公共场合昏倒	0　1　2　3　4
83. 感到别人想占您的便宜	0　1　2　3　4
84. 为一些有关"性"的想法而很苦恼	0　1　2　3　4
85. 认为应该因为自己的过错而受到惩罚	0　1　2　3　4
86. 感到要赶快把事情做完	0　1　2　3　4
87. 感到自己的身体有严重问题	0　1　2　3　4
88. 从未感到和其他人很亲近	0　1　2　3　4
89. 感到自己有罪	0　1　2　3　4
90. 感到自己的脑子有毛病	0　1　2　3　4

(二) 抑郁自评量表

抑郁自评量表(self-rating depression scale,SDS)由美国心理学家 Zung 于 1965 年编制,用于评定抑郁状态的存在、轻重程度及其在治疗中的变化(专栏 8-4)。适用于有抑郁症状的成人,也可用于流行病学调查。因其简单实用,使用方便,已广泛应用于临床和科研。

SDS 包含 20 个与抑郁症状有关的项目,分 4 级评分,每一项问题后有 1～4 四级评分选择:1=很少有该项症状。2=有时有该项症状。3=大部分时间有该项症状。4=绝大部分时间有该项症状。但项目 2、5、6、11、12、14、16、17、18、20 为反向记分,即按照 4～1 记分,即 4=很少有该项症状;3=有时有该项症状,2=大部分时间有该项症状;1=绝大部分有该项症状,然后将所有项目得分相加得到总分(粗分)。按照中国常模,SDS 的总分均值为 33.46±8.55 分,总分超过 41 分即可能存在抑郁,需进一步检查。抑郁严重指数=总分/80,指数范围为 0.25～1.0,指数越高,表示抑郁程度越重。

此外,还可以将原始分乘以 1.25 后取整数,即转换成标准分(T)。根据中国常模,标准分界值为 53,即 T≥53 表示可能有抑郁存在。53～62 分者为轻度,63～72 分者是中度,72 分以上者是重度抑郁。

SDS 的特点是使用简便,能相当直观地反映病人抑郁的主观感受,使用者也不需经特殊训练。目前多用于门诊病人的抑郁筛查、情绪状态评定以及调查、科研等。

专栏 8-4　抑郁自评量表

指导语:请仔细阅读每一条,把意思弄明白,然后根据您最近一星期的实际情况,选择最适合您的答案(1＝没有或很少时间　2＝小部分时间　3＝相当多时间　4＝绝大部分或全部时间)

1. 我觉得闷闷不乐,情绪低沉	1	2	3	4
2. 我觉得一天之中早晨最好	1	2	3	4
3. 我一阵阵哭出来或觉得想哭	1	2	3	4
4. 我晚上睡眠不好	1	2	3	4
5. 我吃得跟平常一样多	1	2	3	4
6. 我与异性密切接触时和以往一样感到愉快	1	2	3	4
7. 我发觉我的体重下降	1	2	3	4
8. 我有便秘的苦恼	1	2	3	4
9. 我心跳比平时快	1	2	3	4
10. 我无缘无故地感到疲乏	1	2	3	4
11. 我的头脑跟平常一样清楚	1	2	3	4
12. 我觉得经常做的事情并没有困难	1	2	3	4
13. 我觉得不安而平静不下来	1	2	3	4
14. 我对将来抱有希望	1	2	3	4
15. 我比平常容易生气激动	1	2	3	4
16. 我觉得做出决定是容易的	1	2	3	4
17. 我觉得自己是个有用的人,有人需要我	1	2	3	4
18. 我的生活过得很有意思	1	2	3	4
19. 我认为如果我死了别人会生活得好些	1	2	3	4
20. 我平常感兴趣的事我仍然照样感兴趣	1	2	3	4

(三) 焦虑自评量表

焦虑自评量表(self-rating anxiety scale, SAS),是由 Zung 于 1971 年编制的,由 20 个与焦虑症状有关的条目组成,用于衡量焦虑症状的存在及其严重程度,适用于焦虑症状的成人,也可用于流行病学调查(专栏 8-5)。

焦虑自评量表的结构和评定方法都与抑郁量表很相似。量表包含 20 个与焦虑症状有关的项目,每个项目分 4 级评分,每项问题后有 1～4 四级评分选择:1＝很少有该项症状。2＝有时有该项症状。3＝大部分时间有该项症状。4＝绝大部分时间有该项症状。

正向计分项目按 1～4 计分,但 5、9、13、17、19 项为反向记分,即按 4～1 计分。

然后将所有项目评分相加得到粗分。然后,将粗分乘以 1.25 后换算成标准分
(T)。T 分越高,焦虑程度越重。SAS 标准分界值为 50(T)。50～60 分者为轻度
焦虑,61～70 分者是中度焦虑,70 分以上者是重度焦虑。

专栏 8-5 焦虑自评量表

指导语:请仔细阅读每一条,把意思弄明白,然后根据您最近一星期的实际感觉,选择最适合您的答案(1＝没有或很少时间 2＝小部分时间 3＝相当多时间 4＝绝大部分或全部时间)				
1. 我觉得比平常容易紧张和着急	1	2	3	4
2. 我无缘无故地感到害怕	1	2	3	4
3. 我容易心里烦乱或觉得惊恐	1	2	3	4
4. 我觉得我可能将要发疯	1	2	3	4
5. 我觉得一切都好,也不会发生什么不幸	1	2	3	4
6. 我手脚发抖打战	1	2	3	4
7. 我因为头痛、颈痛和背痛而苦恼	1	2	3	4
8. 我感觉容易衰弱和疲乏	1	2	3	4
9. 我觉得心平气和,并且容易安静坐着	1	2	3	4
10. 我觉得心跳得很快	1	2	3	4
11. 我因为一阵阵头晕而苦恼	1	2	3	4
12. 我有晕倒发作或觉得要晕倒似的	1	2	3	4
13. 我吸气呼气都感到很容易	1	2	3	4
14. 我的手脚麻木和刺痛	1	2	3	4
15. 我因为胃痛和消化不良而苦恼	1	2	3	4
16. 我常常要小便	1	2	3	4
17. 我的手脚常常是干燥温暖的	1	2	3	4
18. 我脸红发热	1	2	3	4
19. 我容易入睡并且一夜睡得很好	1	2	3	4
20. 我做噩梦	1	2	3	4

(四) 生活事件量表

国内外有很多生活事件量表。这里介绍由杨德森和张亚林编制的生活事件量表(life event scale,LES)(专栏 8-6)。

LES 是自评量表,含有 48 条我国较常见的生活事件。LES 适用于 16 岁以上的正常人、神经症、心身疾病、各种躯体疾病病人以及自知力恢复的重性精神病病人。它包括三个方面的问题:一是家庭生活方面(28 条),二是工作学习方面(13 条),三是社交及其他方面(7 条),另设有 2 条空白项目,供被试填写已经经历而表中并未列出的某些事件。

填写者须仔细阅读指导语,然后逐条回答。根据调查者的要求,将某一时间范围内(通常为一年内)的事件记录下来。有的事件虽然发生在该时间范围之前,如果影响深远并延续至今,可作为长期性事件记录。对于表上已列出但并未经历的事件应一一注明"未经历",不留空白,以防遗漏。然后,由填写者根据自身的实际感受而不是按常理或伦理道德观念去判断,即那些经历过的事件对本人来说是好事或是坏事?影响程度如何?影响持续的时间有多久?一过性的事件,如车祸、考试失利等要记录发生次数;长期性事件,如住房拥挤、夫妻分居等不到半年记为1次,超过半年记为2次。影响程度分为5级,从毫无影响到影响极重分别记0、1、2、3、4分。影响持续时间分三月内、半年内、一年内、一年以上,共4个等级,分别记1、2、3、4分。

生活事件刺激量的计算方法:

(1)某事件刺激量=该事件影响程度分×该事件持续时间分×该事件发生次数;

(2)正性事件刺激量=全部好事刺激量之和;

(3)负性事件刺激量=全部坏事刺激量之和;

(4)生活事件总刺激量=正性事件刺激量+负性事件刺激量。

生活事件刺激量越高反映个体承受的精神压力越大,95%的正常人一年内的LES总分不超过20分,99%的总分不超过32分。负性事件刺激量越高对心身健康的影响越大。正性事件刺激量的意义还有待于进一步的研究。

专栏 8-6 生活事件量表

指导语:下面是每个人都有可能遇到的一些日常生活事件,究竟是好事还是坏事,可根据个人情况自行判断。这些事件可能对个人有精神上的影响(体验为紧张、压力、兴奋或苦恼等),影响的轻重程度是各不相同的。影响持续的时间也不一样。请你根据自己的情况,实事求是地回答下列问题,填表不记姓名,完全保密,在请在最适合的答案□中打钩。

生活事件名称	事件发生时间				性质		精神影响程度					影响持续时间				备注
	未发生	一年前	一年内	长期性	好事	坏事	无影响	轻度	中度	重度	极重	三月内	半年内	一年内	一年以上	
举例:房屋拆迁	□	□	√	□	□	√	□	□	□	□	□	□	√	□	□	
家庭有关问题																
1. 恋爱或订婚	□	□	□	□	□	□	□	□	□	□	□	□	□	□	□	
2. 恋爱失败、破裂	□	□	□	□	□	□	□	□	□	□	□	□	□	□	□	

生活事件名称	事件发生时间				性质		精神影响程度					影响持续时间				备注
	未发生	一年前	一年内	长期性	好事	坏事	无影响	轻度	中度	重度	极重	三月内	半年内	一年内	一年以上	
3. 结婚	□	□	□	□	□	□	□	□	□	□	□	□	□	□	□	
4. 自己(爱人)怀孕	□	□	□	□	□	□	□	□	□	□	□	□	□	□	□	
5. 自己(爱人)流产	□	□	□	□	□	□	□	□	□	□	□	□	□	□	□	
6. 家庭增添新成员	□	□	□	□	□	□	□	□	□	□	□	□	□	□	□	
7. 与爱人父母不和	□	□	□	□	□	□	□	□	□	□	□	□	□	□	□	
8. 夫妻感情不好	□	□	□	□	□	□	□	□	□	□	□	□	□	□	□	
9. 夫妻分居(因不和)	□	□	□	□	□	□	□	□	□	□	□	□	□	□	□	
10. 性生活不满意或独身	□	□	□	□	□	□	□	□	□	□	□	□	□	□	□	
11. 夫妻两地分居(工作需要)	□	□	□	□	□	□	□	□	□	□	□	□	□	□	□	
12. 配偶一方有外遇	□	□	□	□	□	□	□	□	□	□	□	□	□	□	□	
13. 夫妻重归于好	□	□	□	□	□	□	□	□	□	□	□	□	□	□	□	
14. 超指标生育	□	□	□	□	□	□	□	□	□	□	□	□	□	□	□	
15. 本人(爱人)做绝育手术	□	□	□	□	□	□	□	□	□	□	□	□	□	□	□	
16. 配偶死亡	□	□	□	□	□	□	□	□	□	□	□	□	□	□	□	
17. 离婚	□	□	□	□	□	□	□	□	□	□	□	□	□	□	□	
18. 子女升学(就业)失败	□	□	□	□	□	□	□	□	□	□	□	□	□	□	□	
19. 子女管教困难	□	□	□	□	□	□	□	□	□	□	□	□	□	□	□	
20. 子女长期离家	□	□	□	□	□	□	□	□	□	□	□	□	□	□	□	
21. 父母不和	□	□	□	□	□	□	□	□	□	□	□	□	□	□	□	
22. 家庭经济困难	□	□	□	□	□	□	□	□	□	□	□	□	□	□	□	
23. 欠债500元以上	□	□	□	□	□	□	□	□	□	□	□	□	□	□	□	
24. 经济情况显著改善	□	□	□	□	□	□	□	□	□	□	□	□	□	□	□	

生活事件名称	事件发生时间				性质		精神影响程度					影响持续时间				备注
	未发生	一年前	一年内	长期性	好事	坏事	无影响	轻度	中度	重度	极重	三月内	半年内	一年内	一年以上	
25. 家庭成员重病或重伤	☐	☐	☐	☐	☐	☐	☐	☐	☐	☐	☐	☐	☐	☐	☐	
26. 家庭成员死亡	☐	☐	☐	☐	☐	☐	☐	☐	☐	☐	☐	☐	☐	☐	☐	
27. 本人重病或重伤	☐	☐	☐	☐	☐	☐	☐	☐	☐	☐	☐	☐	☐	☐	☐	
28. 住房紧张	☐	☐	☐	☐	☐	☐	☐	☐	☐	☐	☐	☐	☐	☐	☐	
工作学习中的问题																
29. 待业、无业	☐	☐	☐	☐	☐	☐	☐	☐	☐	☐	☐	☐	☐	☐	☐	
30. 开始就业	☐	☐	☐	☐	☐	☐	☐	☐	☐	☐	☐	☐	☐	☐	☐	
31. 高考失败	☐	☐	☐	☐	☐	☐	☐	☐	☐	☐	☐	☐	☐	☐	☐	
32. 扣发奖金或罚款	☐	☐	☐	☐	☐	☐	☐	☐	☐	☐	☐	☐	☐	☐	☐	
33. 突出的个人成就	☐	☐	☐	☐	☐	☐	☐	☐	☐	☐	☐	☐	☐	☐	☐	
34. 晋升、提级	☐	☐	☐	☐	☐	☐	☐	☐	☐	☐	☐	☐	☐	☐	☐	
35. 对现职工作不满意	☐	☐	☐	☐	☐	☐	☐	☐	☐	☐	☐	☐	☐	☐	☐	
36. 工作学习中压力大（如成绩不好）	☐	☐	☐	☐	☐	☐	☐	☐	☐	☐	☐	☐	☐	☐	☐	
37. 与上级关系紧张	☐	☐	☐	☐	☐	☐	☐	☐	☐	☐	☐	☐	☐	☐	☐	
38. 与同事、邻居不和	☐	☐	☐	☐	☐	☐	☐	☐	☐	☐	☐	☐	☐	☐	☐	
39. 第一次远走他乡	☐	☐	☐	☐	☐	☐	☐	☐	☐	☐	☐	☐	☐	☐	☐	
40. 生活规律重大变动（饮食睡眠规律改变）	☐	☐	☐	☐	☐	☐	☐	☐	☐	☐	☐	☐	☐	☐	☐	
41. 本人退休离休或未安排具体工作	☐	☐	☐	☐	☐	☐	☐	☐	☐	☐	☐	☐	☐	☐	☐	
社交与其他问题																
42. 好友重病或重伤	☐	☐	☐	☐	☐	☐	☐	☐	☐	☐	☐	☐	☐	☐	☐	
43. 好友死亡	☐	☐	☐	☐	☐	☐	☐	☐	☐	☐	☐	☐	☐	☐	☐	

生活事件名称	事件发生时间				性质		精神影响程度					影响持续时间				备注
	未发生	一年前	一年内	长期性	好事	坏事	无影响	轻度	中度	重度	极重	三月内	半年内	一年内	一年以上	
44. 被人误会、错怪、诬告、议论	□	□	□	□	□	□	□	□	□	□	□	□	□	□	□	
45. 介入民事法律纠纷	□	□	□	□	□	□	□	□	□	□	□	□	□	□	□	
46. 被拘留、受审	□	□	□	□	□	□	□	□	□	□	□	□	□	□	□	
47. 失窃、财产损失	□	□	□	□	□	□	□	□	□	□	□	□	□	□	□	
48. 意外惊吓、发生事故、自然灾害	□	□	□	□	□	□	□	□	□	□	□	□	□	□	□	
如果你还经历过其他的生活事件,请依次填写																
49.	□	□	□	□	□	□	□	□	□	□	□	□	□	□	□	
50.	□	□	□	□	□	□	□	□	□	□	□	□	□	□	□	

正性事件值：　　　　　　　　　　　与家庭有关问题：
负性事件值：　　　　　　　　　　　工作学习中的问题：
总值：　　　　　　　　　　　　　　社交及其他问题：

（五）社会支持评定量表

为了提供评定社会支持的工具,肖水源于 1986 年设计了一个《社会支持评定量表》并在小范围内试用,1990 年又根据使用情况进行了小规模修订,用于测量个体的社会支持度(专栏 8-7)。

社会支持评定量表(Social Support Rating Scale,SSRS)共 10 个条目,包括客观支持(3 条)、主观支持(4 条)和对社会支持的利用度(3 条)三个分量表。客观支持,即病人所接受到的实际支持;主观支持,即病人所能体验到的或情感上的支持;对支持的利用度,即反映个体对各种社会支持的主动利用,包括倾诉方式、求助方式和参加活动的情况。总得分和各分量表得分越高,说明社会支持程度越好。该量表经长期使用表明设计基本合理,有效、简便、条目易于理解无歧义,具有较好的信度和效度,适合我国人群使用。

1. 社会支持评定量表条目计分方法

(1) 第 1～4,8～10 条:每条只选一项,选择 1、2、3、4 项分别计 1、2、3、4 分。

（2）第 5 条分 A、B、C、D 四项计总分，每项从无到全力支持分别计 1～4 分。

（3）第 6、7 条回答"无任何来源"则计 0 分，回答"下列来源"者，有几个来源就计几分。

2. 社会支持评定量表分析方法

（1）总分：即 10 个条目计分之和。

（2）客观支持分：第 2、6、7 条评分之和。

（3）主观支持分：第 1、3、4、5 条评分之和。

（4）对支持的利用度：第 8、9、10 条。

专栏 8-7 社会支持评定量表

指导语：下面的问题用于反映您在社会中所获得的支持，请按各个问题的具体要求，根据您的实际情况来回答，在符合您的选项上打钩。谢谢您的合作！

1. 您有多少关系密切，可以得到支持和帮助的朋友？（只选一项）

  （1）一个也没有。   （2）1～2 个。

  （3）3～5 个。   （4）6 个或 6 个以上。

2. 近一年来您：（只选一项）

  （1）远离家人，且独居一室。

  （2）住处经常变动，多数时间和陌生人住在一起。

  （3）和同学、同事或朋友住在一起。

  （4）和家人住在一起。

3. 您与邻居：（只选一项）

  （1）相互之间从不关心，只是点头之交。

  （2）遇到困难可能稍微关心。

  （3）有些邻居都很关心您。

  （4）大多数邻居都很关心您。

4. 您与同事：（只选一项）

  （1）相互之间从不关心，只是点头之交。

  （2）遇到困难可能稍微关心。

  （3）有些同事很关心您。

  （4）大多数同事都很关心您。

5. 从家庭成员得到的支持和照顾（在合适的框内划"√"）

  A. 夫妻（恋人）   无（ ）极少（ ）一般（ ）全力支持（ ）

  B. 父母   无（ ）极少（ ）一般（ ）全力支持（ ）

  C. 儿女   无（ ）极少（ ）一般（ ）全力支持（ ）

  D. 兄弟姐妹   无（ ）极少（ ）一般（ ）全力支持（ ）

  E. 其他成员（如嫂子） 无（ ）极少（ ）一般（ ）全力支持（ ）

6. 过去,在您遇到急难情况时,曾经得到的经济支持和解决实际问题的帮助的来源有:

(1) 无任何来源。

(2) 下列来源:(可选多项)

A.配偶　B.其他家人　C.朋友　D.亲戚　E.同事　F.工作单位

G.党团工会等官方或半官方组织　H.宗教、社会团体等非官方组织

I.其他(请列出)

7. 过去,在您遇到急难情况时,曾经得到的安慰和关心的来源有:

(1) 无任何来源。

(2) 下列来源(可选多项)

A. 配偶　B. 其他家人　C. 朋友　D. 亲戚　E. 同事

F. 工作单位　G.党团工会等官方或半官方组织

H. 宗教、社会团体等非官方组织　I.其他(请列出)

8. 您遇到烦恼时的倾诉方式:(只选一项)

(1) 从不向任何人诉述。

(2) 只向关系极为密切的1～2个人诉述。

(3) 如果朋友主动询问您会说出来。

(4) 主动叙述自己的烦恼,以获得支持和理解。

9. 您遇到烦恼时的求助方式:(只选一项)

(1) 只靠自己,不接受别人帮助。

(2) 很少请求别人帮助。

(3) 有时请求别人帮助。

(4) 有困难时经常向家人、亲友、组织求援。

10. 对于团体(如党团组织、宗教组织、工会、学生会等)组织活动,您:(只选一项)

(1) 从不参加。

(2) 偶尔参加。

(3) 经常参加。

(4) 主动参加并积极活动。

(六) 护士用住院病人观察量表

护士用住院病人观察量表(Nurses' Observation Scale for Inpatient Evaluation,NOSIE),由 G. Honigfeld 等于 1965 年编制,是各种护士用精神科量表中最普遍的一种(专栏 8-8)。适用于住院的成年精神病人、特别是慢性的精神病人,包括老年性痴呆病人。由经过量表评定训练的护士依据对病人病情纵向观察进行评定,弥补了仅依据交谈进行评定的某些量表的不足。

本量表为频度量表,按照具体现象或症状的出现频度,分为 5 级。0～4 分:0＝无,1＝有时是或有时有,2＝较常发生,3＝经常发生,4＝几乎总是如此。每名病人应由 2 名评定者(护士)观察、评分,计分时,将 2 名评定者的分数相加,如果只有一名评定者,则将评分乘以 2。

NOSIE 的结果有四项统计指标:因子分、总积极因素分、总消极因素分和病情总估计(总分)。

(1) 因子分:有 7 类因子,各因子的组成和计分方法不同。

① 社会能力＝[20－(13,14,21,24,25 项组分和)]×2。

② 社会兴趣＝(4,9,15,17,19 项组分和)×2。

③ 个人整洁＝[8＋(8,30 项组分和)－(1,16 项组分和)]×2。

④ 激惹＝(2,6,10,11,12,29 项组分和)×2。

⑤ 精神病表现＝(7,20,26,28 项组分和)×2。

⑥ 迟缓＝(5,22,27 项组分和)×2。

⑦ 抑郁＝(3,18,23 项组分和)×2。

(2) 总积极因素:社会能力分＋社会兴趣分＋个人整洁分。

(3) 总消极因素:激惹分＋精神病表现分＋迟缓分。

(4) 病情总估计:128＋总积极因素分－总消极因素分。

常数项 128 主要是为了避免负分的出现。"×2"是为了便于一名评定员时的评定结果和规定的 2 名评定员的结果类比。如为 2 名评定员,在因子分计算时只需将二者的评分相加便可,不再"×2"。

专栏 8-8　护士用住院病人观察量表

评分:0 代表"无",1 代表"有时有",2 代表"常常",3 代表"经常",4 代表"一直是"		
1. 肮脏　　　　　　0 1 2 3 4	11. 拒绝做日常事务　　0 1 2 3 4
2. 不耐烦　　　　　0 1 2 3 4	12. 易激动发牢骚　　　0 1 2 3 4
3. 哭泣　　　　　　0 1 2 3 4	13. 忘记事情　　　　　0 1 2 3 4
4. 对周围活动感兴趣　0 1 2 3 4	14. 问而不答　　　　　0 1 2 3 4
5. 不督促就一直坐着　0 1 2 3 4	15. 对好笑的事发笑　　0 1 2 3 4
6. 容易生气　　　　0 1 2 3 4	16. 进食狼藉　　　　　0 1 2 3 4
7. 听到不存在的声音　0 1 2 3 4	17. 与人攀谈　　　　　0 1 2 3 4
8. 衣着保持整洁　　0 1 2 3 4	18. 自觉抑郁沮丧　　　0 1 2 3 4
9. 对人友好　　　　0 1 2 3 4	19. 谈论个人爱好　　　0 1 2 3 4
10. 不如意便心烦　　0 1 2 3 4	20. 看到不存在的东西　0 1 2 3 4

21. 提醒后才做事	0 1 2 3 4	26. 自言自语	0 1 2 3 4
22. 不督促便一直醒	0 1 2 3 4	27. 行动缓慢	0 1 2 3 4
23. 自觉一无是处	0 1 2 3 4	28. 无故发笑	0 1 2 3 4
24. 不太遵守医院规则	0 1 2 3 4	29. 容易冒火	0 1 2 3 4
25. 难以完成简单任务	0 1 2 3 4	30. 保持自身整洁	0 1 2 3 4

三、评定量表在护理中的应用

评定量表具有耗时少、使用简单、便于分析的特点,是护理实践中应用最广的一类心理测验。

护士运用评定量表,可以初步了解病人的基本心理问题以及问题的性质和程度,为确立心理护理诊断、制订心理护理计划及针对性地实施干预提供依据。如通过焦虑、抑郁自评量表,可以判断该病人是否有焦虑和抑郁以及焦虑和抑郁的程度,在制订护理方案时就要考虑能缓解焦虑或抑郁的心理护理措施。

护士运用评定量表还可以评估心理护理实施的效果。如针对一个有术前焦虑的病人,护士可以在术前和心理干预后分别运用焦虑自评量表评定焦虑的分值,评估其干预是否有效,是否要调整护理方案等。

护士还可以通过评定量表探讨或预测病人心理问题的产生和影响因素,指导病人自我调节,保持心理健康。如通过生活事件量表可以了解病人情绪的产生原因及发展原因,指导病人自我减压,消除负性生活事件对心理的影响。

评定量表的结果评价是数量化的,具有客观性和科学性,因此,护士还可以运用评定量表进行心理护理的科学研究。按护理科研的要求,对研究对象进行评定,研究某种护理方法是否有效、是否优于其他方法等。

最后需要指出的是,无论何种心理测验,主试向被试正确解释心理测验的结果非常重要,否则会给被试带来危害。对于心理测验的解释需要注意以下三个方面:一是要全面、辩证地看待测验分数,因为心理测验永远是间接的,只能作为心理评估和诊断的参考,不能作为唯一标准,一定要结合被试的病史、症状表现等作具体分析。二是要考虑测验分数可能给被试带来的心理影响。为避免引起被试误解,主试最好用非技术性用语对心理测验结果加以解释。三是要注意对测验材料和被试测验结果保密,有关资料应由专业人员保管。

本 章 小 结

1. 心理评估是指应用多种方法所获得的信息,对个体某一心理现象进行全面、系统和深入的客观描述和分析的过程。遵照心理评估的原理、方法及原则,结合心理学、护理学、社会学等学科进行综合的评估,称为心理护理评估,即护理领域内的临床心理评估。

2. 心理评估的常用方法包括行为观察法、临床访谈法和心理测验法。

3. 心理测验是指在标准情境下,依据心理学理论,使用一定的操作程序,对人的心理特点进行客观分析和描述的一类科学方法。

4. 标准化心理测验的基本特征有:行为样本、常模、信度、效度和标准化。

5. 常用心理测验按测验的功能分类可分为能力测验、人格测验、神经心理测验和症状评定量表等;按测验的方法分类可分为问卷法和投射法;按测验材料的性质分类可分为文字测验和非文字测验;按测验的对象分类可分为个别测验和团体测验。

6. 常用智力测验量表有比奈智力量表、韦克斯勒智力量表、瑞文推理测验、简易智力测验等;常用的客观人格测验包括明尼苏达多项个性调查表、艾森克个性问卷、十六种人格因素调查表等,常用的人格投射测验包括罗夏测验、主题统觉测验和语句填充测验等。

7. 临床上常用的神经心理学测验有 H－R 神经心理成套测验、鲁利亚-内布拉斯加神经心理学成套测验和成套记忆测验等。

8. 护理工作中常用的评定量表有 90 项症状自评量表、抑郁自评量表、焦虑自评量表、生活事件量表、社会支持评定量表、护士用住院病人观察量表等。

(杭荣华)

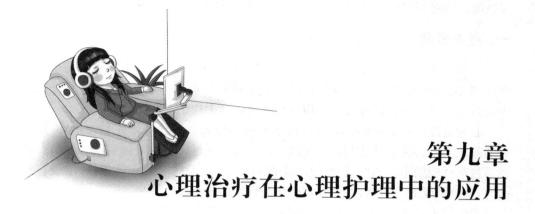

第九章
心理治疗在心理护理中的应用

案例 9-1　　肺癌手术前的心理护理

李某某,男,62岁,钢铁厂退休工人,已有20多年的烟龄,平均每天抽2包烟。2个月前开始出现持续性的咳嗽,痰多,有时痰中带有血丝。在某医院被诊断为支气管肺癌,准备进行手术治疗。医生希望在三周内完成术前检查和术前准备,要求护士在三周内帮助该病人成功戒烟,做好术前心理护理。病人曾多次戒烟,并未成功,并且病人对手术存在恐惧心理。

思考题

1. 请评估病人当前的心理状况。
2. 可采用的临床心理护理方法有哪些?
3. 以行为疗法为例,请你帮助病人制订戒烟方案。

第一节　心理治疗概述

随着现代医学模式的转变,心理护理的重要性日益受到重视。心理护理是整体护理的核心内容,贯穿于临床护理的全过程中。在护理实践中,熟练掌握心理护理的基本方法是护士必备的基本素质之一。

在现阶段,"心理护理"有广义和狭义两种含义,本章所涉及的内容一般指的是狭义的心理护理,即指护理工作者在护理实践中,应用护理心理学的理论和方法,通过护患间的人际交往,影响或改变病人的心理状态和行为,帮助病人消除或缓解心理压力,使病人产生积极情绪,帮助病人达到最适宜心身状态的过程。

对于护士而言,不但需要具备广泛的心理学知识,更应掌握多种心理干预的实际技能,一些经典的心理治疗方法,同样可以在心理护理工作中起到作用。

一、基本概念

心理干预(psychological intervention)是指在心理学原理和有关理论的指导下有计划、按步骤地对一定对象的心理活动、个性特征或行为问题施加影响,使之发生指向预期目标变化的过程。心理治疗则是心理干预中最常用的方法。

心理治疗(psychotherapy)是以医学心理学原理和各种理论体系为指导,以良好的医患关系为桥梁,应用各种心理学技术,包括通过医护人员的言语、表情、行动或通过某些辅助手段如仪器,经过一定的程序,以改善病人的心理条件,增强抗病能力,达到消除心身症状,重新保持个体与环境的平衡。

根据以上定义,心理治疗大致包括五个方面的基本要素:① 治疗者必须具备一定的心理学知识和技能。② 使用各种心理学的理论和技术。③ 治疗要按一定的程序进行。④ 治疗的对象是具有某些精神、躯体或行为问题的人。⑤ 治疗的目的是通过改善病人的心理机能,最终消除或缓解其可能存在的各种心身症状,恢复健全的心理、生理和社会功能。非专业人员通过其良好的态度对病人进行安慰和劝告,虽然也可使病人的症状有所减轻,但这并不是心理治疗。

护理工作的对象是人,且是患有疾病的人,其心理状况比正常人消极而复杂,影响其心理状况的因素也要比正常人多,如除了有正常人的人际关系、工作压力、个性特征等外,还有疾病本身以及疾病治疗、医疗费用等带来的作用。由于心身的相互作用,复杂而不良的心理状况,会阻碍疾病的康复。所以,面对心理问题较多而复杂的病人,要做好护理工作,就有必要进行心理干预,选择合适的心理干预方法,帮助他们解决一些心理行为问题。将心理干预的技术应用于临床心理护理(即临床心理护理技能),对病人采取心、身两方面的护理,可以达到事半功倍的效果。

二、心理治疗的种类

在近百年现代心理治疗的发展进程中,形成众多的心理治疗方法。其中代表性的有:西方 19 世纪末至 20 世纪初,麦斯麦(F. A. Mesmer)的催眠疗法;20 世纪初弗洛伊德的精神分析疗法;20 世纪 50 年代末的行为治疗;20 世纪 40~70 年代的来访者中心疗法以及 70 年代起的认知疗法等的兴起和发展;日本的森田正马于 20 世纪 20 年代创立了森田疗法等。目前可用于临床的心理治疗技术很多,在本章的以下几节将介绍一些临床上应用较广的、在护理实践中操作性较强的心理治疗方法。

随着世界上多元文化的交融、各种理论的相互渗透以及相关学科之间的交叉,采用折中心理治疗法(eclectic psychotherapy),即灵活选择、综合应用对病人最有效的治疗方法越来越盛行。在系统论和整体观不断向医疗卫生领域渗透的同时,以"人"为中心的综合心理干预理念,将推动心理干预工作逐渐产生变革。综合性的心理干预方法在心理护理实践中的应用也逐渐成为趋势。

三、临床应用范围

现代心理治疗的适用范围越来越广,目前在临床实践中主要用于以下几个方面。

1. 综合性医院的一般病人　到医院就诊的病人常常处于应激状态,身体上的痛苦容易导致心理上的紧张和焦虑。因此在给予各种医疗处理的同时,应辅以心理治疗,降低病人的心理应激反应水平,增强治疗疾病的信心等。

2. 心身疾病的病人　针对致病的心理因素,通过帮助病人消除或缓解心理应激反应,以减轻疾病的症状,可改变疾病的发展过程,促进其康复。例如,矫正冠心病病人的 A 型行为,改变紧张性头痛病人的错误认知等。直接针对疾病的病理过程而采取的心理矫正措施,例如,对患有高血压病病人进行的肌肉放松训练,对瘫痪病人进行的生物反馈治疗等。

3. 精神疾病和人格障碍病人　心理治疗在临床中应用时间最早、范围最广的领域就是精神科及其相关的病人,适用于各类神经症,如焦虑症、恐惧症、强迫症、疑病症、神经衰弱等,情感障碍,如抑郁症以及其他常见精神科疾病,如人格障碍、恢复期精神分裂症的病人等。

4. 各类行为问题　心理治疗可以用于各种不良行为的矫正,包括性行为障碍、人格异常、贪食与肥胖、烟瘾、酒瘾、网络成瘾、口吃、遗尿等,可采用性治疗技术、认知疗法、正强化法等治疗方法。

5. 社会适应不良　正常人在生活中有时也会遇到难以应对的心理社会压力,从而导致适应困难,出现自卑、自责、自伤、攻击、退缩、失眠等心理问题以及行为障碍和躯体症状。可采用支持疗法、应对技巧训练、环境控制、松弛训练、认知矫正及危机干预等给予帮助。

四、基本过程

各种心理治疗方法的原理、方式、目的各不相同,但实际操作的基本过程大致相同。一般要经过以下几个步骤。

1. 开始阶段　探索心理问题的成因及其相关因素是心理治疗的开始阶段。

(1) 收集信息:从病史、体检或化验、心理测量三个方面收集病人生理功能、心理活动、社会背景等相关资料。

(2) 初步诊断:要对病人进行确诊,还要排除精神病发作期、神经系统器质性病变等。

(3) 选择或设计治疗方案:根据诊断选择行之有效的治疗方案。

2. 治疗阶段　治疗的实施是心理治疗中最重要的环节。在这一阶段,医务工作者根据诊断和治疗方案，以一种或多种治疗理论为指导，通过分析、解释、指导、训练等方式，或特定的治疗技术来影响病人。病人积极参与这个过程，从而产生新的认知方式和行为方式，最终达到治疗目标。

3. 巩固阶段 治疗结束后，对取得的疗效需要进一步巩固。因此要确定继续训练的目标，适当地布置任务或家庭作业，鼓励病人将已学得的经验或应对技巧不断地付诸实践。如果病人的症状减轻，认知、情绪和行为有了一定的改善，对治疗的效果应进行评估。当医患双方一致认为治疗可以告一段落时，可以终止治疗，但要对病人今后的生活进行适当地指导。

第二节　支持性心理治疗

一、理论基础

人在生病时，不仅生理功能会受到影响，心理活动也会发生改变，甚至导致各种心理障碍。无论生病本身或是由于疾病产生的心理问题，病人都需要外界的帮助，他们需要得到理解和支持，需要鼓励，需要了解有关信息。这些需要若能得到满足，则可以缓解病人的痛苦，激发病人与疾病抗争的斗志和能力；这些需要若不能得到满足，则可加重病人的痛苦，导致应对无效，进而产生各种心理问题。因此，在临床中护士要善于采用劝导、启发、同情、支持、解释、提供保证及改变环境等方法，帮助病人认识问题、消除疑虑、改善环境、提高信心，促进其心身康复。

二、方法和技术

支持性心理治疗首先要求护士与病人建立良好的护患关系，在此基础上，通过交谈等方式对病人的心身现状有全面的了解；另外，护士要采取各种科学的心理支持方法进行支持和干预。常用的心理支持的技术如下所述。

(一) 倾听和共情

倾听就是护士耐心地听病人诉说他们的问题、感受和需要等。倾听可以使病人能够自由倾诉内心的烦恼或痛苦，使得病人被压抑的情感得以宣泄，使护士能深入地了解病人的心理活动、问题与需要，从而促进良好护患关系的发展。

在倾听过程中，护士要有耐心、同情心和理解力。倾听过程中应集中注意力，如身体适当前倾、目光注视等；及时做出必要的反应，如表示同意或理解时点头、病人诉说中不时给予"是这样""嗯""说下去"等表示注意听；适当的时候归纳小结如"你认为……""你感觉……"等。在倾听过程中应注意避免以下不当言行，如急于打断对方诉说、插入自己的评价、频繁看表、扭头等动作。护士倾听时传递出来的真诚、温暖、同情、关心和理解的态度，可极大地鼓舞病人树立战胜疾病的勇气和信心，使其心情放松、消除负性情绪。

共情，最初是由人本主义创始人罗杰斯所阐述的概念，有投情、神入、同感心、同理心、通情达理、设身处地等多重译法，是指一种能深入他人主观世界、了解其感受的能力。

对于护士来说，共情的具体含义是指护士能够通过借助于知识和经验，深入病人内心去体验病人的情感，把握病人的感受与其个人经历和人格之间的联系；护士运用咨询技巧，把自己对病人的理解和包容等情感传递给病人。共情的目的是促进良好的护患关系，促进病人的自我探索和自我表达。

共情的要点和注意事项：

（1）共情需要护士能够换位思考，要从病人的角度而不是自己的角度看待病人及其存在的问题。

（2）应向病人传递尊重的态度，接纳病人的观点和选择，不做价值判断或代替其做决定。

（3）共情的基础不是必须有与病人相似的经历和感受，而是要设身处地地理解病人及其问题。

（4）表达共情应把握时机，共情应该适度，才能恰到好处。

（5）表达共情还应善于使用身体语言，注重姿势、目光、声音、语调等表达。

（6）表达共情应考虑病人的性别、年龄、文化习俗等特征。

（7）共情并非要求护士对病人绝对一视同仁，而是因人、因事而异，视情而定。

（8）护士应不断验证是否共情，得到反馈后要及时调整。

（二）安慰、鼓励和保证

针对情绪低落、消极悲观和缺乏自信的病人，适时的安慰和鼓励能使病人增强信心，提高应对各种危机的能力。医护人员以充分的事实为依据，用充满信心的态度和坚定的语气来表达某种确定的信息，则是保证。安慰和鼓励可以使病人充分发挥其主观能动性及治愈疾病的潜在能力，增强其克服困难及治疗疾病的信心。

鼓励必须根据病人的情况合理应用，必须结合病人的具体情况，而不是泛泛地进行，只有这样才能克服自卑情绪，增强自尊、自信、自主，逐渐消除不良的行为习惯。如"通过这几天的观察，我相信你是有能力在一周内成功戒烟的。"鼓励也可以以非语言的形式表现出来，如眼神、手势、态度等，且当病人有所进步时，应及时给予语言强化，以增强病人战胜疾病的信心和勇气。保证可以消除病人紧张焦虑的情绪，让他们客观地看待自身问题。但要注意保证必须建立在全面了解病史和对病情的变化有充分把握的基础上，提出的保证要有足够的依据。

（三）解释

病人常因对疾病的未知而产生很多疑虑，常常认为自己病情很严重。此时，作为与病人接触最多的护士应采用通俗易懂、深入浅出的语言，介绍疾病或问题的原因、性质、程度、处理方案及预后，从而解除病人的疑惑，影响或改变其认知和行为，在给病人进行解释时,应避免使用专业性的术语,要用通俗易懂的语言,给予有针对性的解释。

(四)指导和建议

指导就是直接的劝导;而建议与指导的含义相似,只是病人在做决定时有选择的余地。指导与建议的范围和内容可包括:① 日常生活方面,如个人生活料理、营养及睡眠调整等。② 工作方面,如与同事关系问题、变换工作问题等。③ 学习方面,如作息时间的安排,学校中的人际关系问题,考试成绩及升学问题等。④ 家庭方面,如怎样与长辈相处,如何协调与子女的关系,怎样协调夫妻关系及活跃家庭气氛等。⑤ 社会交往方面,如何掌握社交礼仪,怎样丰富自己的业余生活等。上述任一方面出现问题或不协调均可能对病人的心身产生影响。

指导意见宜简明扼要,必要时可书写下来交给病人,让他们事后参照执行,但注意不要强迫病人必须执行。

(五)暗示

暗示就是用间接、含蓄的方式,对病人的心理和行为产生影响。护士的权威、知识和治疗者地位是暗示使用的重要条件。因对暗示的感受程度不同,不同病人的受暗示性高低各有不同,暗示性高的病人,接受暗示的效果越好。

(1)根据暗示的效果,暗示可分为积极暗示和消极暗示。在护理工作中,护士有意识地使用积极的心理暗示,能够对病人的心理、行为和情绪产生一定积极作用。如"您今天看上去好些了。""这种药效果很好,您用了也会好的。"使用语言暗示时,应自然传递护士的权威和自信,以免病人产生怀疑等心理反而起不到应有的作用。

(2)根据实施的主体不同,暗示可分他人暗示和自我暗示两类。他人暗示是医务人员利用病人对他的信赖和顺服给予暗示以改变病人的心理状态,减轻或消除其心理的或生理的症状。自我暗示是病人通过自己的认识、言语、思维等心理活动调节和改变其心身状态。护士应鼓励并指导病人积极运用自我暗示改善不良情绪状态。

除了通过语言直接进行言语暗示外,也可以将言语暗示与其他治疗结合进行,例如各种药物、理疗、气功等配以言语暗示往往取得意想不到的效果。参见本章第五节"暗示疗法"。

三、在心理护理工作中的应用

支持性心理治疗是一种易懂、易学、易用,且行之有效的方法,是广大护理工作者都可以应用的基本心理干预方法,但最优的心理支持效果则是建立在丰富的心理学知识和深厚的实际经验积累基础之上的。支持性心理治疗的适应证较广,尤其适用于以下几种情况:① 急剧精神创伤后,面临精神崩溃者。② 长期遭受心身健康问题困扰者。③ 对疾病认识不足导致悲观失望的临床各科病人。④ 垂危病人。⑤ 正常人群中的一时心理失衡者。

应用支持性心理治疗时,应防止病人过分依从而产生依赖。护士应帮助病人加强社会支持系统,利用多方面的人际资源,例如,亲属、同事及各种自助团体以及家庭和社会资源中的各类支持体系,可以预防和减少病人结束治疗后病情出现反复。

第三节　认　知　疗　法

一、理论基础

认知疗法是根据认知过程影响情感和行为的理论假设,通过认知和行为技术来改变病人不良认知的一类心理干预方法的总称。常见的理论包括:艾利斯(Ellis)的合理情绪理论、贝克(Beck)的认知治疗理论和梅肯鲍姆(Meichenbaum)的自我指导训练理论等。

1. Ellis 的合理情绪理论　其基本观点是非理性或错误的思想、信念是情感障碍或异常行为产生的重要因素。对此,Ellis 提出了"ABC"理论及进一步的"ABCDE"理论,将治疗中有关因素归纳为 A→B→C→D→E,即激发事件(activating)→信念(beliefs)→结果(consequences)→辩论(disputing)→效果(effect)。Ellis 认为,个体对不同激发事件的态度和情绪反应,是因个体对事件的不同解释和评价所致;他还认为,非理性的信念会引起负性情绪反应及各种适应不良的行为,通过治疗者与非理性信念进行辩论,使病人在治疗中学习到合理的思维方式并得到强化,以理性信念面对现实生活,最终达到改变负性情绪和不良行为的目的。

2. Meichenbaum 的自我指导训练　自我指导训练的理论来自于苏联学者鲁利亚等人的研究,其研究认为,语言特别是内部语言与行为有着密切的关系,从某种程度上起着影响和控制行为的作用。Meichenbaum 认为,消极的内部语言是产生和影响行为失调的重要因素,并指出通过矫正消极的内部语言,用正面的、积极的自我对话可达到矫正异常行为或心理障碍的目的。

3. Beck 的认知治疗　Beck 认为,心理障碍的产生并不是激发事件或有害刺激的直接后果,而是通过认知加工,在歪曲或错误的思维影响下促成的。错误思想常以"自动思维"的形式出现,即错误思想常是不知不觉地、习惯地进行,因而不易被认识到,不同的心理障碍有不同内容的认知歪曲。

二、方法和技术

(一) 基本过程

认知疗法和其他心理干预方法一样,始终重视建立融洽的护患关系。此外,护士要在干预过程中起积极主动的指导者和催化剂两大作用。该干预方法常以经验性提问方式推动病人由封闭逐步转向开放，并且，除了正面说服和积极解释"怎么样""为什么"以外，还要及时和适当地消除病人的各种消极反应和阻抗情绪。认知调整指导的基本过程包括评估、认知干预和预防复发等。

1. 评估　即通过诊断性会谈、现场观察、自我监督和有关问卷等手段充分收集和分析临床信息，包括病人的习惯性认知、情绪行为反应方式、发现症状的特殊应激源、早年心身发展概况、主要人际关系与适应水平以及如何从过去经历角度解释思考目前的问题等。

2. 认知干预　此阶段制订一系列干预目标和干预计划并实施之。干预目标建立在临床评估的基础上，以病人选择为主，双方协商制定，并根据进展状况作适当调整。干预计划主要包括"认知干预技术"和"行为干预技术"两大类。在此阶段，要继续不断地对病人的认知、情绪和行为进行评估，以便随时检验和修正干预目标和干预计划。

3. 预防复发　护士与病人共同协商逐步延长或调整指导间隔，给病人充分的机会逐步摆脱护士的帮助，使之独立解决自己面临的各种问题。

（二）认知干预技术

这是认知调整指导过程中的核心部分，涉及多种具体认知干预方法，以贝克（Beck）的认知疗法为例，如识别自动思维、识别认知性错误、真实性检验、去注意、监察苦闷或焦虑水平等，简述如下。

1. 识别自动思维（identifying automatic thoughts）　所谓自动思维，通常是病人的认知歪曲之所在，是外部事件与个体对该事件不良情绪反应之间的思维联结，并构成固定的自动化方式，但病人不能意识到不良情绪之前会存在这种不合理的思维。

自动思维的特点是其内容大多反映与现有情绪相符的有关主题，时间极短暂，位于意识觉察的边缘，初看只有一个轮廓，是一两句内心对话或一两个想象片段，具有反复出现的不自主性，似乎有道理，但从多角度深入分析却是非现实、非理性、非适应的，甚至是不符合逻辑的。贝克指出，典型的自动思维认知歪曲有：缺乏客观依据的任意推理（arbitrary inference）、以点代面的选择性概括（selective abstraction）、从一点小事作普遍性结论的过度引申（overgeneralization）、对特定事件评价的夸大和缩小（magnification and minimization）、无依据地与自己作消极性联系的个人化（personalization）和非黑即白式的绝对论（两歧思维 dichotomous thinking）等。

识别自动性思维主要是通过病人的自动思维记录、日记、录音或口头报告、回忆等自我观察的方法，帮助病人逐步了解某些外部情境刺激与自己规律性出现的不良情绪和行为反应之间的"空白"，寻找和识别自动性思维的存在之处。

2. 识别认知性错误（identifying cognitive errors）　焦虑和抑郁病人往往采用

消极的方式来看待和处理一切事物,他们的观点往往与现实大相径庭,并带有悲观色彩。一般来说,病人特别容易犯概念或抽象性错误,基本的认知性错误有:任意推断、选择性概括、过度引申、夸大或缩小、全或无思维。大多数病人一般比较容易学会识别自动性思维,但要他们识别认知错误却相当困难,因为有些认知错误相当难评价。因此,为了识别认知错误,护士应该认真听取和记下病人诉说的自动性想法以及不同的情景和问题,然后要求病人归纳出一般规律,找出其共性。

3. 真实性检验(reality testing)　识别认知错误以后,护士需要帮助病人一起设计严格的真实性检验,即检验并诘难错误信念。这是认知调整指导的核心,非此不足以改变病人的认知。在干预中鼓励病人将其自动性想法做假设看待,并设计一种方法调查、检验这种假设。结果病人可能发现,95%以上的调查时间里他的这些消极认知和信念是不符合实际的。

4. 去注意(decentering)　也称"去中心化"。大多数抑郁和焦虑病人感到他们是人们注意的中心,其一言一行都受到他人的"评头论足",因此,他们一致认为自己是脆弱的、无力的。如某一病人认为他的服装式样稍有改变,就会引起周围每一个人的注意和非难,治疗计划则要求他衣着不像以往那样整洁地去沿街散步、跑步,然后要求他记录不良反应发生的次数,结果他发现很少有人会注意他的言行。

5. 监察苦闷或焦虑水平(monitoring distress or anxiety level)　鼓励病人对自己的焦虑水平进行自我检测,促使病人认识焦虑波动的特点,增强抵抗焦虑的信心,是认知调整指导的一项常用手段。

6. 其他

(1) 增加认知的证据:对病人习惯使用的绝对性词语(属认知歪曲的表现)作讨论和质询,启发其思考事物发展的多种可能性等。

(2) 识别和检验"应该"命令:病人常以"应该……"命令控制自己的情绪和行为反应。这些"应该"命令的常见表现形式是 Ellis 所总结的各种非理性信念。通过对种种"应该"命令的可行性分析,从主客观条件、时间、精力、财力等方面帮助病人认识自己这些"应该"命令的非适应性和非现实性。

(3) 识别和检验功能不良假设:病人自动思想背后潜伏着的功能不良假设,就像音乐中反复出现的主旋律,其常见表达方式是"如果……那么……"。这些假设往往错误地把面临的情境视为无法克服的威胁,如"如果这件事失败了,那么就不会有人看得起我"等等。通过分析情境中的有利因素,考察性追问最坏可能的后果,可指导病人认识自己的认知错误,帮助建立替代的建设性假设,达到认知重建的目标。

由于干预方法的发展,认知调整指导技术已从过去简单地识别自动性想法、检验自动性想法等技术发展到数十种肯定的心理干预技术。

(三) 行为干预技术

认知干预技术目前通常也都结合一定的行为技术。行为干预的重要目的是帮助病人把上述认知干预技术应用于干预会谈以外的时间,指导病人安排每天、每周的生活日程,使之在日常生活中也能发生改变。具体步骤如下:① 要求病人完成日常记录活动,作为行为干预基线资料。② 护士和病人双方共同设计并实施家庭作业。内容为提高应对技能的学习和练习,如应对技巧训练、解决问题技术、社交技能训练等。具体方案要按干预进展情况各异,应先设计有助于增加行动和抵制惰性的活动作业,然后遵循小步前进的原则设计阶段性作业,使病人不冒过多风险,逐步掌握最困难的作业。同时,为强化每一步的成功,要求坚持自我监督记录,评定每一段进步的体验,进行自我评分。此外,在每段作业实施前,双方一起进行角色扮演,做从想象到实际的行为演练,既能学习应对技能,又能矫正自动思维。③ 最后,以设定情境实验的方式,检验病人的自我贬低和自我失败假设,以及对他人贬低和非难性预测的行为反应,达到认知与行为共同矫正的目标。

三、在心理护理工作中的应用

认知疗法强调认知活动在心理和行为问题的发生和转归中的重要作用。在护理工作中,该方法得到了广泛的应用,既可用于学校咨询、婚姻咨询、家庭治疗、自助群体、社区精神卫生工作等领域,还可作为心身障碍、心身疾病和一些精神病的慢性缓解期综合治疗措施之一;既能用于个别干预,又能用于小组集体干预。

下面以一例糖尿病诱发的心理问题认知治疗案例为例,介绍临床上护士如何运用认知治疗、矫正病人的心理问题。见专栏 9-1。

专栏 9-1　一例糖尿病诱发的心理问题认知治疗案例报告[①]

> 王某某,女,36 岁,已婚,某中学教师。主诉:紧张不安、焦虑、担心、睡眠困难、工作和社会交往效率下降 3 个月。3 个月前,学校一位患糖尿病 10 多年的老师突发眼底出血而提前病退,王某某自行去医院体检,得知自己也被确诊为糖尿病后十分害怕,想不通自己为什么这么倒霉。听人说糖尿病不但可并发眼底出血,还可发生尿毒症、昏迷等,便认定自己彻底完了,担心灾难会随时降临。继而出现入睡困难,工作效率下降,变得易敏感、恐慌,害怕测血糖,害怕听到与"糖"有关的事。服降糖药后血糖也居高不下,现要求住院检查治疗。
>
> 护士在全面收集资料后,与病人商定采用认知治疗。治疗大致划分为以下三个阶段。
>
> (一)诊断评估阶段
>
> 与病人建立起相互信任的关系,收集病人的相关信息,诊断病人存在的主要问题是糖尿病诱发的严重心理问题。
>
> 根据合理情绪疗法,找出她情绪困扰和行为不适的具体表现 C:紧张不安、

---

① 　http://www.haodf.com/zhuanjiaguandian/wangshenglong_105427.htm。

焦虑、担心、睡眠困难、工作和社会交往效率下降,反应泛化;与这些反应相对应的诱发事件 A:确诊糖尿病;两者之间的不合理信念 B:我一定不能有糖尿病;我得了糖尿病,身体彻底垮了,健康不存在了;糖尿病可能引起眼底出血、尿毒症、昏迷等,我的事业、家庭生活甚至生命会随时终止。

确定焦虑情绪及行为矫正的目标,使病人明白其焦虑情绪及行为具体表现的根源在于对糖尿病产生的不合理信念而非糖尿病本身,制订消除不良信念的方案。

(二)领悟和修通阶段

1. 领悟阶段

明确病人的不合理信念,即对自己的绝对化要求(如我一定不能有糖尿病)及对现实状况的过度概括(如我被确诊为糖尿病,身体彻底垮了)、对未来糟糕至极的预期(如糖尿病可能引起眼底出血、尿毒症、昏迷等,我的事业、家庭生活甚至生命会随时终止),使她认识到:① 信念引起了焦虑情绪和后果,而不是糖尿病本身。② 她对自己的情绪和行为反应负有责任。③ 只有改变了不合理信念,才能减轻或消除自己存在的焦虑症状反应。目前应在正常临床治疗糖尿病同时,修正不合理信念,进而缓解对糖尿病及其并发症产生的苦恼和焦虑。

2. 修通阶段

(1) 与不合理信念辩论:与不合理信念辩论,使病人认识到她的信念是不合理的,进而放弃这些不合理的信念。① 糖尿病患病率逐年升高,目前我国约有四千万糖尿病病人,随着年龄的增加、工作和生活节奏加快、饮食结构的改变,任何人都有患糖尿病的可能。一定不患糖尿病是对自己绝对化要求,是不合理信念。② 糖尿病是一种常见病,通过调节情绪,合理饮食、运动,正规服药治疗,血糖可达到良好控制,能与正常人一样工作学习。"患上糖尿病后身体就彻底垮了"是以偏概全的不合理思维方式。③ 糖尿病是一种慢性病,循证医学表明,严格控制血糖可减少或避免并发症的发生,"糖尿病一定引起眼底出血、尿毒症、昏迷"是对未来糟糕至极的不合理预期。

(2) 合理情绪想象:想象通过发挥自己仔细、耐心的性格优势,合理安排防治糖尿病后,精力充沛,工作顺利、家庭和睦的情景,从而建立起积极目标,保持愉快情绪。

(3) 家庭作业:让病人学会与自己的不合理信念辩论。如这一次生病就决定一辈子遭殃吗? 焦虑紧张就能治好糖尿病吗? 担心就能使糖尿病并发症不发生吗? 让病人阅读相关糖尿病书籍,明白过度的担心和焦虑使自身免疫、神经内分泌系统处于应激状态,影响血糖稳定,不利于血糖控制。主动接触糖尿病病人,了解和学习他们战胜糖尿病的经验。

(4) 放松训练:通过对肌肉进行渐进性放松,以缓解焦虑、紧张情绪。让其选择舒适体位,达到安静平和状态,然后用轻、柔、愉快的声调引导其依次练习放松双臂、头、面部、颈、肩、背、胸、腹及大腿、小腿、脚部,每次练习 20～30 分钟,一般 6～8 次即可学会放松。把自己暴露于焦虑环境中,反复进行放松训练,以期达到能运用自如的效果。

通过以上技术实施,让病人分清合理信念与不合理信念的界线,帮助病人用合理信念代替不合理信念,树立自信,建立良好生活方式,科学防治,积极应对糖尿病。

3. 再教育阶段

巩固前面治疗效果,摆脱原有不合理信念,强化新观念,使病人能用学到的技能应对遇到的问题,能更好地适应环境和社会。

（三）结束与巩固阶段

病人在治疗后感到心理压力减轻了许多,能放松面对糖尿病,通过科学诊治和自我管理,血糖控制达标,原有焦虑、紧张不安、睡眠障碍症状缓解,能正常工作和交往。

护士通过回访和评估,发现病人情绪和精神面貌有了明显的改观,能够不断地纠正自己的错误认知和不合理信念,积极地面对和思考糖尿病防治问题,逐渐改善了紧张、焦虑的情绪状况与自卑思想,睡眠良好,自信心充足,工作和社会交往状态良好,认知治疗效果显著。

第四节　行　为　疗　法

一、行为疗法概述

1. 定义　行为疗法(behavior therapy)是指以行为学习理论为指导,按照一定的程序,消除或纠正人们异常或不良行为的一类心理治疗方法的总称。主要理论基础是巴甫洛夫的经典条件反射理论、斯金纳的操作性条件反射理论和班杜拉的社会学习理论。

2. 原理　行为疗法从一开始它就植根于实验的发现之中。其理论基础主要来自于行为主义的学习理论。该理论认为,不论适应性行为还是不适应性行为,都源于学习。因此,假如一个人出现了不适应性行为,同样可以用"重新学习"的方法,使其不适应性得以改变和矫正。行为治疗技术实际上是一些获得、消除和改变行为的学习程序。行为疗法所依据的学习理论主要来自于三个方面:经典的条件反射原理、操作性条件反射原理和社会学习原理。

巴甫洛夫的经典条件反射学说是有关实验性神经症模型的理论,强调条件化刺激和反应的联系及其后继反应规律,解释行为的建立、改变和消退;斯金纳的操作条件反射学说,阐明"奖励性"或"惩罚性"操作条件对行为的塑造;班杜拉的社会学习理论强调社会性学习对行为的影响。

3. 基本特点　行为疗法的基本特点如下所述:

(1) 行为治疗的对象是个体的非适应性行为:行为治疗旨在对个体的非适应性行为进行矫正,通常把要被矫正的行为称作问题行为或靶行为。

(2) 行为治疗强调环境事件的重要性:行为治疗理论认为,人类行为是由其所处环境中的各种事件所控制的,行为治疗的目的就是识别这些事件,对与非适应性行为有关联的环境事件进行评估,改变非适应性行为和环境中的控制变量之间的相互关系,从而对非适应性行为加以矫正。

(3) 行为治疗不对行为的潜在动因进行假设:有些心理治疗方法,如精神分析疗法,着眼于假设行为的潜在动因(如俄狄浦斯情结),但行为治疗拒绝这种假设,认为这种解释及其与之试图解释的行为之间的相互关系缺乏科学性、可操作性,其真伪永远也无法证实。

(4) 行为治疗是一种系统的、操作性很强的方法:行为治疗强调对治疗的程序和方法进行精确的描述,这样便于治疗者正确实施这些程序和方法。除此之外,行为治疗还重视在进行治疗干预的前后对目标行为(靶行为)的评价,从而可以及时把握治疗干预的效果。

4. 适应证　行为疗法是心理治疗的主要形式之一。目前其种类和应用范围正在增多和扩大,不仅在临床医学实践中广泛地应用,而且已成为一个跨学科的研究领域,在现代临床精神病学、行为医学、心身医学、临床心理学等学科都有所应用。行为疗法的适应证范围很广,主要适应证如下:

(1) 神经症:如恐惧症、焦虑症、强迫症等。

(2) 习得性不良习惯:口吃、职业性肌肉痉挛、遗尿症、儿童和青少年不良行为问题等。

(3) 自我控制不良行为:肥胖症、神经性厌食症、烟酒及药物成瘾等。

(4) 性心理障碍:恋物症、窥阴症、露阴症、异装症等。

(5) 精神病:对精神病恢复期病人的行为通过强化或消退进行约束与诱导。

(6) 某些心身疾病:高血压、冠心病、支气管哮喘等。

行为治疗是此类治疗方法的总称,下面介绍临床上常用的几种主要的行为治疗方法。

二、放松训练

(一) 理论基础

放松训练(relaxation training)又称松弛训练,是按照一定的练习程序,学习有意识地控制或调节自身的心理、生理活动,达到缓和心身紧张的目的。松弛训练的具体程式有许多,以下主要介绍临床上常用的两种。

(二) 方法

1. 渐进性放松(progressive relaxation)　渐进性放松又称渐进性肌肉松弛疗法,由美国生理学家 Jacobson 创立。该疗法的具体实施过程是让病人采取舒适的坐位或卧位,沿着躯体从上到下的顺序,对身体各部位的肌肉先收缩 5～10 秒,同时深吸气并体验紧张的感觉,再迅速地完全松弛 30～40 秒,同时深呼气并体验松弛的感觉。如此反复进行,可以进行肌肉某一部位的放松训练,也可以进行全身肌肉的松弛练习。练习时间可以从几分钟到 20 分钟。

2. 自主训练(autogenic training)　自主训练是德国脑生理学家 O. Vogt 提出来的。自主训练班有六种标准程式:① 沉重感。② 温暖感。③ 缓慢的呼吸。④ 心脏慢而有规律地跳动。⑤ 腹部的温暖感触。⑥ 额部的清凉舒适感。训练时,在指导语的暗示下,缓慢地呼吸,从头到脚逐个部位体验沉重、温暖的感觉,达到全身放松。

不论是何种放松训练方法,身体放松的顺序要事先确定,一旦执行,不宜任意打乱。放松训练可由治疗者先教病人做一遍,边示范边带病人做,第二遍由治疗师教会病人后,病人再自行练习,也可由治疗者提供指导训练的录音带,让病人跟着录音带的指导语练习,通常每天练习 1～2 次,每次 15～20 分钟。

(三) 在心理护理工作中的应用

大量实践表明,放松训练可以使机体产生生理、生化和心理方面的变化。它不但对于一般的精神紧张、神经症有显著的效果,也可处理应激引起的心身反应,而且可以增加病人对疾病的自我控制感。

放松训练的适应证很广,适用于各类神经症和心身疾病等,例如,高血压、紧张性头痛、支气管哮喘、慢性腰背痛等。也可作为其他心理治疗方法的基础步骤,如系统脱敏疗法前要让病人熟练掌握放松训练的方法。

放松训练由于其可操作性和安全性,已经引起了临床的广泛注意,也有越来越多的病人愿意接受这种治疗。但是并非所有的病人都可以从中获得很好的效果。对有以下三种情况的病人不宜使用:① 有中枢神经系统并发症的病人(如谵妄,痴呆)。② 有严重精神疾病的病人。③ 动机、兴趣及积极性不强的病人。

思考题

请你尝试进行自我渐进性放松训练和自主训练。

三、系统脱敏疗法

(一) 理论基础

系统脱敏法(systematic desensitization)为临床常用的行为矫正技术,是按一定的治疗程序诱导病人缓慢地暴露于导致焦虑、害怕及其他强烈情绪反应的情景中，并通过放松来对抗这种情绪状态，从而达到逐渐消除不良情绪的目的。该方法是由南非精神医学专家Wolpe于1958年创立，其工作原理是通过建立与不良行为相对抗的松弛条件反射，使焦虑反应在与引起这种反应的条件刺激接触中逐渐消退。见专栏9-2。

专栏9-2　沃尔普和系统脱敏疗法[①]

　　系统脱敏疗法源于对动物的实验性神经症的研究。

　　20世纪40年代末期，精神病学家沃尔普(J. Wolpe)在实验室中电击小铁笼中的猫，每次电击之前先制造出一阵强烈的声响。多次实验之后，只要一听到强烈的声响或看见那只铁笼，即使不受电击，猫都会出现明显的植物神经反应。他将这只猫禁食几天，然后送回放着鲜鱼的铁笼。虽然猫极度饥饿，却不肯食用鲜鱼。在铁笼外面甚至是在实验室隔壁的房间里，猫的进食仍然受到不同程度的抑制。沃尔普认为，这是猫对实验环境产生了泛化的防御性条件反射的缘故，即产生了实验性神经症。

　　沃尔普想了个办法来克服猫的这些"症状"。他首先将猫放在离实验室很远的地方，此时在猫的眼里，实验室只是依稀可见，因而猫只出现轻微的焦虑恐惧反应。这时给猫喂食，猫虽能进食但起初并不十分自然，但是过了一会儿便能恢复常态，自如地进食了。到了下次该进食的时候，沃尔普将猫向实验室的方向挪近了一段，这时猫又会出现一些轻微的焦虑恐惧，沃尔普立即给猫喂食。同第一次一样，猫起初进食时不太自然，但不久就适应了。沃尔普让猫分步地渐次地接近实验室。最后，猫回到铁笼中也能平静地生活了。换句话说，猫的焦虑和恐惧已经被"治愈"了。

　　沃尔普认为，这是交互抑制的作用。饥饿的猫进食后得到一种满足和快意，这种满足和快意可以抑制焦虑紧张反应。不过这种抑制能力是非常有限的，通常只能对付比较轻微的焦虑。所以沃尔普是由远及近，循序渐进，每次只增加一点焦虑，逐步增加，最终达到最严重的程度。

　　对于人类来说，肌肉松弛技术就有对抗焦虑的作用。于是沃尔普以全身松弛代替食物的作用，以想象自己暴露于可怕的刺激物面前代替实际暴露，创建了系统脱敏疗法。

　　系统脱敏疗法的基本原理是：让一个原可引起微弱焦虑的刺激，在求助者面前重复暴露，同时求助者以全身放松予以对抗，从而使这一刺激逐渐失去引起焦虑的作用。

①　http://www.xici.net/d37098119.htm.

（二）方法

系统脱敏法包括以下三个步骤。

1. 放松训练　放松可以产生与焦虑反应相反的生理和心理效果，如心率减慢、外周血流增加、呼吸平稳、神经肌肉松弛、心境平静等。常用渐进性放松技术。

2. 建立焦虑的等级层次　即找出导致病人产生焦虑或恐惧的各种刺激、物体、事件或情境，并让病人指出对各种刺激、物体、事件或情境感到焦虑或恐惧的程度，然后把各种可能引起不同程度焦虑反应的刺激或事件从弱到强排列成不同的等级，理想的焦虑等级建构应当注意各等级之间级差要均匀。如以手术恐惧症为例，见表 9-1。

表 9-1　手术恐惧病人恐惧等级表

恐惧等级评分	恐惧情境
10	听说手术
20	看到手术物品图片
30	看到手术切口缝合的图片
40	看到切开的手术野图片
50	观看介绍手术器械使用的视频
60	看到真实手术物品
70	触摸真实手术用物
80	观看他人接受手术的视频
90	观看他人接受手术
100	接受手术

3. 脱敏训练　按等级层次从低到高，从轻到重进行逐级脱敏训练。当低分值的情境病人已不感到紧张、害怕后，接着进行高等级分值的情境脱敏，最后达到最强刺激也不引起焦虑的治疗目的。

脱敏有想象脱敏和现场脱敏两种形式：① 想象脱敏。治疗师口头向病人描述引起焦虑的某一刺激情景，让病人进行想象并进入该情景中体验其焦虑和恐惧的感觉，然后配合放松训练，逐级抑制由弱到强的不同层次的焦虑和恐惧刺激，每一层次刺激反复多次，最后达到完全消除焦虑和恐惧的目的。② 现场脱敏。让病人直接接触导致焦虑的现实生活环境，让病人体验焦虑和恐惧，结合放松训练，逐渐适应现实环境。在实际治疗中，两种方式也可以结合起来使用。

（三）在心理护理工作中的应用

系统脱敏法适应证主要有：各种神经症，如恐惧症、强迫症等；各种心身疾病，如高血压、冠心病等；各种行为异常，如性功能障碍、遗尿、口吃、物质滥用等；对医院或手术室情景性紧张和焦虑的处理,系统脱敏法效果也不错。

 思考题

请你尝试对一名有严重术前手术焦虑的病人设计一个系统脱敏的行为矫正方案。

四、满灌疗法

（一）理论基础

满灌疗法又称为冲击疗法(flooding therapy)或暴露疗法。它与系统脱敏法虽然都是将病人置于(暴露)他所惧怕的情境中,但前者是采取缓和的、逐步消除的方式矫正病人的心理或行为障碍,而满灌疗法是从治疗开始就突然把病人置身于能引起他极大恐惧的情境中,并保持相当一段时间,不允许病人逃避,直至病人清楚地认识到并没有真正可怕的事情发生,紧张、不安便会明显减轻。

（二）方法

采用满灌疗法前要进行体检,排除严重的躯体疾病(如心脑血管病、癫痫等)。病人和家属须知情同意。向病人详细介绍治疗原理、过程、痛苦、疗效等,消除病人的顾虑和恐惧,与病人和其家属签订治疗协议。治疗前准备必要的急救药物,治疗中密切观察,如病人出现一些特殊的生理反应,如过度换气综合征、晕厥或休克,则应停止刺激并对症处理。若病人言语激烈或提出终止治疗,治疗师应冷静应对、酌情处理。

每次刺激情境应使病人达到最高的焦虑紧张程度。通常每次治疗时间为30~60分钟,每日或隔日1次,2~4次即可完成。

（三）在心理护理工作中的应用

满灌疗法适应证为各种神经症,如恐惧症、强迫症等。此方法的优点是简单、疗程短、收效快。缺点是病人痛苦较大,实施起来比较困难,而且一旦实施失败,则可能加剧恐惧反应。所以实施时由经过培训的医护人员严格遵循操作规范,应注意病人的心理承受能力和合作性,慎重实施。

五、厌恶疗法

（一）理论基础

厌恶疗法(aversion therapy)运用的是经典条件反射的原理,将病人的不良行为与令人厌恶的刺激相结合,形成一个新的条件反射,从而消除已建立的不良行为的方法。在日常生活中,人们常常使用某种惩罚性手段来减少或消除不良行为。这实际上是厌恶疗法的具体运用,如母亲用乳头上涂辣椒的方式给婴儿断奶、体罚孩子以纠正某些不良习惯等。

（二）方法

1. 确定要矫正的行为　厌恶疗法具有极强的针对性，所以首先要确定计划弃除的行为。

2. 选用厌恶刺激　常用的厌恶性刺激有电击、橡皮圈弹痛、呕吐剂和想象令人厌恶的刺激等。厌恶性刺激应该达到足够的强度，通过刺激能使病人产生痛苦或厌恶反应。

3. 把握时机施加厌恶刺激　一旦病人出现不适行为，必须立即给予厌恶刺激以形成不适行为与厌恶体验的条件反射，直到不适行为消失。

厌恶疗法的注意事项：① 每次只选择一个行为作为治疗的靶行为。② 选择合适的厌恶刺激。厌恶刺激必须是强烈的，但同时是安全的，在法律许可的范围内。常用的厌恶刺激有电刺激、药物刺激、橡皮圈刺激、想象刺激等。③ 不良行为和厌恶刺激同时或先后出现，才能在二者之间形成新的联系。

（三）在心理护理工作中的应用

厌恶疗法在精神科专科医院和综合性医院的精神科及儿科应用较多，主要用于对不良行为的干预，如药物滥用、尼古丁依赖、酒精依赖、性心理障碍、肥胖、强迫症等不良心理行为问题。因厌恶疗法给病人带来不愉快的体验，甚至是痛苦，因此该疗法应在其他疗法无效后方可实施，且必须征得病人的同意。

尽管有不少厌恶疗法矫正不良行为的成功报道，但目前尚有两个争议的问题：一是技术实施程度较难掌控，二是会出现伦理方面的问题。所以建议在护理工作中谨慎使用。

六、正强化法

（一）理论基础

正强化（positive reinforcement）是一种以操作条件反射为理论依据，通过各种强化手段来增加某些适应性行为，减少或消除某些不良行为的心理治疗方法。

（二）方法

1. 确定要强化的行为　操作条件反射的形成包括三部分内容：① 情景。② 行为或反应。③ 正强化物。情景为个体的行为或反应的产生提供背景，而个体的行为或反应则导致一定的结果即正强化物，反过来结果又进一步促进行为或反应的产生。

所以正强化要分析在怎样的情景下、要塑造和巩固什么行为和选取什么强化物是很重要的。首先就是确定要塑造和巩固的行为。在实际操作中，有时要对所要建立的行为进行子目标行为的确定，并在子目标行为出现时给予正强化，这样一个个子目标行为的形成最终实现目标，即塑造和巩固了某一行为。

2. 选用强化物　按强化物的内容可将其分为：① 消费性强化物。② 活动性强化物。③ 操作性强化物。④ 拥有性强化物。⑤ 社会性强化物等。按强化物的性质可将其分为：① 原级强化物。② 次极强化物。③ 社会性强化物。强化物的选用要注意个体差异。护士可运用阳性强化法对病人的配合治疗和与疾病斗争的行为给予肯定、鼓励和赞扬，如给配合检查、表现勇敢的患儿发小玩具、零食或表示赞赏的标志物。

3. 强化训练　一旦病人出现适应行为或要塑造和巩固的行为，必须立即给予强化物。直至这一行为巩固。

（三）在心理护理工作中的应用

正强化是一种在临床各科使用较多的方法，主要用于矫正某些社会行为障碍，如孤独症，慢性精神病病人社会适应，某些慢性疾病病人的习惯性病卧，临床各科病人的遵医行为等。在康复病人中，正强化可激励病人康复训练，如脑中风后的行走康复训练。先确定目标行为，即行走并确定子目标等级，如站立、扶物跨步、独自跨一步；独自跨三步等。再选用强化物，成人更多地使用社会性强化物，包括赞美、激励、他人与病人同乐、对未来生活的遐想等。再就是当出现低等级子目标行为就给予强化，当低等级行为巩固时，要求向高一级迈进，直至能独自行走。诸如此类的康复训练，子目标行为的确定很重要。子目标制定得太细，训练过程太慢；制定得太粗，病人不容易完成，都会影响其康复信心。

正强化可应用于老年、成年、儿童等各不同年龄阶段的病人。在发达国家，行为治疗师设计了各种各样由儿童、父母、护士共同协商的鼓励计划，当儿童使用了治疗师教给他们的技术时就能获得分数，达到一定分数就可获得儿童所希望得到的强化物。

七、示范法

（一）理论基础

示范法（modeling therapy）是指提供特定行为的模型、范本，即榜样，进行行为示范。观察者（病人）则通过对榜样的观察进行学习，获得榜样的示范行为并去进行模仿性操作。

（二）方法

示范法根据示范榜样的不同，可分为直接示范和替代示范。

1. 直接示范　示范榜样为现实生活中具体人物的示范称为直接示范，如生活中的肿瘤康复病人，病房中的某位情绪积极、配合治疗的病人，婆媳关系良好的邻居等。

2. 替代示范　示范榜样为电影或录像中的某一人物。这种类型的示范称为替代示范。

示范榜样是否能起到示范作用除了与使用的模型类型有关外，还取决于榜样与病人在年龄、性别、文化、身份等方面的相似性及疾病各方面的匹配性等。相似性越高，模仿学习的效果越好；匹配性越紧密，学习效果也越好。儿童的模仿学习能力特别强。

（三）在心理护理工作中的应用

示范法也是一种在临床各科使用较多的心理干预方法,可用于不良行为的矫正,社会技能的训练以及消除临床病人所表现的诸如手术前焦虑、临床各项检查焦虑等。对焦虑源越敏感的病人,示范效果越好。

护士可以用示范法改善病房中病人的消极情绪气氛,如可以有目的地选择情绪积极乐观的同类病人作为模型,不时有意识地对这类病人的行为表现给予赞赏;或者让这一模型对其他病人作现身说法,从而使其他病人的情绪状态也逐渐转向积极。同样护士也可以调动康复病人对其他病人作现身说法,看到与自己患同样疾病病人的康复,往往能提高病人矫正不良行为的信心,激发病人的康复信念和求生欲望。我国有很多省、市民间组织,如抗癌俱乐部每年评选抗癌明星,并让抗癌明星在年度表彰大会上介绍抗癌体会,对其他癌症病人能起到很好的示范作用。

将示范法应用于儿童行为的塑造效果良好。护士可用示范法,如通过让儿童看电影或看录像或观察其他患儿的良好行为,帮助儿童克服对住院、对手术的恐惧,并形成一系列的遵医行为,如配合检查、配合服药等。

行为疗法以其操作技术具体、简单易行,适用范围广而得到广泛的使用。但行为疗法也存在不足之处,如有人批评行为疗法把人视作动物,完全否认了人的自由、自主和独立性,贬低了人的尊严和价值;行为疗法只重视学习过程和治疗技巧、方法,忽视了心理过程;行为疗法关注的是个体的行为而非人本身。

八、自我管理

（一）理论基础

自我管理体现了行为疗法倾向性的转变。传统的心理治疗病人是被动的角色,而在自我管理这一模式中,病人在行为改变的各个环节扮演积极、主动的角色,对自己的改变负责任。

自我管理的优点:它提高当事人改变行为的动机水平;直接在生活的自然情境中改变行为;对一些不易在治疗室里观察和处理的行为能够进行矫正,如贪吃零食、乱扔垃圾等。

（二）方法

根据威廉斯和洛恩的自我管理模型,把自我管理技术分成五个操作步骤:选择目标、监测靶行为、改变情境因素、获取有效的结果和巩固收获。

具体操作步骤如下所述。

1. 选择目标 一次确定一个靶目标,靶目标应该重要、可测量、能够达到、积极。

2. 监测靶行为 先对靶行为进行基线评估,记录相关行为数据。

3. 改变情境因素 避免产生不良行为的情境,改造情境。

4. 区分行为结果　是具有强化性质还是惩罚性质,组织强化匹配,使事件行为得到强化,以书面形式签订行为合同。

5. 巩固收获　继续记录靶行为,维持环境因素的改变,建立评估-反馈系统,及时调整,维持自然结果等。

（三）在心理护理工作中的应用

护士可以利用自我管理技术帮助病人改变一些不良行为,如烟瘾、酗酒、肥胖等,按照上述步骤,制订详细的行为计划。自我管理的成败在于管理计划能否坚持不懈地实施,可通过签订行为合同克服这个困难。行为合同的目标行为应具体,并能得到及时强化。社会支持也可以加强自我控制,如为了戒除酒瘾,尽量与不喝酒的朋友在一起,不参与喝酒朋友的任何活动等。

思考题

请你为一名肥胖者病人制订详细的行为管理计划。

九、生物反馈疗法

（一）理论基础

生物反馈(biofeedback)是借助电子仪器将体内一般不能被感知的生理活动变化信息,如肌电、皮肤电、皮肤温度、血管容积、心率、血压、脑电等加以记录、放大并转换成为能被人们所理解的听觉或视觉信号,并通过对这些信号的认识和体验,学会在一定程度上有意识地控制自身生理活动的过程。

20 世纪 60 年代,米勒(N. E. Miller)等人用操作条件反射训练对各种内脏反应进行研究,发现许多内脏机能是可以经训练改变的,如训练老鼠可以使它们的心率、血压及肠道收缩频率发生变化。为此提出了内脏操作条件反射。后来,Shapiro 和 Nowlis 分别在人的身上也成功地得到验证,证实人的血压和脑电波可以经训练发生变化。内脏操作条件反射则是生物反馈的重要原理。同时,20 世纪 40 年代兴起的"控制论""信息论"对机体的认识是生物反馈的另一原理。"控制论""信息论"认为机体本身就是一个"自动控制"系统。由其控制部分(中枢神经系统)发出的信息对受控部分(内脏等)的活动进行调节,受控部分也不断将信息反馈给控制部分,以不断纠正和调整控制部分对受控部分的影响。两者之间进行信息传递,才能达到精确的调节。

实验证明,心理(情绪)反应和生理(内脏)活动之间存在着一定的关联,心理社会因素通过意识影响情绪反应,使不受意识支配的内脏活动发生异常改变,导致疾病的发生。运用生物反馈疗法,就是把病人体内生理机能用现代电子仪器予以描记,并转换为声、光等反馈信号,因而使其根据反馈信号,学习调节自己体内不随意的内脏机能及其他躯体机能,达到防治心身疾病的目的。生物反馈疗法将正常属于无意识的生理活动置于意识控制之下,通过生物反馈训练建立新的行为模式,实现有意识地控制内脏活动和腺体的分泌。生物反馈学习过程就是学习正确操作性条件反射，对抗病态性条件联系，从而纠正和矫正不良行为和习惯，消除病体症状，达到治疗疾病的目的。

生物反馈治疗技术从 20 世纪 60 年代至今，发展十分迅速。目前已有多种仪器，单独或组合同步显示人体的脑电波形、肌电水平、皮肤电阻、脉管容积、心率、血压、皮温等生物信息。常用于生物反馈治疗的仪器设备有肌电反馈仪、皮肤反馈仪、皮肤温度反馈仪、脑电反馈仪和血压脉搏反馈仪等。

（二）方法

1. 生物反馈仪的选择　生物反馈仪所提供的反馈信息可以分为特异性信息和非特异性信息两种。一般来说，特异性信息反馈的效果比非特异性信息反馈的效果要好。因此，如原发性高血压病人可选用血压反馈仪。

2. 病人和环境的准备　选择病种和病例时，不仅要对病人疾病的性质及可能恢复的程度做出全面的估计，还要对病人的视力、听力、智力水平、自我调节能力、暗示性、注意力及个性特征等做全面的了解从而选择适合进行生物反馈的病例。

生物反馈治疗的环境应是安静的、舒适的良好训练环境。可在一个单独的或与周围隔离的房间中进行，避免受外界的干扰。

3. 治疗过程　以肌电反馈为例。首先电极安放，电极安放的部位因人因病种而异。在电极安放前要用酒精棉球擦拭清洁皮肤，涂上适量导电膏。再进行生物反馈训练，训练在指导语的引导下进行。在训练的同时可采用一些放松训练。选择病人所喜欢的信息显示方式。每次训练之前先测出病人的肌电基准水平值，加以记录以便参考并作为疗效观察的依据。预置放松目标不宜过高，以增加病人参加训练的信心。每一次训练后让病人回忆放松的体会和总结经验，以便靠自我体验继续主动引导肌肉进行深度放松状态，最终取代生物反馈。

生物反馈放松训练一疗程一般需 4～8 周，每周 2 次，每次 20～30 分钟。

（三）在心理护理工作中的应用

生物反馈的适应证范围较广，一般包括局部肌肉痉挛、抽动、不完全麻痹、卒中后肢体运动障碍等神经系统功能障碍及某些器质性病变；高血压、心律失常、冠心病等心血管系统的心身疾病；胃肠神经症、消化性溃疡等消化系统的心身疾病；焦虑症、恐惧症等神经症以及哮喘病、性功能障碍、紧张性头痛，等等。此外，还可用于生活应激和心理训练，如运动员、飞行学员、学生等心理训练。生物反馈也可使用于如括约肌和骨骼肌的功能训练，以促进功能恢复。

生物反馈训练特别强调病人参与的主动性以及学习训练目标实现的相对困难，在实施生物反馈疗法前，须向病人介绍治疗的目的和治疗过程，消除病人对电子仪器的顾虑，使其了解治疗是安全无害的；向病人说明，生物反馈治疗主要依靠自我训练来控制体内机能，且主要靠平时练习，仪器监测与反馈只是初期帮助自我训练的手段，而不是治疗的全过程。要每天练习并持之以恒，才会有良好效果。

各类急性精神病,有自伤、自杀观念、冲动、毁物、不合作的病人不能使用生物反馈治疗;同时训练过程中出现头晕、头痛、恶心、血压升高、失眠、幻觉、妄想等症状的患者应即刻停止训练。

第五节　暗示与催眠治疗

一、暗示疗法

(一)理论基础

暗示(suggestion)是一种利用间接的、含蓄的方式,对他人的心理与行为产生影响的过程。人都有一定的暗示性,即接受暗示的能力,但是人的暗示性有很大的差别。凡涉及陌生知识领域的问题,人容易接受暗示;如果暗示者有权威性或者被暗示者对暗示者非常信任,也容易产生暗示效果。

暗示作为一种心理干预方法主要是指利用暗示对病情施加影响使症状消除的过程。它是一种古老而有一定治疗效果的心理干预方法。一些原始的占卜、求神治病活动就明显存在着暗示作用。通过心理上的积极暗示,能明显改善病人的心身反应过程。暗示所具有的治病作用的机制并未完全查清楚,但是可以肯定的是,暗示的确使被试人体产生了明确的生理与心理变化。

(二)方法

在实施暗示这一干预技术之前,通常要对病人的暗示性进行测量,常采用的方法有嗅觉法、平衡法和手臂法。

1. 嗅觉法　用事先准备好的三个装有水的试管,请被试者分辨哪个装有水、哪个装有淡醋或稀酒精。分辨不出的给 0 分,挑出一种的给 1 分,挑出两种的给 2 分。

2. 平衡法　令被试面墙而立,双目轻闭,平静但较深的呼吸后,治疗者低调缓慢地说:"请你集中你的注意,尽力体验你的感受,你是否感到有些站不住了,是否感到前后或左右摇晃?"停顿 30 秒,重复问话三次后,要被试回答。如感到未摇晃者给 0 分,轻微摇晃者给 1 分,明显摇晃者给 2 分。

3. 手臂法　要求被试闭眼平伸右手,暗示它越来越沉,沉得往下落。30 秒后,下落不明显者给 0 分,下落 2～5 寸者给 1 分,下落 5 寸以上者给 2 分。

暗示可直接进行,也可在其他干预过程中结合进行。直接暗示是护士以技巧性的言语或表情,给病人以诱导和暗示。病人接受护士的暗示过程,就是内心的逻辑活动过程,其结果是改变了原有的病态感觉和不良态度,达到了治病的目的。暗示疗法的方式一般有以下几种。

1. 言语暗示　言语暗示是通过言语的形式,将暗示的信息传达给受暗示者,从而产生影响作用。如临床工作中护士对病人讲:"针灸的治疗效果特别好""这种药物对你的疼痛缓解特别有效",等等,均可将暗示的信息传递给病人,达到治疗的效果。

2. 操作暗示　　操作暗示是通过对病人的躯体检查或使用某些仪器,使病人处于某些特定的环境中,引起其心理、行为的改变。此时若再结合言语暗示,效果将更好。

3. 药物暗示　　药物暗示是通过给病人使用某些药物,利用药物的作用而进行的暗示。如用静脉注 10% 的葡萄糖酸钙的方法,在病人感到身体发热的同时,结合言语暗示治疗癔症性失语或癔症性瘫痪等。安慰剂治疗也是一种药物暗示,在临床中,护士经常采用这一方法,用其他的药物代替止痛药物达到了同样的止痛效果。

4. 环境暗示　　环境暗示是使病人置身于某些设置的特殊环境中,对其心理和行为产生积极有效的影响,消除不良的心理状态。

5. 自我暗示　　自我暗示即病人自己把某一观念暗示给自己。例如,因过分激动、紧张而失眠者,选择一些能使人放松、安静的语词进行自我暗示,可以产生一定的效果。许多松弛训练方法实际上包含了自我暗示过程。

(三) 在心理护理工作中的应用

在护理工作中,暗示有许多的适应证,如神经症(如癔症)、疼痛、瘙痒、哮喘及其他心身障碍,也可用于性功能障碍、口吃等心理行为障碍,因此应用较为广泛。护士应擅长运用这一干预技术,尤其是对那些暗示性高的病人采用暗示的方法,效果会更好。暗示作用可以治疗疾病,但不良的暗示却可造成或加重病人的症状,这一方面也应引起护士的注意,在使用时应谨慎,要考虑到病人的个体差异,真正发挥暗示的治病作用。

二、催眠疗法

(一) 原理

催眠疗法属暗示疗法的一种。催眠疗法(hypnotherapy)是指用催眠的方法使求治者的意识范围变得极度狭窄,借助暗示性语言,以消除病理心理和躯体障碍的一种心理治疗方法。通过催眠方法,将人诱导进入一种特殊的意识状态,将医生的言语或动作整合入病人的思维和情感,从而产生治疗效果。

催眠是一种类似睡眠的恍惚状态。催眠术就是心理医生运用不断重复的、单调的言语或动作等向求治者的感官进行刺激,诱使其意识状态渐渐进入一种特殊境界的技术。通过催眠后的求治者,认知判断能力降低,防御机制减弱。这时,暗示的效果比在清醒状态下明显,求治者的情感、意志和行为等心理活动可凭心理医生的暗示或指令转换,而对周围事物却大大降低了感受性。在催眠状态下,求治者能重新回忆起已被"遗忘"的经历和体验,畅述内心的秘密和隐私。催眠状态下,心理医生对求治者运用心理分析、解释、疏导或采取模拟、想象、年龄倒退、临摹等方法进行心理治疗。

（二）方法

实施催眠疗法的步骤是：① 让病人放松、安静、消除杂念。② 检查病人受暗示性的高低，病人受暗示性程度是催眠疗法成功与否的关键。有研究发现，人群中约有 25％ 的人能够进入深度催眠，40％ 的人能够进入中度催眠，10％～15％ 的人能够进入浅度催眠，还有 20％～25％ 的人不能被催眠。③ 对病人实施暗示性测试，暗示性测试的方法有多种，例如嗅觉测试、视觉测试、记忆力测试、平衡功能的测试、手臂测试等。④ 确认病人进入催眠状态后，则进行治疗。

催眠治疗所采取的主要方式有：暗示、引发想象和催眠分析等，其中暗示治疗即病人进入催眠状态后，医生采用暗示的方法使病人的心理发生变化，从而改变病人的认知评价和行为方式、减轻或消除病症；而催眠分析疗法是病人处于催眠状态时，在医生的暗示诱导下倾诉内心的冲突和积怨，使遗忘的精神创伤得以再现。医生针对性地帮助分析、疏导、解释、劝说、安慰，使病人从认识水平方面得到提高，从而化解矛盾、使病症消失。

（三）在心理护理工作中的应用

1. 催眠治疗的适应证　催眠治疗的适应证主要是神经症、应激反应及某些心身疾病，对儿童行为障碍及神经系统某些疾患，包括面神经麻痹、偏头痛、神经痛、失眠效果较好。

2. 催眠禁忌证　对严重心脏病、严重肺病等危险性疾病病人不建议做催眠治疗；精神科方面有严重的精神分裂症、非心因性幻觉症、脑器质性所致精神病等不能用催眠治疗。

3. 催眠治疗不可滥用　催眠治疗是心理治疗的一种，不能等同于巫医与巫术。虽然催眠治疗对某些问题疗效好、疗程短，但催眠治疗不可滥用。必须要经过专门训练的心理治疗师出于研究和治疗的需要时，并在求治者自愿配合的情况下，方可使用。护士可协助心理治疗师做好催眠治疗前病人和治疗室的准备工作。

第六节　音乐治疗

一、理论基础

音乐疗法是以音乐治疗为主、医学治疗为辅的治疗方法，主要通过音乐这种艺术形式产生治疗效果，以音乐的旋律、和声、节奏、曲调、拍子以及音的强弱及其组合、音乐和歌词的组合来治疗疾病。它主要是通过音乐减轻或消除使病人痛苦的各种行为和情绪以及由此引起的躯体症状，从而达到恢复、保持和促进病人身体和精神健康的目的。

有研究表明，音乐能减轻呼吸系统、心血管系统、内分泌系统和免疫系统对冠心病病人的心率和血压的不良影响,降低术后和带呼吸机病人的呼吸频率,也可减少健康人和术前紧张病人体内的皮质醇水平,增强住院病人的免疫力。音乐也是一种有效的、可辅助药物治疗的、能减轻恶心呕吐症状的辅助疗法。

音乐治疗1940年在美国卡萨斯大学正式成为一门学科。经过半个多世纪的发展,音乐治疗已成为一门成熟完整的边缘学科,已经确立的临床治疗方法多达上百种,并形成了众多的理论流派。在美国有近80多所大学设有音乐治疗专业,培养学士、硕士和博士学生。目前,美国有大约4 000多个国家注册的音乐治疗师在精神病医院、综合医院、老年病医院、儿童医院、特殊教育学校和各种心理诊所工作。从20世纪70年代开始,音乐治疗传入亚洲。目前,在日本较大的医院都设有专门的音乐治疗师。

二、音乐疗法的方式

1. 被动疗法　也称感受疗法,是指让病人在欣赏音乐的过程中,通过音乐的旋律、节奏、和声、音色等影响人的神经系统,使病人心身得到调整,达到治疗目的。

2. 主动疗法　又称参与式疗法,被动性音乐治疗活动中,病人是倾听的角色;主动性音乐治疗活动中,病人是执行者的角色,如唱歌、使用乐器等。多发性硬化症病人由于晚期呼吸肌无力,导致咳嗽困难,呼吸道分泌物清除障碍,反复发生肺炎,甚至危及生命。采取主动性音乐疗法,如吟诵音节、读唱词、短语及唱简单的歌曲,对改善多发性硬化症病人呼吸肌力方面有积极影响。

3. 音乐电疗　是将音乐与“电疗”相结合的一种新型疗法,既有音乐心理的调节作用,又有音乐电流的刺激作用,使音乐治疗与物理治疗有机地结合起来。

三、音乐疗法的实施

实施音乐疗法的过程中应注意以下几点。

(1) 音乐治疗前护士应评估病人的病情和情绪状态以及对音乐类型的喜好,选择合适的音乐处方。如何选择参见专栏9-3。

(2) 音乐治疗前应排空大、小便,取舒适体位。音乐治疗过程中限制灯光、声音、探访者、电话等,护士应暂停其他护理活动。治疗时间以20~40分钟为宜,每天1~2次。病人在听音乐时最好专注于音乐的旋律,可随着哼唱、打拍子或摆动身体,有助于取得最佳效果。

(3) 治疗过程中观察并记录病人的反应与病人讨论音乐治疗的收获,分享病人的心身感受。评价音乐治疗的效果,及时调整音乐治疗的方案,确保获得理想的疗效。

四、音乐疗法的临床应用

音乐疗法在临床上的适应证较广,对多种心身疾病、神经症、失眠、头痛等心理行为障碍均有良好效果。

1. 改善疾病的症状　舒缓的音乐可以降低交感神经的兴奋性,促使病人情绪镇静,减轻压力反应,降低应激反应,分散注意力,因此可以改善疾病的症状,如缓解 COPD 病人的呼吸困难和焦虑,缓解冠心病心绞痛的症状,降低高血压病人的血压,缓解术后病人的疼痛等。

2. 对脑损伤病人的影响　对脑损伤病人定时播放病人所熟悉的音乐,能提高大脑皮层的兴奋性,提高神经系统的修复能力。

3. 增进临终关怀　临终病人由于躯体疾病的折磨,对生的渴求和对死的恐惧会产生一系列复杂的心理变化,甚至行为与人格的改变。安详的音乐可以让临终病人心情平静、恐惧感降低、焦虑和抑郁得以明显改善,帮助临终病人平静、安详地离去。

4. 改善恶性肿瘤病人的生活质量　国外一些肿瘤医院把音乐治疗作为一项重要的辅助治疗手段。音乐配合止吐药物治疗化疗引起的恶心、呕吐,效果比单纯药物止吐好。

研究表明,音乐的影响力主要是通过心理和物理两条路径来实现的。不同的音乐能激发人不同的情绪:焦虑、恐惧者可选用中国古典名曲,如《高山流水》《梁祝》等,或《天鹅湖组曲》及莫扎特的《蓝色多瑙河》等清纯、凄切、柔润的乐曲;抑郁及神经衰弱者可选用中国民族乐曲,如《金蛇狂舞》《春江花月夜》《平湖秋月》等悠扬、沉静的乐曲;睡眠紊乱者可选择中国名曲《二泉映月》《春江花月夜》及莫扎特《催眠曲》等舒缓、恬静、幽雅的乐曲;缓解疼痛可选用《小夜曲》及中国音乐,如《太阳雨》《金色小溪》等优美乐曲,可放松病人紧张的心情及对疼痛的关注。可参考专栏 9-3 选择合适的音乐处方。

专栏 9-3　音乐治疗的八个处方[①]

音乐不仅能影响人的心理和情绪,也能通过音响的作用来影响人体的生理功能。下面就推荐一些音乐处方,帮助解决相对应的健康和心理问题。

(1) 焦躁、易怒:《汉宫秋月》《二泉映月》、贝多芬的《第八交响曲》、肖邦的《A 小调》、舒伯特的《第六交响曲》、费朗克的《D 小调交响曲》等。

(2) 神经衰弱:海顿的《G 大调托利奥》、莫扎特的《催眠曲》、门德尔松的《仲夏夜之梦》、舒伯特的《小夜曲》等。

(3) 瞌睡:旋律清新,充满生机的音乐可以消除瞌睡。如贝多芬的《田园》交响曲第四乐章、普罗科菲耶夫的《彼得与狼》等。

(4) 疲劳:轻松流畅的音乐能增强大脑皮层抑制过程,调节兴奋抑制过程,使其趋于平衡,加快疲劳的消失。如维瓦尔大提琴协奏曲《四季》中的《春》、德彪西管弦乐组曲《大海》、亨德尔组曲《水上音乐》等。

---

① 　http://tieba.baidu.com/p/914792645.

（5）缺乏自信：贝多芬的《皇帝》钢琴协奏曲、瓦格纳的《汤豪塞》序曲、奥涅格的《太平洋231》管弦乐等。

（6）忧郁、悲伤：柴可夫斯基的第六交响曲《悲怆》、海顿的清唱剧《创世纪》、贝多芬的第五交响曲《命运》、亨德尔的清唱剧《弥赛亚》等。

（7）便秘：轻松、圆润的旋律可解除大脑中有关便秘的病态兴奋点，特殊的节拍可促进胃肠蠕动、排便通畅。如莫扎特的《小步舞曲》等。

（8）高血压：选用情调悠然、节奏徐缓的古曲或轻音乐对降低血压有较好的效果，如《烛影摇红》《平湖秋月》或巴赫的小提琴协奏曲。

  思考题

以一名女性乳腺癌病人术前心理干预为例，请你思考可采用哪些临床心理护理方法。

本 章 小 结

1. 心理治疗是以医学心理学原理和各种理论体系为指导，以良好的医患关系为桥梁，应用各种心理学技术包括通过医护人员的言语、表情、行动或通过某些辅助手段如仪器，经过一定的程序，以改善病人的心理条件，增强抗病能力，达到消除心身症状，重新保持个体与环境的平衡。

2. 护理实践中常用的心理治疗方法有：支持性心理治疗、认知疗法、行为疗法、暗示与催眠治疗、音乐疗法等。

3. 常用的心理支持的技术包括：倾听和共情、安慰、鼓励和保证、解释、指导和建议、积极暗示等。

4. 认知疗法是根据认知过程影响情感和行为的理论假设，通过认知和行为技术来改变病人不良认知的一类心理干预方法的总称。以贝克的认知疗法为例，认知疗法的认知干预技术包括识别自动思维、识别认知性错误、真实性检验、去注意、监察苦闷或焦虑水平等。

5. 行为疗法是指以行为学习理论为指导，按照一定的程序，消除或纠正人们异常或不良行为的一类心理治疗方法的总称。常用的行为疗法包括：放松训练、系统脱敏、满灌疗法、厌恶疗法、正强化法、示范法、自我管理技术、生物反馈疗法等。

6. 放松训练适用于各类神经症和心身疾病等，也可作为其他心理治疗方法的基础步骤。系统脱敏法包括放松训练、建立焦虑的等级层次和脱敏训练三个步骤。正强化主要用于矫正某些社会行为障碍，可应用于老年、成年、儿童等各不同年龄阶段的病人。示范法对儿童行为的塑造效果良好。利用自我管理技术可以帮助病人改变一些不良行为，如烟瘾、酗酒、肥胖等。

7. 暗示是指利用积极的暗示对病情施加影响使症状消除的过程。催眠疗法是特殊的暗示疗法。催眠疗法是将人诱导进入一种特殊的意识状态,将医生的言语或动作整合入病人的思维和情感,从而产生治疗效果。应用催眠疗法需严格遵守适应证和禁忌证。

8. 音乐疗法对多种心身疾病、神经症、失眠、头痛等心理行为障碍均有良好的治疗效果。

（杭荣华　吴明飞）

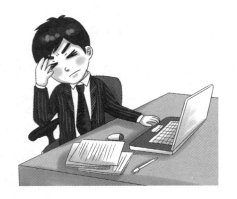

第十章
心身疾病的心理护理

案例 10-1　为什么药物对她不起作用？

> 李某，女，46 岁，一贯性格争强好胜，自我要求严格。其父患肺癌住院，母亲患甲状腺功能低下在家休养，其夫胆囊炎住院手术，又适逢其子高考。李某本人因工作重担在肩，不能脱身，每日除完成大量艰巨工作外，还需奔波于两所医院，照顾父亲和丈夫，回家后还要关心和照顾儿子。持续地高度紧张、忧虑导致突发性的应激性消化性溃疡。李某自行购买了一些治疗消化性溃疡的药物服用，效果不好。后经人介绍看了心理门诊。心理医生在其服用药物的同时给予了相应的心理辅导和生活方式的调整。很快，李某的症状就得到了很好的控制。

思考题

1. 引起该病人症状的最主要的原因是什么？
2. 针对该病人制订的心理辅导，可以制订什么样的心理辅导方案？

随着科学技术的不断发展，医学科学正在由"生物医学模式"向"生物-心理-社会医学模式"转变，心理和社会因素对健康和疾病的影响作用也相应地得到重视。近二三十年来，随着人类平均寿命的延长，人们较容易患一类疾病，即原发性高血压、冠状动脉硬化性心脏病（冠心病）、脑动脉硬化、糖尿病、恶性肿瘤、哮喘病、溃疡病等。2008 年全国第三次死因调查数据显示，心血管疾病、恶性肿瘤等是我国城乡居民最主要的死亡原因，死于脑血管疾病者占 22.45％，死于恶性肿瘤者为 22.32％，可见其为害之烈。还有糖尿病、溃疡病、哮喘等也常危害人类健康。因此，若是中老年人不患此类疾病，全球人均寿命绝不止 71 岁。上述诸病，在很多情况下是由于心理因素和社会因素共同导致的，我们把此类疾病称作"心身疾病"。

第一节　心身疾病概述

一、心身疾病的概念

心身疾病（psychosomatic disease）是指那些心理-社会因素在疾病的发生和发展中起主导作用的躯体疾病，由于它具有生理上的障碍，因此，心身疾病又称为心理生理疾患（psychophysiological disease）或心理生理障碍（psychophysiological disorder）。心身疾病有狭义与广义之分。狭义的心身疾病是指心理社会因素在发病、发展过程中起重要作用的躯体器质性疾病，例如，原发性高血压、溃疡病等。至于心理、社会因素在发病、发展过程中起重要作用的躯体功能性障碍，则被称为心身障碍（psychosomatic disorder），例如，神经性呕吐、偏头痛。广义的心身疾病就是指心理、社会因素在发病、发展过程中起重要作用的躯体器质性疾病和躯体功能性障碍。

以防治心身疾病为目的的专门学科称为心身医学（psychosomatic medicine）。心身医学是研究精神和躯体健康相互关系的一个医学分支，研究心身疾病，即心理生理疾患的病因、病理、诊断、治疗和预防。早在公元前，中国医学家就已提出"七情"对疾病和健康的影响。古希腊希波克拉底也论述了情绪与性格类型之间的致病作用。1939 年，精神病研究专家邓伯（Dunber）首次出版了《美国心身医学杂志》，5 年后他又领导建立了美国心身医学会，这标志着心身医学作为一门正式学科的诞生。1986 年，Lopiwski 将心身医学的范围归纳为：① 研究特殊的社会心理因素与正常或异常生理功能之间的关系。② 研究社会心理因素与生物因素在疾病的病原学、症状学、病程和预后中的相互作用。③ 提倡医疗照顾的整体观念，即生物-心理-社会医学模式。④ 运用精神病学与行为治疗方法于躯体疾病的预防、治疗和康复之中。

二、心身疾病的流行病学资料

（一）心身疾病的患病率

上海医科大学徐俊冕等专家曾对上海中山医院外科、心血管内科、肺科和上海华山医院内分泌科、皮肤科的 1 108 例门诊病人作了心身疾病调查。结果发现心身疾病病人 368 例（占 33.2%）。其中，肺科心身疾病病人占该科门诊的 55.6%，心血管科心身疾病病人占该科门诊的 60.3%，内分泌科心身疾病病人高达该调查人数的 75.4%。美国学者克鲁帕通过临床观察发现约有 50% 的求医者，其症状与心理因素有关。近年来，美国要求治疗的病人中，约 60% 是那些声称有躯体不适而实际无躯体疾病的人。日本东京大学妇产科长谷川调查该科后发现，25%的病人是心身疾病的病人。东京医科大学岩波教授曾调查了该大学附属医院小儿科，发现小儿科中心身疾病病人占30%。

综合国内外有关心身疾病的流行病学资料，临床各科心身疾病占22%～35%，内科领域中心身疾病比例在32.2%～35.1%，而内科循环系统住院病人中心身疾病比例在50%以上。

（二）心身疾病的流行病学特征

1. 年龄　　以更年期最高，65 岁以上老人和 10 岁以下儿童较低。

2. 性别　　总体来说，女性多于男性。但就各病种而言并非均如此，如消化性溃疡、支气管哮喘、冠心病等以男性为高。

3. 职业　　脑力劳动者高于体力劳动者，有危险、情绪紧张的职业人群高于一般职业人，教师、医护人员及文艺工作者的发病率较高。

4. 地区　　城市高于农村，工业化水平高的国家高于发展中国家。以冠心病为例，有人对一些国家的调查结果发现冠心病发病率较高的是美国及芬兰，其次是日本和希腊，最低的是尼日利亚。

随着社会的发展和新技术革命的不断兴起，心身疾病总的发病率有增高的趋势。

三、心身疾病的主要特点

心身疾病有一些与其他疾病不同的特点，具体如下所述。

（1）心身疾病必须具有与躯体症状相关的体征。

（2）心身疾病的发病原因是心理-社会因素或主要是心理-社会因素。

（3）心身疾病通常涉及的是植物神经系统所支配的系统或器官。

（4）同样强度、同样性质的心理-社会因素影响，对一般人只引起正常范围内的生理反应，而对心身疾病易患者则可引起病理生理反应。

（5）遗传和个性特征与心身疾病的发生有一定的关系，不同个性特征的人所患的心身疾病也不尽相同。

（6）有些病人可以提供较准确的心理-社会因素致病过程，大部分病人不了解心理-社会因素在发病过程中的作用，但能感到某种心理因素能加重自己的病情。

（7）有反复发作的倾向。

（8）不属于神经症、精神病及心因性精神障碍。

 思考题

什么是心身疾病？心身疾病的主要特点有哪些？

四、心身疾病的分类

早期由 Alexander 提出的心身疾病包括消化性溃疡、溃疡性结肠炎、类风湿性关节炎、甲状腺功能亢进、神经性皮炎、原发性高血压、支气管哮喘。后来医学心理学家根据引发心身疾病的中介机制的特点，将心身疾病分为三大类：第一类为植物神经系统紊乱引发的偏头痛、神经性厌食、习惯性便秘等；第二类为机体代谢和内分泌紊乱引起的糖尿病、肥胖症、甲状腺功能亢进、月经不调、阳痿等；第三类为过敏性疾病，如神经性皮炎、荨麻疹、过敏性哮喘等。近年来，随着人们对于心身疾病研究的深入，心身疾病的病种范围有逐渐扩大的趋势，临床上常见的心身疾病主要涉及以下器官系统。

1. 内科心身疾病　　包括心血管系统、神经系统、呼吸系统、消化系统、内分泌代谢系统中的疾病。

（1）心血管系统：原发性高血压、冠心病、阵发性心动过速、心率过缓、心肌梗死、原发性低血压、雷诺病等。

（2）神经系统：脑血管病或障碍、多发性硬化、偏头痛、肌紧张性头痛、自主神经失调症、心因性知觉异常、心因性运动异常、慢性疲劳等。

（3）呼吸系统：支气管哮喘、过度换气综合征、心因性呼吸困难、神经性咳嗽等。

（4）消化系统：胃溃疡、十二指肠溃疡、慢性胃炎、溃疡性结肠炎、过敏性结肠炎、贲门痉挛、幽门痉挛、习惯性便秘等。

（5）内分泌代谢系统：甲状腺功能亢进、甲状旁腺功能亢进、甲状腺功能低下、糖尿病、低血糖、肥胖病、艾迪生病、垂体功能低下等。

2. 外科心身疾病　　痉挛性斜颈、慢性腰背痛、尿频、阳痿、排尿障碍、关节炎等。

3. 妇科心身疾病　　月经不调、痛经、经前紧张症、功能性子宫出血、不孕症、更年期综合征、心因性闭经、阴道痉挛等。

4. 儿科心身疾病　　夜间遗尿症、夜惊、站立性调节障碍、继发性脐周绞痛、异食癖等。

5. 五官科心身疾病　　原发性青光眼、弱视、中心性视网膜炎、复发性慢性口腔溃疡、口臭、唾液分泌异常、特发性舌痛症、梅尼埃病（Meniere's disease）、耳鸣、晕车、口吃、过敏性鼻炎。

6. 皮肤科心身疾病　　皮肤瘙痒症、湿疹、荨麻疹、牛皮癣、圆形脱发、全脱、神经性皮炎、多汗症、白癜风等。

7. 其他　　癌症等。

第二节 心身疾病发病原因与机制

心身疾病属于一种多因多果的疾病形式,其发病原因非常复杂。它是生理、心理、社会诸多因素在不同程度和不同时间上相互作用的结果。

一、心身疾病的病因

(一) 心理因素

凡能影响人的精神活动的心理过程都可以成为心理因素。一般能引起人产生损失感、威胁感和不安全感的心理刺激最易致病,人的心理活动通常与某种情绪活动相关联,如愤怒、恐惧、焦虑、忧愁、悲伤、痛苦等情绪虽然是适应环境的一种必要反应,但强度过大或时间过久都会使人的心理活动失去平衡,导致神经系统功能失调,对健康产生不良影响。如果这些消极情绪经常反复出现,引起长期或过度的精神紧张,还可产生如神经功能紊乱、内分泌失调、血压持续升高等病变,从而导致某些器官、系统的疾病。

如果消极情绪表达困难也会成为心身疾病的重要心理危险因素(专栏 10-1)。

专栏 10-1 述情障碍

> 述情障碍(alexithymia)是指心身疾病患者难以描述感情和幻想减少等症状,主要表现在三个方面:情绪识别困难、情绪表达困难、想象力受限和外向性思维方式。由于述情障碍常常影响个体的情绪表达、人际关系、社会适应、学习能力、躯体化症状等,因此也被视作精神障碍和心身疾病的重要心理危险因素。
>
> 多项研究发现癌症患者存在述情障碍。目前,癌症患者述情障碍的研究,主要采用多伦多述情障碍量表 TAS-20 来进行评价。Gritti 等利用 TAS-20 对新诊断的癌症患者和长期幸存的癌症患者进行评估,其结果显示,新诊断癌症患者与癌症幸存者述情障碍的发生率分别为 45.6% 和 21.4%,均高于对照组(18%)。Lauriola 等研究发现,结肠癌患者比结肠镜检查阳性患者有更高的 TAS-20 得分,癌症患者述情障碍处于中等或高等水平。这提示临床医护人员应积极关注心身疾病患者的心理健康状况,认清患者述情障碍现状,在一般心理护理基础上有针对性地对述情障碍进行干预。目前,述情障碍在临床实践中常用并且被证明为有效的干预方法有日记法、阅读、心理疗法、放松训练等。

心脏病病人情绪紧张时可出现心律失常,如阵发性房性心动过速、房性或室性早搏。紧张情绪可导致兴奋亢进的交感神经末梢释放大量的去甲肾上腺素,同时肾上腺髓质分泌肾上腺素进入血流,动员储存的脂肪,使血中的脂质增加,当这些游离的脂肪酸不能被肌肉活动所消耗时,就可能导致动脉硬化。

心理应激还能引起胃肠分泌增加。愤怒、激动、焦虑、恐惧都能使胃液分泌和酸度升高,而抑郁、悲伤则可使胃液分泌减少和胃肠蠕动减慢,长期焦虑还可使充血的胃黏膜糜烂。

在支气管哮喘疾患中,心理因素起重要作用者约占30%。有支气管痉挛素质、易产生 IgE 抗体者,哮喘易被促发。哮喘的病程可因心理因素而改变。有些儿童的哮喘只在家中发作,在学校则不发作,甚至在两种场合都接触同样的致敏原也是如此。说明心理因素起着重要作用,甚至有些哮喘病人可由条件反射而引起哮喘发作。

流行病学调查表明,伴有心理上损失感的刺激,对健康的危害最大。根据对居丧的903名男女长达6年的追踪观察,发现居丧第一年的死亡率高达12%,第二年为7%,第三年为3%,而对照组分别只有1%、3%和2%。另一调查表明,中年丧偶者更为严重,比较他们与同年龄组的死因,以8种疾病的差异最为显著,脑血管病为对照组的6.2倍,冠心病为对照组的4.6倍,非风湿性心脏病为对照组的3.4倍,高血压性心脏病为对照组的8.2倍,全身动脉硬化为对照组的7.1倍,肺结核为对照组的7.8倍,肺炎和流感为对照组的5.5倍。其他如恶性肿瘤、糖尿病等疾病的比例也很高。

(二) 生物学因素

生物学因素是心身疾病发病的生理基础,包括微生物感染、理化和药物损伤、遗传、老化、营养代谢、先天发育、免疫、性别、年龄、血型、体型等;它是由心身疾病发病前个人所具有生理素质特点所决定的,也是心身疾病的躯体症状学基础。同样的生活事件刺激,如离婚、丧偶、事业受挫、经济问题及地震、水灾等天灾人祸,不同的病人可能罹患不同的心身疾病,有的患溃疡,有的患高血压、冠心病,有的患支气管哮喘,这主要是因为病人自身的生理特点和个性气质的差异所造成的。

在溃疡发病过程中,胃蛋白酶的增高起重要作用,由于它消化了胃黏膜而造成溃疡。实际上,病人在病前,其蛋白酶的前体——胃蛋白酶原的水平就已经比一般人高,因此这种胃蛋白酶原的增高即可称为溃疡病的生理始基。然而有溃疡病生理始基并不一定会有溃疡病,因为人群中有相当多的人具有这一特征,而其中只有一部分溃疡病病人是由于心理社会刺激对他们起着"扳机"的作用。说明只有生理始基和社会心理刺激同时存在的情况下,才会有溃疡病的产生。现已发现,高甘油三酯血症是冠心病的生理始基,高尿酸血症是痛风症的生理始基,高蛋白结合碘者则为甲状腺功能亢进的生理始基。对生理始基的研究不仅对了解心身疾病的发病机制有重要意义,而且对这些疾病的预防也提供了极为重要的线索。

(三) 社会文化因素

社会文化因素是指人们生活和工作的环境、条件、人际关系、角色、经济状况等。因现代社会存在大量的心理社会应激因素,如社会的激烈竞争、人际交往日益复杂、人们本身的过多需求和过高期望等。这些不良的刺激因素反复作用于人体,引起应激性情绪反应和交感神经-肾上腺系统的亢进,从而产生多种心身障碍。故心身疾病的背后往往影射着更多的社会问题,病人的社会文化背景及社会支持系统对疾病的治疗与康复产生很大的影响。这就是所谓的"现代不良生活方式病""城市病"的心身医学问题。

1. 移民　　不论是"自愿"还是"非自愿"移民,都是发生精神疾病和心理问题的高危人群。与家乡截然不同的陌生环境,对外来者的心理和物质的排斥,主观期望和客观现实的巨大反差以及原先社会支持纽带的解体,综合起来便造成了所谓"文化休克"。如此巨大的心理应激,并不是每个人的心理应对能力所能应付的,未能成功调适的个体,很可能心理崩溃,从而引起相应的心身疾病。

2. 婚姻家庭的变化　　随着家庭日益小型化,核心家庭比例迅速上升;同时,婚姻关系的稳定性降低,离婚率增高。一方面婚姻危机或婚姻问题成为重要的应激源,另一方面家庭解体或家庭变化削弱了传统的社会支持,造成对心理健康的双重负面影响。在临床所见的心身疾病病人中,这样的例子很多。

3. 社会竞争加剧　　由市场经济带来的竞争机制,一方面推动了社会的发展,另一方面也是对人们心理调节能力的严重挑战。在严酷的社会竞争中的失败者,常常是发生心理障碍的高危人群。

4. 工作紧张程度　　各种不同职业面临的紧张程度也不同,工作情境诸如各种持久的、强烈的物理化学刺激,重复、单调、刻板、毫无兴趣、枯燥无聊的工作,过长的劳动时间,不协调的人际关系等都会使人产生焦虑、烦躁、愤怒、失望等紧张情绪。Russek 指出,91%的冠心病人或工作负担太重,或长期处于紧张状态,而且许多人还从事两项工作。

由此可见,心身疾病的发生、发展、病种流行及分布,都要结合社会文化因素加以考察。

(四) 生活方式与行为习惯

不健康的生活方式和行为是引起疾病的主要原因,如不良的饮食习惯,由于传统生活方式向现代化生活方式转变,高脂肪、高热量、低纤维、暴饮暴食的饮食结构是酿成生活方式疾病的基础。一些慢性病,如冠心病、脑卒中、糖尿病、肥胖症、血脂异常和癌症等疾病的病因大都与不科学的饮食习惯密切相关。缺乏运动和锻炼,现代生活用品的普及,汽车、电梯、计算机的大量使用,形成了多坐少动的生活方式,缺乏运动,使人们摄入的热量很多,却不能及时消耗,导致能量过剩,超重、肥胖增多。能量过剩对血压、血脂、血糖、体重都将产生影响,导致机体代谢紊乱,生活方式疾病增加。吸烟、酗酒是生活方式疾病的帮凶,吸烟者患肺癌的概率是不吸烟者的 220 倍,长期嗜酒能诱发多种癌症,吸烟、饮酒还与其他多种慢性病有关。另外,过度紧张和疲劳,不仅会诱发疾病,损害健康,甚至还有可能会夺去人的生命。家庭环境与工作环境的优劣,直接关系到人体的心理和生理健康。紧张的家庭关系与人际关系、不良的心理状态都会引起体内激素升高、免疫功能下降,很容易导致众多心身疾病而有损于寿命。随着生活方式的改变,越来越多的人得了疲劳综合征。疲劳综合征也是一种心身疾病,其产生原因主要是长期处于紧张的工作状态中,竞争压力大,肌肉能量储备下降,维生素缺乏,免疫力降低等。

世界卫生组织将"生活方式病"列为21世纪威胁人类健康的"头号杀手"。目前人类疾病谱和死亡谱已发生很大变化,疾病病因包括生活方式、行为因素、人类生物学因素、环境因素和保健服务因素等方面,其中生活方式和行为因素占了50％。同时,世界卫生组织的专家指出:因不良的生活方式导致的疾病,如高血压、心脏病、中风、癌症和呼吸道疾病等导致死亡的人数在发达国家占总死亡人数的70％～80％,在不发达国家中高达40％～50％。

(五) 心理应激和生活事件

心理应激是一种全身性的紧张性反应,并伴随一系列生理心理的变化。在某些生活事件的刺激下,人们可出现如愤怒、激动、憎恨、恐惧、悲观、失望、惊慌等不同的情绪反应,严重者甚至导致焦虑、抑郁等情绪障碍。情绪变化是机体适应环境改变的一种自然反应过程,但如果这种反应过分强烈或者持续时间过久,就会使人们心理上失去平衡或造成生理功能的失调,甚至引起神经、内分泌、免疫功能失常以及内脏器官病变,从而导致心身疾病的产生。

应激反应的强弱和致病作用对不同的个体其反应不完全相同,这一方面取决于应激源(即刺激事件)的性质、强度、时限;另一方面取决于个体对刺激物的敏感性、耐受性以及个体的自我防御反应。例如,若某人接受刺激事件的持续时间过长,且该事件又事关重大,加上当事人心理耐受性差和对此事反应极为敏感,那么,上述诸多因素相加则导致疾病的可能性就增大。

强烈的心理应激必然同时引起体内生理应激反应,如心跳加快,血压升高,肾上腺素、去甲肾上腺素水平升高,血糖与游离脂肪酸升高,肾上腺皮质激素与甲状腺激素水平升高等;同时出现胃肠蠕动节律的变化等。在临床上,病人主诉有进食障碍、睡眠障碍、性功能障碍以及某些躯体、内脏不适感,形成了心理生理障碍,即心理应激引起的生理功能障碍,进而出现心身疾病。

(六) 认知因素

在日常生活中,人们对同样的事物常常流露出完全不同的情绪反应。例如,穿同样的衣服,有人感觉好,有人感觉差;获得同样的分数,有人兴奋,有人沮丧;考入同一所大学,有人高兴,有人失望,这与个人的认知系统对某事件的自我评价有关。对本来学习成绩很优秀的学生来说,本希望考上重点大学,结果考上的却是一般大学,则难免出现失望情绪;而对原本考大学没希望却意外被大学录取者,当然喜出望外。因而认知心理学观点认为,人的情绪和行为反应不是由某一刺激物或某一事件本身所直接引起的,而是由人的认识过程所决定和调节的,对于同一件事情(如上文提到考上同一学校等),个人的看法(即认知)不同则可能有完全不同的情绪体验,人的思想与观念对人们的情绪和行为产生重大影响,而不良认知或错误理念是造成情绪、行为问题的主要原因。

因此,每当人们有一种想法、信念(即认知)时,就会伴随相应的情绪体验和行为变化。情绪分负性和正性,而负性情绪反应常常由负性想法、负性认知所引起的,且两者相互影响和互相强化,形成恶性循环。而打破恶性循环的关键在于改变认知,这就是认知治疗的基本观点。在临床工作中也发现,患有情绪障碍的病人,常伴有若干认知曲解及不恰当的想法与观点,如过分夸大与缩小、任意推断、绝对化要求等。这些认知曲解是导致病人痛苦的直接原因,一般来说,由负性不合理认知或认知曲解可导致不良的情绪行为反应,而持续的不良情绪又可成为促发心身疾病的致病危险因素。故从改善认知(观念)入手是打断"负性认知→不良情绪→心身疾病"三者之间恶性循环的关键。

(七)人格特征或行为类型

人格是指一个人在性格、气质和能力等方面稳定的心理特征的总和,是指个体对现实事物和环境所采取的态度和习惯化了的行为。人格特征和某些性格缺陷是心身疾病易患素质的主要因素,是引发心身疾病的内因和基础,如冠心病、高血压性心脏病、心绞痛、心律失常、糖尿病等。行为医学将人的行为类型分为 A、B、C、D 四类。

1. A 型行为 其特征有:① 总是有时间紧迫感,行为急促,工作速度快;不仅是怕误时,而且总想提前;脾气急躁,缺乏耐心,常因急于考虑做什么事情彻夜不眠,甚至半夜起床做事情。② 争强好胜,暴躁。常常是雄心勃勃,目标远大,措施强硬,行为刚毅、果敢勇猛,只想到奋斗目标,不顾不良后果,有时甚至一意孤行,独断专横。走路办事匆忙,说话快、急、声音响亮,常带爆破性音调。③ 敌意。总是把周围的人看作自己的竞争对手,把外界环境中不利因素比重看得大,有很强的他人和环境控制欲。一般认为 A 型行为的人与冠心病发病有关。另外,近年来 A 型行为与心律失常、高血压、糖尿病、脑血管病、胆囊炎、精神病等病的发病有关,近年来也有相关的研究报道。

2. B 型行为 B 型行为的特点与 A 型行为相反,以性情温和、悠闲自得、慢条斯理、有耐心、易满足、与世无争、能容忍、胸无大志、随波逐流、小心谨慎、甘居下游为特征。此型是抗压力的个性类型,除消化系统疾病外,一般不太会引起相应的心身疾病。

3. C 型行为 其特征有:① 童年形成压抑、内心痛苦不向外表达及克制的性格,如童年丧失父母、父母分居、缺乏双亲抚爱等,这种压抑性格可使正常细胞原癌基因转变为癌基因,并称为遗传性致癌因素。② 行为特征为过分合作、协调,姑息,谦虚,不过分自信,过分忍耐,回避矛盾,调和行为愤怒不向外发泄而压抑,屈服于外界权势,压抑自己的情绪,焦虑,应急反应强。③ 伴有生理、免疫改变。压抑愤怒,导致体内细胞免疫和体液免疫功能降低;社会依从性增高,使交感神经活化,皮肤电位升高;内源性阿片能神经活化,通过改变甲状腺、肾上腺、性腺功能,使循环、消化、呼吸、行为免疫功能发生相应变化。一般认为 C 型行为的人与癌症发病有关。临床资料显示，具有 C 型行为特征的人，患癌症的可能性比一般人高出3倍以上，还会导致心脏病、冠心病等病症患病率上升。

4. D 型行为　又称"忧伤人格"。其特点是：沉默寡言，待人冷淡；缺乏自信心，有不安全感；性格孤僻，爱独处，不合群；情感消极，苛求自己，忧伤，容易烦躁、紧张和担心。D 型性格的消极忧伤和孤独压抑以及自我孤立所导致的缺乏社会支持等因素，是心血管疾病的重要心理危险因素。

思考题

心身疾病的发病病因主要有哪些？请谈谈如何能减少不良因素对个体的伤害。

二、心身疾病的发病机制

确立心理社会因素和生理、病理变化之间的内在因果联系，就必须找到中介的生物学基础和病理过程，目前对中介机制的研究比较集中的有中枢神经系统、神经内分泌系统和免疫系统。

（一）中枢神经系统

神经心理学研究表明，一切心理活动都离不开以大脑皮质为中心的中枢神经系统。各种心理、社会因素作为信息（刺激）传入，首先被大脑皮层觉察并认知评价而产生一定的情绪，而情绪对机体的生理功能产生影响。如果反应强烈而持久，就可能引起相应的病理改变。

情绪是大脑皮层和皮层下中枢（边缘系、下丘脑、脑干网状系）协调活动的产物，即情绪不但受大脑皮层调节，且直接与边缘系和下丘脑有关。情绪的直接中枢在边缘系，而边缘系与下丘脑有广泛的神经联系。

（二）神经内分泌系统

情绪活动与神经内分泌有密切联系。长期持续的不良情绪体验和心理矛盾是通过两条途径来产生各种躯体反应的，其中下丘脑起了重要作用。

1. 大脑边缘系-下丘脑-植物神经通路　即交感-肾上腺髓质系统的效应作用。情绪的直接中枢在边缘系，而边缘系与下丘脑有广泛的神经联系。长期的不良情绪可使下丘脑兴奋交感神经-肾上腺髓质机制，引起大量儿茶酚胺（肾上腺素、去甲肾上腺素）释放，导致生理反应，如血循加快（以增加心脑、骨骼肌的血液供应），外周血管收缩，血压升高以及呼吸加速等。

2. 大脑边缘系-下丘脑-垂体前叶-肾上腺皮质通路　下丘脑可分泌多种神经激素，如分泌促肾上腺皮质激素释放因子作为一种化学信息兴奋垂体前叶-肾上腺皮质机制，使垂体前叶分泌促肾上腺皮质激素（ACTH），进而促进肾上腺皮质激素的合成与分泌，以利机体产生相应的生理、行为变化。通过神经内分泌机制，心理社会因素引起的情绪反应经上述两条途径转变为躯体的生理反应。

(三) 免疫系统

近代免疫学研究已证实,免疫功能受中枢神经系特别是下丘脑调节。紧张刺激或情绪可通过下丘脑及由它控制分泌的激素影响免疫功能,如产生胸腺退化,影响 T 细胞成熟,使细胞免疫功能降低;皮质类固醇的增高对巨噬细胞有抑制作用,降低吞噬功能,使病原迅速扩散,影响 B 细胞产生抗体,降低抵抗力而致病。

综上所述,心理社会因素作用于人体,经中枢神经系评估而产生情绪,神经内分泌系和免疫系共同作用,可将精神因素转变为生理、躯体的因素。若持续、强烈地存在不良情绪刺激,可使上述三个系统作用失去平衡,从而引起心身疾病。

第三节　心身疾病的防治原则

一、心身疾病的预防

心身疾病是由个体的生物遗传、心理、环境、社会等多种因素相互作用的产物。因此,对于心身疾病的预防应从调节个体的生物遗传特性、生存环境、生活习性、认知评价、对心理社会因素刺激的反应性和适应性等方面进行调节。

从个体角度维护心身健康应该遵循一些基本原则,例如,首先要培养健全的个性、健康的心理和体魄;养成良好的个人生活习惯,注意心理保健和身体保健;丰富自己的生活阅历、学会处理和缓解心理应激的技巧,提高对社会的容忍力、适应能力和应对能力;争取多受教育的机会,增加知识水平的广度和深度,增强处理各种信息的能力,提高对应激源的正确认知评价水平、对挫折的抵抗力和承受力;建立良好的人际关系,储备社会的支持力量。

心身疾病的社会预防主要从改善人的生活环境和社会环境、提高全民文化素质和身体素质、增强个体不同年龄阶段和不同群体的心理保健意识等几个方面着手,维护好人类的心身健康。由于心理社会因素大多需要相当长时间的作用才会引起心身疾病,心身疾病的预防应从早做起。按照预防医学的观点,心身疾病的预防包括三级(见专栏 10-2)。

专栏 10-2　心身疾病的三级预防

> 一级预防:防止社会心理因素长期反复刺激而引发心理失衡。培养比较完整的健康心理素质,提高应付危险因素的能力,是预防心身疾病的基础。培养健康的心理素质应从儿童时期开始。家长和老师应注意培养、教育儿童乐观向上、关心他人、互爱互助等健康心理,耐心纠正可能产生的偏离心理。
>
> 二级预防:防止心理失衡发展成为功能失调。早期诊断、早期治疗是二级预防的核心。通过心理咨询和治疗,及早使心理失衡恢复正常,及早调整功能失调,阻断病情向躯体疾病方向转化。

　　三级预防：防止心理失衡、功能失调发展为躯体疾病阶段后病情继续恶化。这个阶段不仅要依靠有效的药物，还需要心理咨询和心理治疗，医患之间建立起相互信任和相互合作的亲密关系，有助于预防病情恶化。

二、心身疾病的诊断

　　心身疾病与一般的躯体疾病都有躯体症状，躯体症状为明显的器质性病理过程或已知的病理生理过程，所不同的是在病因上。心身疾病的特点是心理因素在疾病的发生、发展上起重要的作用，而一般的躯体疾病没有这些特点。心身疾病与神经症及某些精神疾患的发展均与心理因素有关，但前者表现有明显的躯体症状，累计的通常是在自主神经支配下的器官系统，而后者无器质性病变，只表现为功能障碍。

　　心身疾病的诊断主要根据以下几点：

　　(1) 确有某些心理社会因素存在。

　　(2) 这些心理社会因素与疾病的发生在时间上有密切联系。

　　(3) 病情的波动和加剧同样与心理社会刺激有关。

　　(4) 有一定的个性特征成为对某些疾病的易感因素。

　　(5) 心身疾病与焦虑性神经症、疑病性神经症、癔症等神经症不同，前者有明确的、具体的躯体病变；后者的躯体症状模糊不清，且不伴有持久的躯体损害。

三、心身疾病的治疗

(一) 心身疾病的治疗原则

　　心身医学是把人的心理和躯体看作统一的整体，因此心身疾病的治疗不同于一般临床的常规治疗模式，应采用"心身相结合的综合防治"的新模式，即以躯体治疗为基础，心理治疗为主导的综合防治模式。

　　心身疾病的治疗原则是心、身同治原则。心身疾病应采取心、身相结合的治疗原则，要了解引发个体疾病的有关心理社会因素，有针对性地对病因进行干预，并利用各种手段(包括药物等)对症状进行治疗。但对于具体病例，则应各有侧重。

　　对于急性发病而又躯体症状严重的病人，应以躯体对症治疗为主，辅之以心理治疗。例如，对于急性心肌梗死病人，综合的生物性救助措施是解决问题的关键，同时也应对那些有严重焦虑和恐惧反应的病人实施床前心理指导；又如对于过度换气综合征病人，在症状发作期必须及时给予对症处理，以阻断恶性循环，否则将会使症状进一步恶化，导致呼吸性碱中毒症状加重，出现头痛、恐惧甚至抽搐等。

　　对于以心理症状为主、躯体症状为次，或虽然以躯体症状为主但已呈慢性经过的心身疾病，则可在实施常规躯体治疗的同时，重点安排好心理治疗。例如，更年期综合征和慢性消化性溃疡病人，除了给予适当的药物治疗，还应重点做好心理和行为指导等各项工作。

心身疾病,诸如高血压、消化性溃疡、冠心病、支气管哮喘、紧张性头痛等的对症治疗往往是病人首先关心的,在多数情况下往往需要药物治疗。这样做,一方面可减轻疼痛,另一方面也可缓和因躯体治疗造成的紧张刺激,并可使病人增加对医护人员的信任,为心理治疗建立良好的基础。

(二)心身疾病的治疗方法

心身疾病的心理治疗大多为支持性的。当病人懂得心理因素与疾病时,就容易改变对疾病的态度,由被动变为主动,消极变为积极,悲观变为乐观;再加上环境调整及饮食习惯、加强身体锻炼后,病情就会很快改善。心理和社会因素的干预和治疗,主要围绕三个目标:① 帮助病人消除致病的心理社会因素,消除应激源。② 提高病人的认知水平,增强病人应对变化的能力。③ 矫正应激引起的生理反应,以减轻其对身体器官的冲击。具体方法如下所述。

1. 环境治疗 对病人的社会心理因素如家庭、邻里或工作单位作适当的调整,通过解释、指导以解除矛盾、协调关系,必要时可考虑让病人短期住院或更换环境。

2. 心理咨询与心理治疗 心理咨询是心理学专业工作者,通过一次或多次专门的咨询技术,改变来访者的认知评价、调节其情绪状态、以缓解或改善来访者的心理困境。心理咨询是一项非常有效的方法,一般需要经过专门训练、有一定经验的人员担任。心理咨询的次数一般依来访者心理问题的程度、个性特征和社会环境等因素确定。但对另一部分病人来说,由于心理调节机制紊乱明显,心理障碍程度比较严重或复杂,此时有必要进行适当的心理治疗,甚至需要临床医生和临床心理学工作者共同协商进行综合治疗,才能取得较好的治疗效果。由于所患疾病种类、人格特征和心理社会因素不同,心理治疗的方法须因人而异,或因病而异。心身疾病的心理治疗,目前采用的方法有:行为疗法、生物反馈疗法、森田疗法、认知疗法、精神分析疗法和催眠疗法等。

3. 药物治疗 除各类疾病需要对症治疗外,目前认为在心理咨询和治疗的同时采用适当的药物治疗,对调节心身疾病或者情绪活动有着非常重要的作用。据国内外研究证实,引发心身疾病的主要情绪障碍是抑郁和焦虑情绪。抗抑郁药可以改善心身疾病病人的抑郁和焦虑情绪。抗抑郁类药物主要作用原理是抑制脑内神经元对去甲肾上腺素及五羟色胺的再摄取或破坏,使脑内突触间隙的递质量增加,从而有效地改善情绪状态。传统的三环类抗抑郁药因其较严重的不良反应,逐渐被新型抗抑郁药所代替。目前临床常用抗抑郁药物主要是选择性五羟色胺再摄取抑制剂(SSRI),如氟西汀、帕罗西汀、舍曲林、氟伏沙明、西酞普兰。心身疾病情绪障碍预防或康复性用药特别应该注意:必须经过专科医生诊断,根据病人心身疾病的种类和病情以及情绪障碍状况选择适当的药物;用药应考虑病人的年龄、性别等因素,对老年病人一般不宜使用三环药物,有器质性脑病及心血管疾患的病人可选择副作用较少的氟西汀类药;应关注弱安定类药物所产生的依赖性和突然停药所产生戒断症状;心理咨询和治疗同时使用,可减少药物的剂量和使用时间。

4. 中医心理治疗　　在心身疾病的治疗中,中医心理疗法已经越来越多地被提及和采用,自从 20 世纪 80 年代中医心理学兴起以来,人们尝试把中医心理疗法融入到一些心身疾病的治疗与护理中,均取得了很大的效果,下面简要谈谈相关的中医心理疗法。

中医心理疗法是由治疗者根据病人的病情和治疗计划,以语言或非语言等为手段,通过对病人的感觉、认知、情绪、行为进行影响,使病人产生心理变化,以控制或调摄另一种或多种心理变化,从而改善和消除病人的病态心理,治疗情志病证、精神障碍,减轻、消除某些疾病症状的一种治疗方法。常见的中医心理疗法如下。

(1)定情安神法。《素问·上古天真论》说:"恬淡虚无,真气从之,精神内守,病安从来。"患重病或伤残者的心理压力很大。或因工作、经济、家庭等原因,亦可导致病人悲观厌世情绪产生。临床上安定病人的情绪,鼓励病人树立战胜疾病的信心,消除杂念,积极配合治疗,谓之定情安神法。

(2)情志相胜法。依据五行相胜的制约关系,用一种情志去纠正相应所胜的另一种情志,可以有效地治疗心身疾病,谓之情志相胜法,它包括悲胜怒、怒胜思、恐胜喜、喜胜悲五种情志相胜的心理疗法。

(3)以理遣情法。以理遣情法,是一种以理智驾驭情感的治法,实际上是说理开导式疗法。《医说·心疾健忘》里有:"求医若明理,以求与其有病而治以药,孰若抑情而予治情,斯可顺理亦渐明,若能任理而不任情,则所养可谓善养者矣,防患却疾主要在于兹也。"可见,以情遣情式的心理治疗,就是通过给病人讲解清楚病因、危害、后果后,使病人通达情理。因为"人之情,莫不恶死而乐生"(《灵枢·师传》)。

(4)移情调志法。中医认为,当忧愁、悲哀、抑郁之情缠绕心际难以解除之时,当用移情调志法治疗。治疗手段是通过言语、行为、环境影响,将其注意转移、负性情绪排遣,心志改移,使之从不良心态中解脱出来。其机理在于给病人一个"在于彼而忘于此"的良好环境,即移情调志的环境。实际上,移情调治法与中医文献中的移情变气法类同,同是一种"心机一转的妙术"。如听曲、谈笑、弈棋、书法、赋诗、种花、垂钓、登城观山、益友清谈,都是舒畅和转移情志的重要手段。

心身疾病的治疗除了上述治疗方法外,还有很多其他有效的治疗方法,比如音乐疗法,早在中国古代就有音乐治疗疾病的先例,中医按照五行的规律,把人的五脏和五音一一对应,形成了一种叫作五音疗疾的治疗方法,开辟了音乐治疗疾病的历史先河(专栏 10-3)。

专栏 10-3　心身疾病的音乐疗法之中医五音疗疾

中国古医籍中有"五音疗疾"的记载,其指出:五行与五音、五脏、五志是对应的。五音为角、徵、宫、商、羽,五行为木、火、土、金、水,五脏为肝、心、脾、肺、肾,五志则为怒、喜、思、悲、恐,它们之间是紧密相关的,体现了人与天地之间的有机联系,因此,音能够通过影响人的身体机能来实现调节人心理状态的功能。角为木音,徵为火音,宫为土音,商为金音,羽为水音,而五行之间则存在辩证的相互关系,既有相生、亦有相克,如木生火,火生土,土生金,金生水,水生木;木克土,土克水,水克火,火克金,金克木。因此,通过上述分析可知,五音与大自然的五行相应,与人身体的五脏相连、与人心理的五志相关。具体而言,角调音乐具有木气的属性,能防治气的内郁;徵调音乐具有火气的特征,有利防治气机的下陷;宫调音乐具有土气的特性,以利防治气的升降紊乱;商调音乐具备金气的特点,以防治气的耗散;羽调音乐为水气的体现,利于防治气的上逆或过分上炎。众多现代临床医学研究也证明,音乐对病人的影响并非单纯的娱乐作用,它可以影响中枢神经系统的功能,从生理和心理两方面治疗疾病。音乐治疗对抑郁症、焦虑症、精神分裂症等有肯定的疗效。还可用于高血压、冠心病、老年性痴呆、脑血管病后遗症、脑外伤后的植物状态、各类痛症、耳鸣、失眠等。

第四节　常见心身疾病的心理护理

针对心身疾病病人,做到细致全面的护理工作非常重要。心身疾病的心理护理应遵循以下原则:① 对病人要热情周到,主动交往,全心全意,做到一视同仁,公平对待。② 处理问题和方法要灵活多样,因人而异,如对于急性发病而躯体症状严重的病人,应以生理护理为主,心理护理为辅;反之,应重点做好情绪的调节、心理和行为方面的指导,同时辅之以药物治疗。③ 在心理护理中可有针对性地运用支持疗法、认知疗法、行为疗法,同时发挥社会支持系统作用,从而改善心身疾病的症状和预防复发。④要注意帮助和指导病人主动做好自我护理。丰富生活内容,保持乐观情绪,提高应对能力,建立良好的人际关系。下面针对临床上常见的心身疾病介绍相应的治疗与护理。

一、冠心病

冠状动脉粥样硬化性心脏病(coronary atherosclerotic heart disease),简称冠心病,是指冠状动脉粥样硬化使血管狭窄或者阻塞导致心肌缺血缺氧而引起的病变,是最常见的心身疾病之一,也是严重危害人类健康的疾病之一。研究表明,除年龄、性别、血脂异常、高血压、吸烟、糖尿病、肥胖、体力活动少以及家族史是公认的危险因素外,心理社会因素在冠心病的发病中也起着重要作用。

(一) 心理社会因素

1. A型性格　A型性格者一般表现为急躁、好争辩、敌意性强、情绪不稳、难以驾驭等,这种性格容易罹患冠心病,而且发生心肌梗死的机率较非A型性格者高 2.6 倍。这是因为,A 型性格者常处于一种高度警觉反应状态,稍有刺激便可激活交感—肾上腺系统,使心肌耗氧增加,血小板聚集力和血粘度增强,继而导致冠状动脉内膜损伤、血栓形成或冠状动脉痉挛,最终发生心肌梗死。

2. 消极情绪　消极情绪与心脏病的形成有很大关系。人的心跳速率能够根据外界的变化呈有规律的波动,那些带有消极情绪的人会使心脏的这种有规律的变化减少,从而对心脏系统产生压力,使得心脏过于负重。另外,消极情绪会引起心血管系统炎症,在那些带有消极情绪的人身上,可发现较高的炎症蛋白含量,这种连续的、涉及整个心脏系统的炎症状况对引发冠心病有重要作用。从非生物的角度来看,那些长期带有消极情绪的人常常不愿积极地去面对一些可能发生的疾病,他们不听医生或别人的劝告,结果忽视了必要的预防。有研究表明应用焦虑自评量表和抑郁自评量表对冠心病病人进行情绪障碍的调查显示,52%的病人有明显焦虑,80%以上的病人有不同程度抑郁。

3. 生活方式　吸烟、酗酒、缺乏运动、过量饮食、精神压力等不良生活方式已被公认为冠心病的不良因素。国内外调查发现,冠心病的发生,与受教育程度成正比,且与职业应激因素有关,即在从事脑力劳动的知识分子中间,冠心病的发生率比较高,而且急性梗塞发生机会与长期紧张的脑力劳动有关。

（二）临床心理特点

1. 恐惧不安心理　心绞痛,尤其是急性心肌梗死,常突发胸痛、胸闷等,有濒死感,故容易产生恐惧心理。另外,住院后吸氧、输液、监护等也会导致产生恐惧不安心理。

2. 焦虑心理　冠心病本身对病人就是一个很强的心理刺激,经常担心是否会突然死亡,还可因病情反复、患友病情恶化而产生忧郁和焦虑心理。

3. 悲观心理　住院后对自己的工作、家庭经济担忧,加上疾病的折磨,容易情绪低落,顾虑重重。例如,急性心肌梗死病人发病时 3～7 天要求绝对卧床休息,谢绝探视,更易产生悲观心理。

（三）心理护理方法

1. 支持性心理疗法　通过倾听、共情、安慰、解释和建议等支持性心理技术,让患者倾诉内心感受,减轻他们的心理压力,帮助他们建立一种积极、有效的基本态度,从而缓解症状,适应周围环境的变化。

2. A 型行为的矫正技术　对防治冠心病有积极意义。通过进行冠心病知识和 A 型行为知识的教育、指导病人松弛训练、认知疗法以及想象疗法等来实现 A 型行为矫正。

3. 综合性心理干预技术的应用　通过行为指导(包括饮食习惯、锻炼方式、药物使用等)、松弛训练、认知重建、暗示疗法等心理干预技术的应用等,促进病人心身的康复。

二、原发性高血压

原发性高血压是一种公认的心身疾病,在世界上发病率很高,而近年来还有上升趋势。不同地区、不同生活方式、不同文化背景发病率不同,一般男性高于女性,城市高于农村,脑力劳动者高于体力劳动者。

(一) 心理社会因素

1. 情绪因素 人们为应对生活中的事件产生的情绪反应,对人的血压有明显的影响。焦虑、紧张、抑郁、愤怒、恐惧等都能导致血压升高(焦虑和抑郁都是归属于精神科的一个独立的疾病)。其中与高血压关系最密切的是焦虑、愤怒、敌意等情绪。焦虑、恐惧主要影响心排血量增加而引起舒张压升高较多。愤怒和敌意导致动脉阻力增加明显,也以舒张压升高为主。惊恐不仅是诱发高血压病的原因,同时也是高血压病血压发作性升高,以及忽高忽低,血压波动过大而不稳定的重要原因之一。

2. 个性特征 个性特征是遗传因素导致的,并且和出生后的家庭环境有很大关系。高血压病病人性格具有好胜心强和过分拘谨等共同行为特征,大多为 A 型性格的病人,表现为易于激动,尚有冲动性,强迫性性格倾向。高血压病病人还具有压抑,敌意,攻击性或依赖性的矛盾性格。根据观察发现,高血压病人典型地显露出敌意,但又必须压抑这种情绪而不能表现自己的攻击性。但是这种个性特征不是高血压病特有的,可以发生在各种个性特征的人身上,而焦虑和易于发生心理冲突的人容易发生高血压病。下面通过专栏 10-4 具体谈谈人格特质与高血压的关系。

专栏 10-4 人格特质与高血压的关系

> 人格是指一个人固有的行为模式及在日常活动中待人处事的习惯方式。Leclerc 等人调查了 112 名受试者 2 次进行 24 小时血压监护与人格问卷调查,结果显示人格与高血压的发病有显著相关,并且用多因素回归分析证明了高度自闭往往预示着 10 年内会出现血压的异常变化。从 20 世纪 70 年代开始就有研究发现人格特质如 A 型人格、情绪不稳定以及明显的内向等与心血管疾病的发病率和死亡率有密切关系。Molloycl 也指出 A 型人格在异常情绪状况下其收缩压有明显变化,反映了 A 型人格个体在激动等异常情绪状态下交感神经活动增加要更为明显。荷兰学者 Denollet 提出了"D 型人格"的概念,D 型人格作为一种独特的人格亚型,是消极情感与社会压抑的整合。而值得注意的是,当消极情感与社会压抑两个维度同时出现时,就会带来心血管方面的影响,任意一个单独的因素不会产生强烈的后果。D 型人格在高血压病人中的研究价值在于它可以识别出那些容易发生情绪应激反应的个体,从而可以提前预防这些危险。另外 D 型人格还与敌对,防御等心理社会因素等联合发挥作用,增加心血管疾病发生的可能性。但需注意的是,D 型人格旨在揭示正常人格特点对

心血管疾病的作用,不能草率地认为 D 型人格就是心血管疾病的特征性人格。只能作为一个患病的预警指标,能预测出个体的社会疏离,幸福感缺失等,目前只能说 D 型人格在高血压疾病发生中有可能有一定的相关。

3. 社会环境因素　注意力高度集中、持续的精神紧张、长期的应激状态等是导致高血压发病率升高的因素。研究表明慢性应激状态较急性应激事件更易引起高血压。Theorell 用生活事件问卷及反映慢性激惹和生活不适的"不安指数"(用于反映慢性激惹和生活不适)双指标研究,发现两者均高的一组在两年后发生高血压的频率高。飞机噪声的长期作用可致血压升高;另外,高交通噪声区居民的高血压求治率高于低噪声区。除此之外,吸烟、饮食过量、食盐偏多、缺少运动等不良行为也与高血压有关。

（二）临床心理特点

高血压病发生后,病人常会出现心情烦躁、易怒、记忆力差、精神不集中,伴有头痛、头晕、耳鸣、眼花、心悸、倦怠,少数病人可有兴奋、躁动、抑郁、被害妄想、幻觉等较严重的心理症状,而这些心理症状又常与血压成平行关系,心理症状最明显时,血压也就最高。

1. 焦虑、紧张　病人常为原发性高血压病程漫长、变化复杂、缺少根治药物、血压波动不稳定或居高不下而焦虑,担心自己的病治不好,会引起脑出血、半身不遂等并发症,而出现焦虑、紧张情绪。

2. 猜疑　病人因病情久治不愈或反复发作而为自己所患疾病的不良预后担忧,因为内心常缺乏安全感、顾虑重重、敏感多疑。病人特别注意周围人的言行,总担心医生、护士或家属对其隐瞒真实病情。

3. 恐惧　近年来,越来越多的高血压病人对高血压并发症及后遗症有一定了解,常担心自己高血压会引起各种并发症,产生紧张和恐惧感。

4. 偏执　高血压病人个性中多数有固执、暴躁情绪,他们虽然对高血压知识缺乏深入了解,但却固执己见对现行治疗方案持不信任态度。

（三）心理护理方法

1. 支持性心理治疗　通过认真接受病人诉说,了解病情,给予积极的支持,改善病人对疾病的认识,帮助病人理解疾病转归和掌握应对方法,以增强战胜疾病的信心。对确诊为原发性高血压的病人,应详细了解病人的生活习惯及生活经历,向病人讲明该症发生的原因,使其对自己所患疾病有正确的认识,消除或减轻病人的烦躁焦虑情绪,增强其战胜疾病的信心,使其能配合医生积极进行下一步的心理治疗。指导病人改变不良生活习惯,改善膳食结构,能促进病情好转。

2. 音乐松弛疗法　采用松弛疗法并结合音乐和指导语使病人很快进入一种空幻放松的状态,可使病人出现及时的降压效果,其收缩压和舒张压水平可由安静时的基础水平再下降 1.5 mmHg(0.2 kpa)和 6 mmHg(0.8 kpa)。

3. 生物反馈疗法　就是利用生物反馈治疗仪使高血压病人血压下降,而且可以达到不用药就能长期保持降压疗效。通过人体内生理或病理信息的自身反馈,经过反复训练后使病人能够有意识地控制和消除病理反应,恢复健康。具体操作程序就是利用能够连续显示数据的电子血压仪、皮肤温度计、肌电图仪,指导高血压病人从仪器读数及光、声可视、听的信号中,反馈判断降压效果,并与肌肉放松训练和缓慢平静呼吸方法相结合。根据仪器提供的体内信息,及时调整练习方法,经过反复有目的的自我训练后,最终不用仪器也能维持正常的血压状态。经临床验证,该疗法对原发性高血压具有较好的临床疗效,值得推广应用。

现代心身医学专家认为,心理治疗对高血压病的治疗有着十分重要的作用。一般来说,轻度血压升高的高血压病人短期内无需服用降血压药物,单独心理治疗就可起到降血压目的。治疗措施主要针对造成紧张、压抑的心理因素,一方面要加强自身修养,改正不良个性,注意改善人际关系,逐渐提高心理素质;另一方面要逐步改变不良的工作、生活习惯,建立有规律的工作、生活、休息习惯,保持足够的睡眠。但对于中度以上的高血压病病人或采用自我调节方法无效的轻度高血压病人,需要在医生指导下服用降压药物。

三、消化性溃疡

消化性溃疡(peptic ulcer)又称溃疡病,指发生于胃肠道黏膜的慢性溃疡,是一种多发病、常见病。胃酸、胃蛋白酶对黏膜的消化作用是溃疡形成的基本因素。不良的心理、社会因素,如工作或经济负担过重、环境突变、人际冲突、精神紧张、焦虑、抑郁等,均可导致神经内分泌调节功能失调,致胃黏膜血管收缩,血供不足,黏膜屏障破坏,细胞代谢更新减低,保护作用减弱。因迷走神经兴奋性增高可致胃酸分泌增多、损害因素增强,诱发溃疡形成。

消化性溃疡是消化系统心身疾病的代表性疾病,亦是国内外研究最多的心身疾病之一,患病率在发达国家比发展中国家要高,城市比农村高。消化性溃疡的发病、恶化、复发、迁延和防治与心理社会因素有密切关系。

(一) 心理社会因素

1. 个性与行为因素　与本病的发生有一定关系,它既是病因又影响病情的转归。

2. 情绪　持续强烈的精神刺激通过焦虑、紧张、愤怒、怨恨、忧伤、自责等负性情绪反应,引起自主神经和内分泌的改变,使胃血管收缩,分泌增加,由于胃液和胃蛋白酶持续增多,通过"自身消化"作用,使胃及十二指肠黏膜糜烂,发生溃疡,实验证明,情绪改变可诱发溃疡病的发生。1941 年 H. G. Wolff 报告对一胃瘘病人的观察情况,发现该病人情绪激动、焦虑、发怒或呈攻击性情感(如怨恨、敌意)时,胃黏膜充血,胃蠕动增强,血管充盈,胃酸分泌持续升高,可使充血的黏膜发生糜烂;当他情绪低落、悲伤忧虑、抑郁失望、自责沮丧时,胃黏膜就变得苍白,蠕动减少,胃酸分泌不足;在情绪愉快时,血管充盈增加,胃液分泌正常,胃壁运动也会有所增强。

3. 生活事件 与溃疡病的发生有密切关系,尤其是十二指肠溃疡。主要的生活事件因素有:严重的精神创伤,特别是在毫无思想准备的情况下遇到重大生活事件和社会重大改变,如失业、丧偶、失子、离异、自然灾害和战争等;长期的家庭不和、人际关系紧张、事业不如意等导致持久的不良情绪反应;长期的紧张刺激,如不良工作环境、缺乏休息等。

（二）临床心理特点

消化性溃疡病人的心理特点多为:① 争强好胜,不能松弛。多数病人工作良好,有的还取得一定成就,但精神生活过于紧张,即使休息仍不能松弛,生活之弦总是绷得紧紧的。② 独立和依赖之间的冲突。Alexander 认为病人具有典型的矛盾状态,病人因求依赖和求助的愿望和心情受到意外的挫折,不得不表现为爱挑衅、自信、坚持独立和负责的态度。③ 情绪易波动但又惯于克制。病人情绪不稳定,遇到刺激常产生强烈的情绪反应。受挫折时特别易产生愤怒或抑郁,而他们的自制力较强,喜怒不形于色,所谓"怒而不发"。这类情绪虽然被压抑了,但却导致了强烈的植物神经系统反应,引起疾病的发生。④ 过分关注自己,不好交往。表面上看他们的人际关系尚好,但这是自我控制的结果,从本身性格而言,并非外倾、热情、喜好社交者,只是因为加强了自我控制,故能维持良好的人际关系。

（三）心理护理方法

溃疡病病程漫长,愈合慢、易复发,所以病程长达数年、数十年甚至终生。在漫长的病程中,尽管多数病人的症状不严重,以及病理改变也可以有自然缓解和较长时间的相对稳定期,但慢性疾病所致的精神压力,尤其是害怕癌前期病变的心理,常影响病情转归,心理护理必须结合考虑上述因素。

首先解除病人消化性溃疡发生的诱发因素,找出病人心理紧张、焦虑、愤怒、抑郁的原因。可采用以下心理护理方法。

1. 支持性心理疗法 耐心倾听病人的痛苦与忧伤,给予适当解释、支持、疏导等支持性心理护理方法,鼓励病人以积极的心态面对疾病。同时注意生活规律,做到劳逸结合,避免过度劳累和精神紧张。

2. 认知疗法 让病人充分了解疾病的本质和发病过程,明了本病与心理因素的关系,矫正其内倾或神经质的个性行为特征,促进康复和减少复发。选择合适的认知调整指导模式,改变其不合理的信念,帮助病人建立正确的自我观念,不苛求自己,不给自己造成过重的压力;悦纳自己,敢于表达自己的内心感受,让别人理解自己;不压抑自己,适当宣泄自己的不良情绪;在人际关系处理上学会顺其自然,不过分关注自己,克服自我中心;不要过分地迎合别人,以至委曲求全。

3. 松弛疗法 通过松弛训练等方法缓解病人因疾病造成的紧张、焦虑、愤怒等不良情绪状态。

四、支气管哮喘

支气管哮喘是一种呼吸系统免疫变态反应引起的常见病和多发病,亦是呼吸系统心身疾病的代表性疾患。有5%～20%的病人发病与情绪有关。

(一) 心理社会因素

1. 心理动力理论　精神分析学家认为,哮喘的发作与特定的潜意识心理冲突有关,强烈的依赖欲望没有满足,使这种情感受到压抑,而不能从哭泣或叫喊等意识行为向外表达,又试图消除被压抑的矛盾情绪(如与母亲隔离引起的焦虑)或避开危险物,于是通过植物性神经系统功能活动的改变造成支气管的平滑肌收缩而致病。

2. 心理生物学理论　① 心理因素使大脑中枢神经失去植物神经的调控,从而促使某些介质释放,使支气管平滑肌收缩,黏膜水肿。② 心理因素引起内分泌功能的失调,通过下丘脑和它控制的垂体而影响免疫机能,从而降低机体对病毒、细菌、过敏因子、生化因子的抵抗力。③ 心理因素影响全身的或支气管黏膜的免疫力,使其对过敏原的敏感性增加,并使支气管痉挛和产生大量分泌物(黏液)堵于支气管中。

3. 学习理论　从行为学的观点来看,哮喘的发作会立即引起父母或他人的注意,可能会使他们逃避责任,如家务、锻炼和某些社会活动等,获得继发性受益,从而使个体获得习惯性心理和生理反应,继而转变为支气管哮喘。

(二) 临床心理特点

1. 紧张、焦虑　大多数支气管哮喘病人具有依赖性强、较被动顺从、敏感、易受暗示、情绪不稳定、希望被人照顾和以自我为中心等人格特点。过度焦虑、依赖及心理压力等心理因素会影响自主神经系统,继而影响支气管平滑肌,导致哮喘发作。而当哮喘初次发作,由于发病突然,症状明显,加之病人对本病缺乏足够的了解和心理准备,往往产生紧张焦虑等情绪反应。Knapp和Nemetz(1960)观察了9个病人的406次发作,发现其中34%的发作伴有激动、不安,10%的发作在性兴奋或运动状态下,5%的发作有抑郁情绪。对本病病人人格特征研究发现病人依赖性大,暗示性高,易焦虑,常常压抑自己的情绪而不表露出来。

2. 烦躁、恐惧　因哮喘多在夜间发作,病人自觉呼吸困难、胸闷、被迫坐立、张口呼吸、发绀、大量出汗、易疲劳,易表现烦躁、恐惧,对各项检查和治疗缺乏耐心和信心,过于担心疾病预后。

(三) 心理护理方法

日常生活中应保持健康的心态,减轻焦虑、紧张等不良心理因素的影响,改变应对方式,加强自我保护意识,重视躯体与情绪障碍的双重调节,调整人际关系,指导思想放松,心身并重,在一定程度上可预防哮喘的发作。另外,在哮喘发作期护士应提供心理支持,应尽量解除病人顾虑。在缓解期,护士应了解发作诱因,做出

针对性护理,保持镇静并指导病人自我护理。具体心理疗法如下:

1. 暗示法　医护人员在病人发作时要镇静自若,准确的操作技术使病人产生安全感、信任感,从而减轻病人的恐惧。

2. 疏导疗法　通过解释、安慰、鼓励、交流信息等语言,消除病人对病情发作的焦虑和恐惧。

3. 其他疗法　有人用催眠暗示,成功地减少发作次数或减轻发作的症状,少数病人用行为治疗,效果与药物相当。

五、糖尿病

糖尿病是由于胰岛素缺乏或相对不足而引起的全身性内分泌代谢性疾病。本病易发年龄为 40～60 岁,男女发病率相近。其病因包括遗传、肥胖、感染、缺乏体力活动、妊娠、情绪紧张等因素。很多实验证明心理社会因素与糖尿病发病的关系很密切,发病可能是遗传因素和环境因素相互作用的结果。

(一)心理社会因素

不良心理因素是糖尿病发生、发展和转归的重要因素。糖尿病病人可以在心理应激作用下发病和恶化,并且心理因素与躯体因素作用交织最终形成恶性循环。

1. 人格因素　糖尿病患者性格大多表现出性格不成熟、依赖性强、优柔寡断、胆小敏感等。

2. 消极情绪　心理压抑、心理负荷过重、焦虑、抑郁等不良心理因素是重要的发病因素,并在肥胖体型、高脂血症、饮食不当、性格缺陷等易患素质基础上促发糖尿病。

(二)临床心理特点

由于糖尿病是一种难以治愈的终身性疾病,随着病程进展还会出现多种并发症,所以一旦个体被确诊患有糖尿病,往往出现焦虑、恐惧、悲观及失望等不良情绪,主要表现为情绪低落、失去生活信心或害怕死亡、精神高度紧张,甚至感觉过敏。有些病人不愿意改变原有的饮食习惯和生活方式,拒绝胰岛素治疗和血糖检查,甚至放弃精心安排的饮食治疗,有的病人因早期症状较轻或无症状,以为只是血糖高对身体并无大碍,也会拒绝治疗。随着病程的迁延,机体多个系统受到累及,可引发较严重并发症,若此时仍治疗效果不佳,病人很可能抗拒治疗,自暴自弃,甚至不信任医护人员,主要表现为表情冷漠、对所有的事情均无动于衷。

(三)心理护理方法

糖尿病是慢性疾病,由于受到各种条件的限制,康复需要一个漫长的过程。护士在进行相应的护理过程中要多关心、体贴,经常与其谈心,使其了解自己疾病的发生、发展规律,分析治疗中的有利因素,交流同种疾病治疗的有效信息,使病人正确对待疾病,增强治疗信心。如病人出现严重并发症时,由于疾病的折磨,常有呻吟、烦躁、愤怒、悲观、失望等表现,要以高度的责任感和同情心给予护理,为其排忧解难,使病人感到有所依靠,同时,还要告诫病人家属不要给病人造成较大的精神压力。具体方法如下所述。

1. 认知疗法　可消除病人的思想顾虑,改变对本病的认知。

2. 自身训练法和放松疗法　可减轻或缓解焦虑症状。

3. 综合疗法　包括健康教育,情绪疏导改变不良认知等,护士应该与病人真诚交流,提供心理支持和积极的信息。还应让病友之间互相交流,放松情绪,愉悦心情。

六、紧张性头痛

紧张性头痛又称肌紧张性头痛,神经性头痛,心因性头痛,以双侧枕部、颈部或全头部出现紧缩或压迫性疼痛为主要临床表现,其临床特点是:头痛部位较弥散,头痛性质常呈钝痛,头部压迫感、紧箍感,患者常述犹如戴着一个帽子。头痛常呈持续性,可时轻时重。患病率约占所有头痛的 40% 左右,是临床上最常见的心身疾病之一。

(一) 心理社会因素

1. 个性特征　通常表现出好强,对自己要求过高、过分谨慎及固执、孤僻、敏感等特征。

2. 应激　重大的生活转折,严重的挫折和紧张的人际关系,可以引起应激的心理与生理反应,由此而引起较长时间的心理过度紧张和情绪焦虑,可以导致紧张性头痛的急性发作。有研究表明应激和精神紧张都是诱发紧张性头痛的最显著的原因。

(二) 临床心理特点

病人常有好强、固执、孤僻和谨小慎微的人格特征。病人常有头部紧箍感和重压感。这类头痛常与人们之间的相互矛盾以及与不如意、羞怯、罪恶感、嫉妒、钻牛角尖或内心深藏着恐惧等心情有关,有的甚至与有性功能障碍有关。有些病人的头痛原因虽然已经消除,但由于对疾病的过分忧虑而使紧张状态继续存在,结果使病程延长,导致头痛多年不能缓解。

(三) 心理护理方法

1. 支持性心理治疗　让病人摆脱不良情绪和对预后的忧虑,紧张状态得到缓解,头痛也就会随之减轻或消失。

2. 认知心理治疗　消除应激,帮助病人减轻焦虑和抑郁的情绪反应,渡过危机,从而减轻或消除头痛,提高病人应对生活挑战的技巧与能力,防止头痛复发。

3. 生物反馈疗法　紧张性头痛是生物反馈疗法的适应证,经过 3～6 次治疗,一般可以缓解大部分症状。

4. 药物治疗　当有焦虑、抑郁现象时,可用小剂量的抗焦虑药和抗抑郁剂。

抗焦虑药如艾司唑仑 1 mg,每日 2~3 次口服;抗抑郁剂如盐酸氟西汀 20 mg,每早 1 次口服;或帕罗西汀 20 mg,每早 1 次口服。也可以适当使用镇痛药。

七、癌症

癌症是由于机体内某种细胞失去正常的调节控制,不断增殖,同时有不同程度的分化障碍,并常侵犯邻近组织或转移到其他部位的疾病。癌症的发病机制尚不明确,化学、物理和病毒感染等因素都与癌症的发生有关,心理因素在癌症中起重要的作用。社会心理因素长期作用于人体,导致中枢神经功能及内分泌功能失调,削弱了机体的免疫系统机能,从而导致癌症的发生。

(一) 心理社会因素

1. 生活事件　许多有关癌症发病前情绪状态的研究,都强调指出了重大的生活变故所造成的精神应激,使病人处于一种难以自拔的绝望情绪之中。长期置于高度紧张的生活环境,特别是丧失(如失去亲人)和分离(如离婚)常常是诱发癌症的重要因素。最常见的癌症心理应激因素是失去亲人的情感体验。亲人死亡的事件一般发生于癌症发病前 6~8 个月,因此而造成的抑郁、绝望和难以宣泄的悲哀常常成为癌症的预兆。早在 1954 年,Stepheson 就发现相当多的子宫颈癌病人对性生活不满意,分居、离婚、被遗弃等事件的发生率也较高。Greer 对乳腺癌病人的研究表明,癌症的诊断和最近或过去失去亲人等刺激事件的发生之间有明显的关联。

2. 情绪因素　公元 2 世纪,Galen 就观察到抑郁质的妇女较性格开朗者易患乳腺癌。近年来通过使用各种量表对抑郁与癌症的关系进行了调查,大部分的回顾性研究都表明抑郁等负性情绪可提高癌症的患病率和病死率,即负性情绪更易使人罹患癌症,并能加速癌症的发展。这与临床上观察到的生存期较长的癌症病人往往是乐观、积极向上的相吻合。与癌症有关的情绪因素包括长期的忧虑、被压抑的愤怒、绝望、忧伤和悲哀等。

3. 个性特点　癌症病人大都具有孤独、沉默和压抑的个性特征,其人际交往模式具有顺从、无攻击性、自我贬低、谨慎、保守的特点。癌症病人对待挫折往往以消极防御为主,而积极防御较差。不同器官的癌症病人个性也不同,女性乳腺癌和男性肺癌病人多数较倔强,性格内向及情绪波动不如其他癌症病人明显。反之,男性肠癌病人更有内向性及更加顺从,而食管癌的病人病前为急躁和火暴。但是总体上来说癌症病人存在 C 型行为特征。主要表现为与别人过分合作;原谅一些不该原谅的行为;生活和工作中没有主意和目标,不确定性多;对别人过分耐心;尽量回避各种冲突;不表现负性情绪,特别是愤怒;屈从于权威等。

4. 不良的生活行为习惯　如吸烟、嗜酒、过冷过热饮食、食用变质食物等均可诱发某些部位癌症。

思考题

1. 何种类型的人易患冠心病,这种类型有什么特点?
2. 何种类型的人易患癌症,这种类型有什么特点?

(二) 临床心理特点

癌症病人的心理状态可表现为否认期,愤怒期,妥协期,抑郁期,接受期这样五个阶段。

1. 否认期　病人在得知自己的诊断后,第一个反应就是拒绝承认患有癌症,怀疑诊断错了,多数病人要求复查。而当诊断再次被确认之后,病人随即出现孤独心理,开始封闭自己,不愿与他人交谈,他们往往会脱离正常生活。

2. 愤怒期　病人经过否认期后,不得不面对恶性肿瘤的事实,此时的病人愤愤不平,心中十分委屈:"得病的为什么是我?"由于"绝症"的事实与求生的欲望相矛盾,病人往往十分痛苦。

3. 妥协期　在愤怒期结束之后,癌症的事实仍然存在,因此,病人不得不在心理上承认诊断。而面对疾病常常出现两种分化,一种病人积极接受诊断,认为既然无法摆脱这一命运,不如在有限的时间里多感受人生的乐趣,他们常能配合治疗和护理,并主动参加社会活动;另一类病人则消极接受命运,认为自己无法与命运抗争,死亡是在所难免,他们经常交替出现愤怒与抑郁,加速了癌症的进程。

4. 抑郁期　在治疗过程中随着病情的恶化,癌症病人面临着疼痛与死亡的威胁,而且有些病人还承受着医疗费用的压力,为自己成为家庭的负担而不安。病人往往感到悲伤,丧失了治疗的信心,甚至有轻生的想法。放疗和化疗严重的治疗反应和毒副作用可导致严重的不良心理反应。治疗的挫折还会加剧病人的不良情绪。

5. 接受期　也可称为平静期,病人不仅在身体上承受了手术、化疗、放疗等的痛苦,同时在精神上也经受了一系列的心路历程,在癌症的晚期,病人常常对各种治疗都失去了信心,表现出异乎寻常的平静。

对于不同的病人,其各种心理状态持续的时间长短不一,心理反应的轻重也不同,与病人的文化层次、经济状况、年龄以及所从事的职业等因素有关。文化水平较高或医务人员得了癌症后,往往产生一连串关于不良预后的联想,致使心理负担过重;文化水平较低,对癌症知识了解较少的病人,他们的心理负担较前者轻;老年病人多有老朽感,认为死亡是自然规律,是一种超脱,因此他们的心理反应较轻;而中青年病人既是工作骨干,又是家庭的栋梁,责任感和事业心驱使他们牵挂和顾虑特别多,所以心理反应较重。

(三) 心理护理方法

1. 健康教育　当病人对自身的疾病不能完全了解时,容易产生焦虑,甚至对治疗产生疑虑。因此对病人进行相关医学知识的教育,宣讲癌症诊疗常识、防癌知识、如何面对癌症等知识,还可发放有关疾病知识的小册子,帮助病人更好地了解疾病知识,更多地认识自我,提高其社会环境适应能力。最终,帮助病人减轻无助感,缓解焦虑、抑郁程度。

2. 行为训练　行为训练可以帮助癌症病人减轻心理应激和躯体并发症,干预技术有渐进性肌肉放松、催眠、深呼吸、生物反馈、主动放松和指导性想象。行为训练可以减轻癌症病人的化疗副反应。有研究发现,使癌症病人接受想象和放松训练,则病人的免疫机能显著提高。

3. 支持性心理干预　建立在共情和理解基础上的支持性心理干预,可以减轻愤怒和抑郁情绪。有研究发现,病人经支持性心理干预后,有头痛、恶心、咳嗽、厌食、失眠、腹泻等症状者中,多数病人获得好转,因化疗引起的呕吐、发热、发疹、心悸、多汗等反应明显减轻。

4. 集体干预　在医务人员的指导下,帮助癌症病人进行自助性质的开展心理支持小组活动,使得病人之间形成小组内的凝聚力,相互支持,共同分担苦恼,学习自我宣泄。

另外,癌症病人的心理干预中,还应充分发挥亲属的作用,因为亲属对病人的情绪发生积极的影响。因此,合理的膳食营养、不吸烟、安定的社会环境、和睦的家庭生活、坚定的信念等都会减少癌症的发病率。

在癌症的各个阶段中,要采取相应的护理措施。在否认期内,医护人员不要将病情全部告知病人,以保持其心中一点“希望”,逐步适应面对现实,还要争取家属的合作,密切观察病人行为,以防不幸事件发生。在愤怒期内,医护人员要提供时间和空间让病人自由地表达或发泄内心的痛苦和不满情绪,必要时适当运用镇痛药,制止和防卫病人的破坏性行为。在妥协期内,医护人员对病人的种种“协议”或“乞求”可以采取适度的“欺骗”方法,做出积极治疗与护理的姿态,在生活上给予更多的关心与体贴。在抑郁期内,医护人员要鼓励和关心病人,解决实际问题,尽量带去快乐,增加其希望感。在接受期内,医护人员要为病人提供安静、整洁、舒适的环境和气氛,帮助病人了却未完成的心愿和事情,让家属多陪伴病人和参与护理,使病人心灵得到慰藉。

本 章 小 结

1. 心身疾病是一组发生、发展和治疗都与心理社会因素密切相关的一组躯体疾病。临床上常见的心身疾病分类:内科心身疾病(心血管系统、神经系统、呼吸系统、消化系统、内分泌代谢系统)、外科心身疾病、妇科心身疾病、五官科心身疾病、皮肤科心身疾病、其他。

2. 心身疾病的病因包含心理因素、生物学因素、社会文化因素。生活方式与行为习惯、心理应激和情绪因素、认知因素、人格特征或行为类型是重要的心理和社会因素。心身疾病的发病机制可以从中枢神经系统、神经内分泌系统、免疫系统中找到中介的生物学基础和病理过程。

3. 心身疾病的预防包括三级预防。治疗的原则是心身同治，其具体的治疗方法有环境治疗、心理咨询与心理治疗、药物治疗、中医心理治疗。

4. 临床上常见的心身疾病有冠心病、原发性高血压、消化性溃疡、支气管哮喘、糖尿病、紧张性头痛、癌症等。依据心理社会因素、临床心理特点提供了常见心身疾病的心理护理方法。

（陈筠　刘荣）

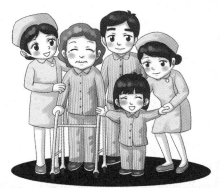

第十一章
不同年龄和不同疾病阶段病人心理护理

案例 11-1　怕打针的东东

东东今年 6 岁,因急性支气管炎入院,发热、咳嗽、痰多,喉间痰鸣,烦躁不宁。东东一见到穿白大褂的医护人员就大哭大闹,吵着要回家,拒绝一切检查和治疗,更是不让其母亲离开一步。大家都努力地跟东东讲道理,告诉他只有打针、吃药才能治好病,但是东东根本不予理睬。

正当大家都一筹莫展时,有经验的儿科护士长张丽,笑盈盈地走了过来,一手拿着一本彩页的童话书,一手牵着一个小朋友。张丽把童话书交给了东东的妈妈,对妈妈说:"给东东讲个故事吧,就讲《杰克与巨人:勇敢的小裁缝》的故事";对旁边的小朋友说,"楠楠你去和东东一起玩吧。"不一会东东就安静了下来,和楠楠开心地听完了故事。张丽问东东:"东东是不是和故事里的小裁缝一样是个勇敢的小伙子啊?"东东大声说:"是。"张丽乘机说:"那个勇敢的小伙子应该不会怕打针这点小困难的吧?"这时楠楠也在一边嚷道:"打针一点都不疼。"终于东东入院后的第一瓶吊水就这样顺利地打上了,东东也和张丽、楠楠成为了好朋友。

 思考题

1. 东东进入医院后为何出现那样的情绪和行为表现?

2. 为什么其他的医护人员和父母的安慰解释都无济于事?

3. 为何张丽能够说服东东接受治疗?她运用了哪些技巧?

第一节　不同年龄阶段病人的心理护理

一、儿童期病人的心理护理

我国心理学家、教育学家根据临床和教育工作的经验以及心理学研究成果，将儿童的心理发展划分为以下几个主要阶段：乳儿期（出生～1岁）；婴儿期（1～3岁）；幼儿期（3～6岁），也称为学龄前期；童年期（6～12岁左右），也称为学龄期。不同年龄阶段的个体的心理发展程度不同，心理活动差异较大，面对患病的事实存在较为不同的心理反应。因此，在临床的护理，特别是心理护理工作中，了解各年龄阶段儿童的心理特点及患病后的心理变化，有利于开展针对性的心理护理措施，从而使患儿尽快适应医院环境和病人角色，积极配合治疗以早日恢复健康。

（一）儿童的一般心理特征

1. 乳儿期心理特征　乳儿期是心身发育的第一个高峰期，神经系统、运动系统得到飞跃式的发展。他们在该期已经学会了翻身、坐起、爬行、站立、行走，用双手及手眼协调玩玩具，会表达需要和情感。乳儿的消化吸收功能尚未健全，但身体的生长发育迅速，需要大量易消化的营养物质。大脑皮质：乳儿期多整日闭目酣睡，大脑皮质发育迅速，各种条件反射日益增多并逐渐完善。情绪：情绪发展从泛化的愉快和不愉快，逐渐分化成比较复杂的情绪。出生后3个月末可出现欲求、喜悦、厌恶、愤怒、惊骇、烦闷等各种情绪反应，6个月有害怕、恐惧等情绪。动作：乳儿期是动作发展最迅速的时期，从全身性的整体散漫动作逐渐分化为局部的、准确的、专门化的动作。

2. 婴儿期心理特征　婴儿末期其脑重量已经接近成人的2/3。另外，此期是语言发展的关键期。运动功能进一步发展。记忆特点是以无意识、机械、形象记忆占优势。情绪的丰富性和复杂性进一步发展，3岁左右可以表现出一定的人格特征，故有中国古语云："三岁看老"。动作：在这一时期，婴儿的动作发展非常迅速，他们学会了随意独立行走，扩大了他们的活动范围。因此，他们的行动有了随意性，手的动作也有了相当的发展，如学会了用笔画图画、扣衣扣、拿勺子吃饭等。语言：婴儿期是口头言语发展的关键期。在这一时期，婴儿能积极理解言语，能听懂一些简单的故事，能说出一些词，随着年龄的增长，能说一些简单的句子，掌握了基本句型，言语的概括和调节作用开始发展。随着言语的发展，婴儿的自我意识也开始发展。情绪情感：在婴儿期除了有简单的情绪反应外，开始出现一些比较复杂的情感体验，如喜欢与自己亲近的人进行交往，也有了羞耻感、同情心及嫉妒心等。

3. 幼儿期心理特征　该时期的儿童，脑重量已接近1 300克，词汇量和语法结构发生了质变。思维出现了简单的逻辑和判断推理,模仿能力极强,并出现了独立的愿望,开始自行其是,称为"第一反抗期"。自我控制力较差:随着年龄的增长,幼儿内抑制迅速发展,能调节自己的行为,但自我控制能力较差。自我意识进一步发展:幼儿在言语中开始使用"我"这个代名词,意味着自我意识迅速发展。幼儿还常常在活动或游戏时自言自语,这是外部言语向内部言语转化的过渡言语,对思维的进一步发展起推动作用。情绪不稳定:以易变性和冲动性为特征,幼儿有时会莫名其妙地产生恐惧、快乐等多种情绪,甚至无缘无故地发脾气。社会需要迅速发展:幼儿期较婴儿期更多地接触社会,幼儿的社会情感也得到发展,他们有同情心,也有了初步的友谊感、道德感和理智感。游戏:游戏是儿童最主要的需要之一,占去了他们大部分的活动时间,也是促进儿童心身发展的最好活动方式;游戏内容最好从正面反映生活(如团结友爱等),另外,游戏也要有丰富的知识(如各种智力游戏)。

4. 学龄期心理特征　此期神经系统的成熟度已达 97%,一般系统的成熟度达 60%,但生殖系统的成熟度只有 15%。在行为中最大的变化是以游戏为主的幼童生活过渡到以学习为主的校园学生生活。此期儿童有极强的求知欲和想象力,但破坏力也很强。保护其可贵的自尊心是重要的。认知过程进一步发展,各种感觉的感受性不断提高,知觉的分析与综合水平也开始发展。有意注意迅速发展,并能自觉集中注意力,注意的稳定性逐渐延长,注意的范围也逐渐扩大,注意的转移也更加灵活协调,并具有一定的注意分配能力。语言发展迅速,书面语言在这一时期需要进行大量的正规训练,这些训练不仅促进口头语言的继续发展,而且促进了儿童的思维发展。情绪情感表现仍比较外露,易激动,但已开始学会控制自己的情绪。

 思考题

请结合儿童的心理发展规律,谈谈应该如何对待幼儿期的病患。

关于儿童心理的发展,心理学家埃里克森提出了毕生发展观(见表 11-1)。

表 11-1　埃里克森毕生心理社会性发展的八个阶段

阶段	年龄	心理危机	发展顺利	发展障碍
1	0~2 岁 婴儿期	信任对不信任	对人信赖,有安全感	难与人交往,焦虑不安
2	2~3 岁 儿童早期	自主对羞愧、怀疑	能自我控制,有行动信心	自我怀疑,行动畏首畏尾
3	3~7 岁 学前期	主动对内疚、退缩	目的明确,独立进取	畏惧退缩,无自我价值感

续表

阶段	年　龄	心 理 危 机	发 展 顺 利	发 展 障 碍
4	7～12 岁 学龄期	勤奋对自卑	具有基本的生活能力	缺乏基本生活能力, 体验失败感
5	12～18 岁 青年期	自我统一对角色混乱	自我观念明确,追求 方向肯定	生活缺乏目标,时感 彷徨迷失
6	18～25 岁 成年早期	亲密对孤独	成功的感情生活	孤独寂寞,无法与人 亲密相处
7	25～50 岁 成年中期	繁衍对停滞	热爱家庭,培养后代	自我恣纵,不顾未来
8	50 岁到死亡 老年期	完满无憾对悲观绝望	随心所欲,安享天年	悔恨旧事,满怀绝望

（二）患病儿童的心理特征

由于患儿对疾病概念的认知受到自身认知发展水平的制约,不同年龄阶段的患儿会产生不同的心理反应。此外,病种、病情、住院时间的长短、人格特质以及家人对疾病的态度都对患儿的心理反应产生影响。一般而言,6 个月至 4 周岁的幼儿对住院诊治的心理反应最为强烈,1 岁半时反应达到最高峰,以后缓慢减弱。

1. 分离焦虑　婴儿期前半年儿童患病住院,如能满足其生理需要,一般比较平静,较少哭闹。婴儿出生 2 个月后,由于母子亲密关系的建立,住院使婴儿与母亲正在建立信任感的过程被中断,同时婴儿所需要的外界刺激减少,手脚等动作受到限制,感觉、动作的发育会受到一定的影响。婴儿期后半年儿童患病住院,由于婴儿对母亲依赖性越来越强烈,主要的心理反应为分离性焦虑,即指婴儿与他们的父母或最亲密的人分开所表现出来的行为特征。Bowlby 认为,3～5 岁的儿童若被剥夺了母爱,其后果仍很严重,有人就把母爱称为儿童三大营养素之一(物质营养、信息刺激和母爱)。母亲不在身边,患儿表现哭闹不止,寻找母亲,回避和拒绝陌生人。如住院时间长,则表现出不活泼、抑郁、退缩,以及对周围事物不感兴趣等状态。

幼儿患病住院,对母亲的依恋变得十分强烈,也可能是因为觉得住院是惩罚,害怕被父母抛弃,对医院的环境陌生,缺乏安全感。此外,人类和所有的热血动物一样,都有一种特殊的需要,即相互接触与抚摸,这种现象称为"皮肤饥饿",患儿由于住院这种需要得不到满足,就会表现出哭闹、食欲不振等反应。

2. 恐惧不安　学龄前儿童患病住院,对一切陌生的环境、生活制度及条件的约束感到不习惯,由于儿童病人病情急、变化快,又缺乏主诉,而疾病本身、治疗手段都有可能引起患儿的恐惧心理,产生较大的心理压力。有的患儿还可能出现尿床、尿裤子、拒食、撒娇、睡前哭闹、吸奶嘴、过度依赖等行为退化,以此来表达恐惧和逃避压力。

最常引起患儿恐惧反应的原因有以下几个方面:第一,父母、亲人不能陪伴,而由陌生的护士来照应,见到的都是穿白色工作服的医护人员。医护人员严肃的面容、医院抢救的紧张气氛、陌生的环境、陌生的人都可使儿童惶恐不安,从而产生恐惧感。第二,各种注射操作带来的疼痛刺激以及痕迹反应的联想,常常使儿童见针即哭、谈针色变,形成了条件反射性刺激。第三,疾病带来的伤害性疼痛,使儿童内心痛楚万分。第四,各种令人不快的、被迫进行的治疗措施及操作,如导尿、灌肠、胃镜检查、换药等,常使儿童产生恐惧和不安。儿童病人的恐惧不安有时表现为沉默、违拗、不合作,有时哭闹不休、逃跑等。如果护士态度不当,呵斥、恐吓或过分强制,就难以建立相互信任的关系。

3. 孤独沮丧　与父母短期分离,幼儿在一般情况下反应不如婴儿强烈,但因此期儿童有迫切得到父母照顾和安慰的愿望。父母不在身边,会感到孤独、无依靠、失望和不安全,甚至怀疑会被父母遗弃。学龄期儿童患病住院,经常担心失去新近掌握的各种知识和本领,会落后于别人。与学校同学分离,感到孤独,怕生疏环境,怕羞,因而对体检不能很好地合作,不愿意回答个人卫生方面的问题,忧虑自己会变成残废或死亡。因治疗需要而对其身体活动所作的一些限制,常解释为对自己的处罚。

4. 抑郁自卑　疾病久治不愈,长期病痛的折磨,会使患儿丧失治愈的自信心。年龄较大的患儿已能意识到严重疾病的后果,难免有所担忧。当某些疾病会引起外貌、体形的改变时,患儿会产生自卑的心理。住院治病,长期不能上学,学龄儿童会担心影响学习成绩,从而加重忧虑,过去学习成绩一直优秀的儿童更易表现出这种心理反应。他们主要表现为:沉默寡言、唉声叹气;不愿继续治疗,认为病已不能治好;更严重者出现拒食、自杀的念头;有的患儿怕自己外貌的改变被同学、朋友看见,故拒绝别人探视;有的患儿怕上学后成绩赶不上,低估自己的能力,出现严重的自卑感。

(三) 儿童期病人心理护理的内容

儿童是社会的未来,更是家庭的重心所在。儿科病人因年龄小,对疾病缺乏深刻的认识,心理活动多,可随治疗情境而迅速变化。儿科护士肩负着治疗者、母亲、教师、监护人等不同角色,在治疗和护理患儿的时候应给予热情与关爱,熟悉并了解儿童各时期的心理与行为发展特征,按不同年龄特征采取相应的教育与训练方法,加强与患儿的交流,引导患儿适应新的环境,减轻或消除儿童病人的心理反应,促进患儿迅速康复。

1. 护理的基本原则

(1) 关系原则。通过与患儿及其家长建立良好的关系,来取得家长的信任和对治疗的配合,有利于医疗护理工作的顺利进行。护士与患儿可以交流感情、协调关系、满足需要、减少孤独感。取得家长的信任和对治疗的配合,有利于医疗与护理工作的顺利进行。

(2)启发原则。在心理护理中,护士应该通过有别于成人的方式对患儿进行启发式的教育,从而消除对疾病的恐惧感,形成对疾病的正确认识,使患儿对待治疗的态度由被动变为主动。

(3)针对性原则。心理护理无统一的模式,它应根据每个患儿在疾病不同阶段所出现的不同心理状态、不同年龄段所出现的不同心理问题,分别有针对性地采取各种对策。

2. 心理护理具体方法

(1)沟通方法符合儿童心理特征。① 从沟通对象上来看,患儿年龄小、语言表达能力差、自我控制和分辨能力差,所以,在诊疗过程中,每个家庭成员都想参与。因此,医护人员在和患儿沟通的同时,要注意分析患儿家属的心理需求并与其保持顺畅、及时、有效地沟通,护士应指导家长为患儿做心理准备,可根据病情的轻重缓急,选择合适的时间进行,从而使治疗有序地开展。② 从沟通技巧来看,针对患儿,要将非语言沟通和语言沟通有机结合,非语言沟通中要注意首因效应的形成,和蔼可亲的态度、微笑、得体的着装可以给患儿温暖的感受,减少恐惧心理,与患儿交往时要做到爱心、耐心、恒心和责任心的结合,儿童对大人的情绪变化的观察十分敏锐。语言沟通方面要考虑患儿的理解接受能力,采取形象生动的象征性语言,对其疑问用安慰和解释性语言,多采取鼓励和表扬性的语言,提问时尽量用封闭型问题,患儿只需回答"是"或"否",避免提多重问题。

(2)病房环境设置符合患儿心理需求。要根据儿童特点设计、布置环境,床上用品用带卡通、花草等图案的棉布,床及床旁桌椅的舒适性与趣味性要同等考虑,还可根据患儿年龄配些彩纸、画笔等,空闲时教患儿折纸、画画。儿科护士的着装可选用色彩、小花、卡通的图案,以缓和紧张气氛,使患儿产生亲切感。

(3)创造条件满足患儿的情绪需求。有条件时,应鼓励父母多陪伴患儿,使患儿产生安全感。尽量安排同一位护士固定地照理患儿。允许患儿携带自己心爱的物品或玩具住院,以得到安慰。鼓励患儿与家庭以外的人接触、交流,和病区的其他患儿交朋友,以减少患儿的孤独感和对疾病惶恐不安的心理。减少控制感的丧失:护士应尽量取得患儿的合作,减少身体上的约束,在日常活动中,应多提供可供患儿选择的活动方式。在执行治疗时,可允许患儿选择部位、时间。减少身体的损伤和疼痛,因为几乎所有儿童对身体损伤引起的疼痛都感到恐惧。护士应具备精湛的技术和无限的爱心。在评估疼痛时,要了解每一年龄阶段儿童对疼痛的反应以及其家长的文化、种族背景的影响,采用合适的措施实施护理。

 思考题

假设你是儿科的护士,请问你将如何设置儿童病房?

3. 不同年龄阶段患儿的心理护理

（1）婴幼儿。婴幼儿正值哺乳时期，此期建立母子关系非常重要。应尽量让母亲陪伴，可以通过母亲在喂奶时与婴幼儿皮肤之间的接触，产生温暖的感受和强烈的快感，能对母亲做出特别"天真快乐反应"，注视母亲的脸，手脚乱动、微笑。婴幼儿能辨认熟人和陌生人的面孔，他们熟悉自己的母亲，并对母亲有强烈的依赖性。患儿在住院期间，迫切需要精神爱抚，因此，护士在喂奶时应将婴儿抱在怀里，眼睛与婴儿对视，温存地对他讲话，亲密地进行躯体接触，以满足婴儿对爱的需要。在喂奶时间外，争取更多的时间去搂抱每个孩子，经常抚摸婴儿的头部、后背，接触指趾端，以满足婴儿"皮肤饥饿"的需要。通过抱、拍、讲、笑等动作调节婴幼儿大脑的兴奋和抑制过程，增强护士对孩子的爱，同时也是与孩子建立感情的主要措施，使婴儿产生安全感、依恋感，尽快适应医院的环境。要给患儿提供适当的环境刺激，给他们色彩鲜艳的玩具，在床周围贴上卡通画，让他们听轻柔的音乐，形成温馨的氛围。通过感情上的温暖和感觉上的刺激，促进他们的心身康复和发育。

（2）学龄前期患儿。此期儿童活动能力加强，有足够的语言能力，已不再终日守在父母身边，他们有无穷无尽的好奇心去探索未知事物。护理此期儿童时，要对小儿各种有益的主动行为加以表扬，对其提出的问题给予耐心的解释。对住院心理反应明显的患儿，如情况允许最好由家长陪伴，帮助患儿建立起对周围环境的安全感和信任感。护士对待患儿应热情、关怀、亲切、体贴，给患儿讲故事要有声有色，配合手势动作，这样才能吸引孩子，启发孩子多表达内心感情，如悲伤、快乐，与患儿情感产生共鸣。在做各种治疗时，耐心地讲述治疗的必要性，操作时尽量减少患儿痛苦，鼓励他们勇敢地接受治疗，以取得合作。护士应给患儿提供创造性活动的机会，向患儿演示器械是怎样操作的，让孩子熟悉这些器械，如握住听诊锤、戴上听诊器等给布娃娃检查身体，以建立良好的、相互信任的护患关系。

（3）学龄期患儿。此期是儿童成长过程中的一个决定性阶段，儿童迫切地学习文化知识和各种技能，强烈追求如何将事情做得完美，是由原来游戏为主的活动转变为以学习为主的活动时期。由于其活动量大，神经的抑制过程相对兴奋过程较弱，常不能控制自己的行为，需要加以引导及训练。护理此期儿童时，应帮助患儿在住院期间继续完成学习任务，鼓励他们把业余爱好带到医院，帮助儿童适应医院的环境，给患儿看图书、讲故事、听音乐、做游戏，培养儿童的积极性、创造性、想象力以及良好的兴趣和坚强的意志行为。对年龄大又有活动能力的患儿，护士应尽可能地与患儿沟通，让他们担任组长，培养其组织能力，使他们在集体活动中能够获得自我价值的满足。让他们做些力所能及的工作，如整理自己的东西，协助照料病重小患儿的一些生活，互相帮助，团结友爱，使住院生活生动活泼、和谐、愉快。节假日组织家长来院活动，护士与孩子共同开展表演节目、赠送礼品等丰富多彩的活动。

专栏 11-1　恒河猴母爱剥夺实验——"代理妈妈"

美国威斯康星大学动物心理学家哈洛（Harry F. Harlow 1905—1981）用恒河猴为研究对象做的"母爱剥夺"实验是心理学界的经典实验。他们将刚出生的"婴猴"脱离母亲的哺养，单独关在笼子里。笼子里装有两个"代理妈妈"：一个用铁丝编成，身上装有奶瓶；另一个用绒布做成，身上不设奶瓶。小猴饥饿时在铁丝妈妈身上吃奶，但当小猴歇息或恐惧时便趴到绒布妈妈身上去。小猴不仅需要食物，还有一种先天的需要，便是与母亲的亲密接触。这一经典的心理学实验证明了爱存在的重要变量：接触。接触带来了安慰，而安慰感才是人与人之间产生爱的最重要的元素。小猴不仅需要食物，还有一种先天的需要便是与母亲亲密的身体接触，哈洛称为"接触安慰"的先天需要。

二、青年期病人的心理护理

目前，国内外对于青年的年龄阶段的划分仍然有所争议。根据青年的特征，即身体发育成熟、人格基本形成、社会自立初期阶段，编者认为青年的年龄界定在14～15岁至24～25岁之间。

（一）青年人一般心理特征

青年学理论认为，这是一个人从少年期到中年期的过渡阶段。人生处于这个阶段的特点，可以综合概括为"两长"（长身体、长知识），"四最"（最积极、最有生气、最肯学习、最少保守思想），"两缺"（缺知识、缺经验），"六大高峰"（体力高峰、智力高峰、特征行为高峰、社会需求高峰、超常行为高峰），"五大需求"（学习受教育需求、劳动就业需求、生活和健康需求、休息和文化娱乐需求、恋爱和婚姻需求）。

青年期进入生长发育高峰，身高、体重等各项机能发育健全，体能强健，脑重量达最重期，脑机能发达，高级神经系统活跃，性机能成熟，第二性征出现并逐渐成熟，而性心理发展尚未成熟，因此此方面常存在困惑和矛盾。

自我意识方面独立的意向增强，自我意识发展出现第二次飞跃，主要表现为关注"精神的自我"而将自己的注意力集中到发现自我上来，他们更加关注自身、信仰等，也开始考虑国家社会问题，并强烈地要求独立。由于自我的觉醒，青年期表现出孤独、反抗等特征，他们发泄对社会的不满，而有意识地做成人或社会所不希望做的事。这种反抗性是由于青年期所特有的矛盾而形成的。记忆力达到高峰，理解力不断加深，进入记忆的"黄金时代"，想象力丰富，常思考未来，富有理想，求新求异，敢想敢创；意志性格处于定型的过程之中，尚不稳定，自制和冲动同存，模仿性达到高级程度；情绪情感方面，情绪情感的外露与封闭同存，感情丰富，有激情，青年的情绪表现为激烈且起伏波动的动荡性特征。对此，著名心理学家霍尔等众多心理学家将青年期比作人生航行途中的"疾风怒涛"时期。这一时期，青年情绪不稳定，易于激动、烦躁、不安，对外界及自身容易产生怀疑、不信任等。

社会活动方面,除家庭和学校之外,日益增多地参与社会,初涉世事;人生目标面临选择,期盼多,机遇多,同时困惑也多;价值取向以自我的价值判断为主,处在个人与社会、利我与利他的两难选择之中;择业意向强烈,择业标准多变,处于劳动市场激烈竞争的漩涡之中。

（二）患病青年的心理特征

1. 独立、自我　青年期认识能力不断提高,经验逐渐丰富,自我意识开始发展。因此,独立自主心理增强,自以为是,不愿受纪律约束,常有冲动行为、盲目行为、偏离行为（如撒谎、逃学、持续性遗尿）等。青年病人常因这种心理而对疾病满不在乎,不遵守医院制度,不配合治疗,不安心休养等。对自己、别人和社会的认识往往带有片面性。常因理想与现实的矛盾、欲望与道德规范的矛盾、自我估计与别人对自己估计的矛盾,而产生心理上的困惑。

2. 焦虑、悲观　青年人有远大的理想和抱负、希望和追求,但是对自己的期望值往往过高。在他们受到挫折时,往往会产生明显的焦虑不安、悲观失望、失去自信和生活目标,甚至绝望。因青年病人常在毫无思想准备的情况下患病,因而显得格外焦虑不安、紧张拘谨。他们对疾病常有一种不可名状的不祥预感,体验着担忧、恐惧。患有慢性病、致残的青年病人,常有绝望、轻生等念头,这与所患疾病的预后对工作、前途、恋爱、婚姻等影响程度成正比。

3. 羞涩、不安　青年期生理逐渐发育成熟,第二性征相继出现,使青年人产生了性意识,产生了对性的关心和欲求,产生了对自身性生理变化的羞涩与困惑。面对突然来临的性冲动、性要求,常因好奇和不理解而产生不安、紧张,甚至恐惧心理。如对月经初潮或首次遗精的惶恐,对手淫行为的追悔等。青年病人这种羞涩不安,可能导致隐瞒某些病情或发病原因,在异性医务人员面前紧张恐惧,女病人尤其明显。护士要注意维护病人的这种自尊感,对特殊部位的诊疗要先征得病人的同意,并适当回避异性。

4. 闭锁、孤独　青年人急于以独立"成人"的姿态走入社会。在儿童时代敞开的心扉,进入青年初期后就逐渐关闭了,他们常常表现出一种闭锁的心理状态。青年期自我意识增强,他们在内心世界中发现了真正的自我。所以,他们对自己的内心世界特别珍惜,不愿他人随意闯入。他们把自己幽禁在内心世界,与成人隔开,甚至与同龄人隔开,使人很难了解他们的内心活动。这就给医护人员了解青年病人真正的心理冲突、给予针对性的帮助带来一定的困难。

（三）青年期病人心理护理的内容

青年期病人心理护理要根据其生理、心理发展成熟的规律进行。

1. 合理安排,适当娱乐　青年期病人对医院生活与治疗等不容易适应,尤其是对限制外出、按时治疗服药、与陌生人同时居住等不易习惯。他们往往把医院的各种规章制度、医嘱要求等视为约束。因此,最好把青年人安排在同一病室,青年人较注重友谊,具有向群性,他们在一起可激发生活的乐趣,并消除孤独感。另外,青年人一般较重视自我评价,自尊心强,任何消极刺激对他们都会是一种伤害。但如果能调动他们的个人积极性,及时给予恰当的鼓励,对他们克服困难、提高与疾病作斗争的勇气是有促进作用的。在护理过程中,除应为他们安排舒适、清洁、安静、安全的休养环境外,在病情和病房条件允许的情况下,适当调整病房,以适应青年人的心理需要;并应鼓励他们适当参加室内或病区内的各种娱乐活动,以分散其对自身疾病的注意力、保持乐观情绪。

2. 细心答疑,耐心解释 青年人一旦承认有病,主观感觉异常敏锐,而且富有好奇心,事事询问:为什么打这种针? 吃这种药? 病程需多长时间? 有无后遗症? 等等。他们担心疾病耽误自己的学习和工作,对自己恋爱、婚姻、生活和前途有不利的影响。所以,护士应主动热情地介绍病情、治疗和护理措施,并耐心地回答病人所提出的每一个问题。但有的青年病人不愿意把自己的病情告诉同事或同学,所以,还应注意保护其隐私。

3. 了解原因,安慰交流 青年人的情绪强烈而不稳定,有时欢快,有时不愉快或愤怒。从自信到自贬,从自私到利他,从热心到冷漠,从兴高采烈到消极失望,皆能在瞬间有所改变,容易从一个极端走向另一个极端。他们对待疾病也是这样,易产生急于了解病情、急于治愈、急于出院的心情,倘若病情稍有好转,他们就盲目乐观,往往不再认真执行医疗护理计划,不按时吃药;但病程较长或有后遗症的青年病人,又易于自暴自弃、悲观失望,情感变得异常抑郁而捉摸不定。由于疾病的巨大挫折,他们会出现严重的精神紧张和焦虑,进而导致理智失控,陷入忧心忡忡、自我失落、自卑等心理状态,甚至产生自杀的念头。

所以,应特别注意青年人的情绪变化,要给予真诚的关心,主动帮助解决实际问题。例如,做好朋友、同学和家属的探视工作;选择恰当的方法,给病人提供有关病情的信息(如疗效、用药、预后等);尊重他们,满足他们合理又可能解决的需要,创造良好和谐的气氛。用自己积极乐观、热情稳定的情绪去影响和感染病人,使其安心休养。

4. 理解善诱,暗示疏导 针对青年期病人的某些不良情绪和行为,要给予理解和适当的迁就。如针对青年病人对性的困惑和羞涩、对异性的注意与追求、或不喜欢异性医务人员等情况进行个别的健康指导和身体检查;对他们较易于接受年龄较大、较成熟的医生、护士的指导等,应给予理解,切不可指责、挖苦和讽刺。对他们的情绪冲动和过激行为要进行循循善诱的帮助与善意的批评。给病人做任何操作前,首先应作说明和解释,征询病人意见,不要强求。适时地宣传良好的榜样,以暗示和疏导的方法,使其获得良好的学习机会,满足其探究心理。但注意不可过多地、无原则地迁就病人,要以增强青年病人的自我调节和心理平衡能力为目的。

 思考题

请结合青年期的心理特征,思考如何对青年期病人进行心理护理。

三、成年期病人的心理护理

成年期是指 24、25 至 65 岁这个年龄阶段,该阶段人在生理、智能方面发展完善,经历了巅峰状态后,在 45～50 岁时则步入更年期,一般女性比男性早十年左右,生理机能方面有所变化,成年期在社会生活、家庭生活中处于中流砥柱的位置,拥有最多的社会角色和社会责任,占有最多的社会资源,同时也承受着最大的压力。

(一)成年人一般心理特征

中年期身体发育停滞,各项机能成熟,在经历高峰期后开始逐渐缓慢地减退;高级神经系统发达,脑机能达到高峰后缓慢减退;性机能达到成熟后,缓慢减退。如内分泌系统功能下降,卵巢和睾丸的激素分泌减少,表现为月经紊乱、性功能下降、性欲减退、记忆力下降、感知觉迟钝、动作缓慢等。这些变化对大多数人来说是缓慢而不明显的,但有些人则较快而突然,导致植物性神经功能紊乱,同时,心理活动也发生变化。更年期出现的症状和变化,轻重程度不同,严重者称为"更年期综合征"。

中年期流体智力略有下降,而晶体智力提高。理解力强,记忆力开始缓慢减退,其抽象思维的能力发展得更为完整,并能做有效的运用,能更客观实际地看待客观现实。当然由于环境、个人动机及需要的个体差异,认知发展的速度是不同的,而且不是所有人都能发展到最高的认知层次。一般来说,常思索现实问题,务实稳健;意志性格基本定型,个性鲜明,自制力强;情绪情感趋于深沉,不轻易外露,城府渐深。

中年期更加关注"社会的自我",关注自我价值的实现和成就感以及对下一代的培养和教育。社会关系广泛、复杂、重叠交织,入世已深,在友情、亲情等方面有了更深的认识。多重角色的转换使之有更重的家庭和社会责任感;主要目标已定,注重现实的竞争和奋斗;自我价值判断定格,企求个人与社会、利我与利他的调节;职业岗位和职业活动趋于稳定,注重职业成就。

(二)患病成年人的心理特征

1. 适应不良　中年是收获的时期,而患病将意味着要停止工作和收获,强烈的工作责任感和事业上的成就欲,使他们对疾病带来的损失无法承受,他们迫切要求早日检查,及早治疗,尽早出院,有些病人在病床上坚持工作或不等痊愈就要求带病出院,有些病人为了减轻亲人的痛苦而隐瞒病情,有些病人担心因病失去原来的职位和工作而不承认自己有病,为了掩饰病情真相,他们常表现出少见的工作劲以对抗和回避现实。

思考题

请结合中年期成年人的心理特征,思考中年人为何出现病人角色适应不良。

2. 恐惧多疑 中年人在生理上处于应激时期,体力和心理的稳定常趋向于紊乱,中年期又是诸多疾病的并发期,人称"多事之秋",因此,当他们面对疾病时难免多疑,怀疑自己一定是患了不治之症。这种多疑心理使病人心神不定、失眠多梦。

3. 悲观失望 由于患病给家庭带来了经济损失,工作和成就上的损失更不言而喻,尤其是病后能否继续工作,能否保持原有职位,患病后会不会成为家庭和单位的累赘,对老人和妻子、子女的关怀如何实现。这些问题,使他们忧心忡忡,不断地向医护人员讲述自己的困难和理由,以期尽早出院而减轻自己的忧郁心情。

(三) 成年期病人心理护理的内容

1. 尊重 尊重是形成良好护患关系的前提,但是对成年病人的尊重尤为重要。成年人通过奋斗取得了一定的社会地位,住院后社会角色所赋予的光环基本消失,有的病人会有意无意地向医护人员表露自己的身份,以期获得相应的尊重;此外,一些社会地位较低的病人,又由于恐惧医护人员不能一视同仁,会歧视和忽略自己,对尊重的需求也非常强烈。因此,在与病人的交往中,护士要注意尊重病人的人格,言谈举止要有礼貌,多征求和倾听病人的建议和要求,尽量使病人满意。当病人不服从治疗、违反规章制度等时,护士应以友善的态度加以开导或善意地进行批评,但不要伤其自尊心。

2. 消除顾虑 成年人是社会的中坚力量,在家庭中也具有多种角色。因此,他们对社会和家庭都有较强的责任感。当患病时,多种角色之间的冲突明显。因此,对成年人进行心理护理要针对每个病人的具体情况综合考虑,如所患疾病、家庭情况、工作情况、经济状况以及个性特征等,了解病人的顾虑所在,为其提供情感、信息等多方面的支持,劝导他们真正接纳疾病并认真对待,使他们认识到,治疗疾病是当务之急,身体恢复健康是家庭和事业的根本。此外,还要动员其家庭和单位妥善安排病人所牵挂的人和事,尽量减少他在养病时的后顾之忧,使得病人能尽快进入"病人角色",安心配合医护人员的诊疗措施,尽早康复。

3. 自我调节 中年期病人的人生观、价值观和世界观都已经基本稳定,对自己的问题有很好的调节能力,护理工作中要充分调动病人自身的主观能动性去调整和处理好自身的问题,应对生活和疾病带来的压力。首先,正确认识和接纳生理变化。特别是进入更年期之后,大脑某些功能开始衰退,兴奋和抑制过程不平衡,自主神经功能紊乱,内分泌系统功能开始失调,记忆力下降,感觉迟钝,动作迟缓,性功能明显减退。认识更年期的到来是人生的必然规律和客观存在,不要把体质的衰老看得过于严重、忧心忡忡,更不要从心理上过早地产生衰老感和恐惧感,因为这样只能加速生理的衰老。防止病人产生疑病症和恐病心理,否则会加重更年期综合征的症状,甚至会引起心身疾病。其次,劳逸结合,科学用脑,养成良好的生活规律。古人云:"静以养神,动以养形,动静结合,形神兼养,此乃养生之道也。"这说明动、静、劳、逸结合的道理及其重要性。进入更年期后,许多人喜静而恶动。我们认为,进入更年期虽然体质衰退,但仍以劳逸结合为宜,并养成规律,才有利于心身健康。最后,心胸豁达和乐天知命的人生态度也很重要。做事要心胸开阔,从大处着眼,只要大前提不受影响,暂时可以妥协,不必为小事斤斤计较,以减轻自己的烦恼。

4. 调动病人的社会支持系统　同事、朋友、家属要了解病人的病情,鼓励他们多关心、照顾、体谅病人,使之平稳地度过这一时期。

四、老年期病人的心理护理

世界卫生组织提出 60～74 岁为年轻的老人或老年前期,75～89 岁为老年,90 岁以上为长寿老人。

(一)老年人一般心理特征

步入老年期,人的大脑功能衰退,可出现智力减退、神经反射时间延长。听、视、嗅、味觉敏锐度降低,触觉和运动觉灵敏度下降,腱反射减弱,运动迟缓;由于内分泌功能下降以及肠道对钙、维生素的吸收不良,易造成骨质疏松,发生骨折;心脏负荷能力减弱,血管弹性降低,外周阻力增加,收缩压随年龄而增高;呼吸、泌尿、消化系统功能相应下降。

老年人退休后,从工作角色中退出,社会意识逐渐淡化,开始拥有大量可以自由支配的时间,如果能合理安排时间,那么生活将丰富多彩。例如,重新回到以家庭为主的"童年时代",与社会的距离渐增,淡泊名利,与世无争,价值判断进入高境界,视贡献为快乐的源泉,退出劳动第一线,力所能及献余热。但是如果不能适应社会角色的变化和身体衰退,则会出现情绪困扰。

第一,抑郁和焦虑,人过中年以后明显衰老,衰老和死亡是一切生物共有的特征,是不可抗拒的自然规律。老年人在生理功能衰退的同时,心理活动也发生相应的变化,如反应迟钝,记忆力下降,易于焦虑、抑郁,有的性格发生改变,行为也会变得幼稚起来。由于思想准备不足、适应不良,易出现安全感丧失和恐惧感。失去原有的社会地位和权利后,产生无用感或遗弃感。

第二,孤独不安,老年人一旦退休,生活规律突然发生改变,多年形成的行为习惯、生活模式发生改变,往往适应不良,也称为"离退休综合征"。再加上子女长大成人,离开原生家庭,开始建立新的家庭,出现"空巢"现象。第三,多疑多虑,随着年龄的增高,人脑与器官趋于衰退,功能下降,加上与外界沟通减少,久而久之老年人对任何人都不信任,怀疑他人,甚至对自己的价值都产生怀疑。

(二)老年期病人的心理特征

进入老年期,尽管衰老是一种自然规律,但老年人一般都希望自己健康长寿,也不愿别人说自己衰老。因此,一旦生病,意味着对健康产生了重大威胁,故而易产生比较强烈的心理反应,老年人对疾病的态度通常是宁愿被动地接受,而不愿主动寻找有效的治疗,这样更加重了疾病的进展。老年人的心理反应一般有如下几种:

1. 否认心理　有些老年人由于害怕别人讲自己年老多病,或者害怕遭到家人的嫌弃而拒绝承认有病,不愿就医,故尽管患病,仍勉强操劳,以示自己无病。

2. 偏执心理　老年人一般自我中心意识较强,固执、自怜、自弃、坚持已见,喜欢别人恭顺服从,不愿听从别人安排,尤其不重视年轻医护人员的意见。有时甚至突然拒绝进行治疗和护理,有时又争强好胜,做一些力不能及的事情,如患病不愿意麻烦别人而独自上厕所大小便,走路不要扶,坚持原有饮食习惯等,这样可能引起一些意外事故的发生,如骨折、中风等。

3. 恐惧心理　当病情较重时,常意识到死亡的来临,故而出现怕死、恐惧、激惹等情绪反应。有时则害怕发生严重并发症,担心无人照顾,出现焦虑不安。

4. 自卑、抑郁心理　由于长期孤独寂寞、社会角色的改变、家庭地位的下降,使很多老人产生悲观情绪,一旦生病,感到自己在世的日子不会太长,许多想做的事情又力所不及,故往往更加悲观、自卑、无价值感,因此而自杀的老年病人并不少见。

5. 幼稚依赖心理　有的老人患病后表现天真,提出不现实的要求,情绪波动大,稍不如意就与护士、病友发生冲突,容易哭泣。有的老人则小病大养,不愿出院,对家人和医护人员过分依赖,自己能做的小事却总要别人帮助。

思考题

请结合老年人的心理特征,思考老年人患病后会出现哪些心理反应。

(三) 老年期病人心理护理的内容

1. 表现尊重、尊敬　老年病人突出的心理要求是受到重视和尊敬,因此对老年病人的尊敬是护士的重要品质。护士要了解老年人的心理状态,要富有同情心,要学会尊重病人。称呼要恰当,有尊敬之意,如"张老、王老、奶奶、爷爷、大娘",这些称呼能博得老人的欢心;言行要有礼貌,举止要文雅;谈话要有耐心,老年病人喜欢谈往事,切忌生硬地打断,而且听他们讲话时要专心,回答询问要慢,声音要大些。对老年病人决不能奚落、挖苦、损伤他们的自尊心。

2. 表达温暖、关心　对老年病人的关心应做到精神支持和生活上无微不至的照顾。精神支持是指密切地关注老年病人的心理变化,准确地估计他们的心理需求,护士再针对其问题进行耐心的解释,以打消他们的顾虑,启发他们解决问题的信心。进行支持时,要尽可能地做到共情,即设身处地从老年病人的角度考虑他们的问题和困难,而不仅仅是同情他们。因此,对他们提出建议时,切忌讲"我认为……",而应讲"如果我遇到您老这样问题时,我觉得这样……更好"。老年病人住院治疗,打乱原已习惯的生活方式,感到生活很不方便,但又不愿经常求助别人,因此护士对老年病人的住院生活更要细心照顾。护理老年病人时要勤快、细心、耐心、周到、不怕麻烦,要充分考虑老年病人的特点和习惯,如把物品放在易取到的地方,饮食上尽量满足老人的口味,不要勉强老人吃不喜欢的食物,安排好老人的休息和睡眠。同时,病室设备和布置要考虑老年人运动的需要,如病室放有轮椅,走廊和清洁室设有扶手,地面干燥不滑等。

3. 建立良好生活方式　根据老年人心理特点,采取一些心理护理干预措施。

首先,老年病人大多为慢性疾病,积累了丰富的自我保健经验和应对疾病的较独特的方式,护士要善于发现和总结这些经验,不要轻易否定病人已行之有效的应对方式,应肯定其积极的一面,对不良方式尽量采取协商、提醒的方式指出。其次,组织病人参加集体活动。护士要讲解一些疾病和保健基本知识,鼓励病人相互交流。同时可邀请一些有经验的、恢复较好的病人现身说法、传经送宝,这些措施对提高老年人战胜疾病的信心可起到事半功倍之效。此外,安排老年人进行一些集体运动,如室外散步、打太极拳、练气功等,同样可起到调节老年人情绪、克服孤独感之功效。

4. **丰富社会支持**　调动老年人各种社会关系,在精神上和物质上给予关怀。要有意识地告诉病人家人多来探视,多带老年人最为喜爱的孙辈进行探望。要鼓励病人亲友、老同事及单位组织派人看望,也可安排一些老年人与病人交谈。亲人、朋友、同事的探访哪怕几分钟,对老年人而言也是莫大的安慰。但是,护士要提醒探视者切莫谈论过于刺激性的话题,以免因过于激动发生意外。

第二节　不同疾病阶段病人的心理护理

案例 11-2　绝症女孩孤独离世呼唤"临终关怀"①

　　"一个癌症病人还能祈求什么呢? 祈求有一张全家福,祈求一家人坐一起吃一顿饭,好像都是奢望。"这是 24 岁癌症女孩贺瑾,生命中最后一条令人伤感的微博。2012 年 4 月 1 日下午 5 点 56 分,与病魔抗争了一个月之后,24 岁的陕西安康女孩贺瑾还是没能逃脱命运的捉弄,家人的遗弃、男友的躲避,让贺瑾带着遗憾孤独地离开了人世。对此,我们不能止于对其无情父母道义的谴责和男友冷漠的斥责,更应反思当今社会"临终关怀"理念的社会缺失。

思考题
1. 你对该案例有何感想?
2. 对于临终阶段的病人该如何进行心理护理?

一、疾病初期的心理护理

患病初期病人的心理活动主要围绕着求医与诊断过程而产生,但由于病人的既往经验、知识背景、人格特征、经济条件等情况的差异,对患病的心理反应表现复杂多样,但有以下一些较为共性的特点,有利于护士尽快地了解和明确病人心理,有针对性地做好心理护理。

(一)心理特点
1. **矛盾心理**　患病开始一段时期,病人缺乏心理准备,往往难以接受患病这

---

① http://news.qq.com/a/20120402/000024.htm.

一事实,甚至有人认为是医师的误诊,希望重新检查、重新化验,企图否定自己的疾病。另一种心理活动是期盼,希望医师能立即自己做出准确的诊断,解除难以忍受的痛苦;希望能早些得到经验丰富、技术高超、认真负责的医师的诊治。

2. 敏感 疾病的痛苦使得人的注意力从外界转向患病的内部器官和部位,以前不曾注意的生理活动,由于持续的关注而被放大,变得敏感。病人对疾病的体验和认知决定了对疾病的敏感性和耐受性。一般来说,对疾病信息敏感性强而耐受性差的病人,总是过高地估计自己疾病的严重程度。如一个具有疑病倾向而无任何实际病痛的病人,可能因轻信江湖巫医对其疾病严重程度的恐吓之说,对"莫须有"的疾病诊断产生极度的恐慌。又如一个高度敏感的冠心病早期病人,虽经医生诊断为"心脏功能良好",并告诉他"目前完全具有与正常人一样的工作和生活能力,只要适当控制饮食,注意劳逸结合"等,他却整天卧床不起,对自己在"废用性减退"的情况下所发生的乏力、气短等现象感到极度恐惧。

3. 埋怨与自责 病人在承认自己有病时,便产生埋怨心理。首先是找原因,为什么偏偏是自己生病? 然后埋怨上天的不公平,埋怨家人的忽视和没有照顾好自己,对自己的关心不够。同时,也出现自责情绪,自责自己没有注意自己的身体健康,有些病人甚至认为疾病是一种处罚,有负罪感,以生气对待疾病的发生,表现出情感脆弱,把自己的痛苦和不满情绪发泄到医护人员身上。

(二) 心理护理的内容

1. 倾听和解释 由于疾病初期病人对自身的疾病和医院诊疗措施都非常陌生,因而产生恐惧和焦虑的情绪,对和疾病有关的一切信息都非常敏感和关注。因此,护士在护理工作中,要敏锐地体察他们的各种心理反应,帮助他们面对现实,客观地对待患病的事实,鼓励他们表达自己的情感,在倾听过程中,多表示对他们的理解,及时赞扬他们对疾病态度上的积极方面。在很多情况下,病人如能找到理解他的人倾听自己的表达,便是莫大的安慰。护士还要善于利用交谈的机会,引导病人自己探查引起对疾病恐惧反应的原因所在,就病人对疾病的认知偏差给予正确的解释;对病人关于诊疗的疑惑进行耐心的解答,从而使得病人可以从科学的角度认识自己的疾病。

2. 帮助病人适应"病人"角色 护士要使病人了解病人在患病后,自身在社会中的身份与角色就开始发生某些变化,他将面临着新的角色,即"病人"角色。要从以下几个方面入手:① 帮助病人调整认知,使得病人了解角色的改变使他的行为与承担的社会职能发生了改变,而且社会对他的态度与期望也发生了变化。② 帮助病人适应医院环境,护士应主动地为病人安排一个整洁、安静、舒适的病室环境,主动、热情地接待每一位新病人,消除或减轻病人的陌生和孤独感。③ 协助病人保持良好的自我形象,病人住院早期对医院的穿着、检查等都不习惯,护士在例行检查时,要态度温和、主动、真诚、尊重病人,注意保护病人的隐私,协助病人保持整洁的外表,适当地照顾病人原有的生活习惯、爱好和需要,从而使其获得自尊,努力主动地配合治疗、护理，最终战胜疾病。④ 协助病人建立良好的人际关系：护士要帮助新病人与病友接触，动员社会支持系统（单位领导、同事、亲朋好友）的关心和帮助。使病人感受到周围的人都在关心、重视、支持自己，以得到心理支持，求得心理平衡，渡过心理危机。

二、疾病发展期/稳定期的心理护理

（一）心理特点

1. 接受和依赖　此期病人的义务是与医护人员合作，这种合作关系分为指导合作和主动参与两种。第一种关系是病人主动接受医师的指导，医师权威性地指导病人，病人可以提出疑问，但必须配合医师。这种情况可使病人感到有了依靠，产生安全感。而有些病人希望参与自己的医疗决策，如果医师反应不积极，他们便会产生失望、沮丧，甚至敌对行为。对于慢性疾病尤其如此。因此，医护人员应根据病人的病情、人格特征及文化背景等因素具体分析。

2. 与治疗有关的心理反应　病人在住院期间的医院环境、人际关系、医疗条件以及用药和检查也与病人的心理反应密切相关。首先，医院环境，对初次住院的病人是陌生的，医院里的气味、声音、色彩以及必须遵守的规章制度，直接影响了病人的生活习惯，使之产生焦虑、恐惧、抑郁等情绪反应。其次，人际关系，良好的医患关系可以使病人有安全感、依赖感，这是治疗成功的必要条件。病人与病人之间的关系也是非常重要的，良好的关系可以使病人感到轻松、安全。有的病人还可以从病友那里获得积极的医疗信息，从而减轻种种疑虑。但是同室病友的病情加重或病故也会对病人产生消极心理。再次，医疗条件，这反映了一个医院的医疗水平。对于医疗设备齐全、有众多高技术设备、高职称医师的医院，病人有一种安全感，会增加对治疗的信心。最后，用药过程中，积极的心理效应可以增强药物的生理效应，从而提高药物的疗效；消极的心理效应可以削弱药物的生理效应，从而降低药物的生理疗效。而护士发药时的语言、神态和对药物的疗效的解释等对药物的心理、生理效应也会产生影响。

（二）心理护理的内容

1. 建立良好的医患关系　护士要多与病人接触，对病人多关心，全面了解病人的病情和心理需要，尽量满足其心理需要，并要尊重病人，以取得病人的信任，密切护患关系，增强病人战胜疾病的信心。由于疾病所造成的痛苦和特定的医疗环境，使得他们的需要较正常人更为复杂和具体。如需要认识和掌握自己的病情，需要有效治疗和得到安全保障，需要他人的帮助、关怀同情和爱护，等等。病人一旦住院治疗，又会出现一些新的需要，如被认识、尊重和得到良好的治疗待遇以及处于良好的治疗环境之中，需要较好的人际关系尤其是医患和护患关系，等等。

2. 提供信息　进入病人角色后，由于疼痛、失眠、消化不良、呼吸困难、行动不便、面临残疾或生命危险，病人最关心的是安全和生存问题。安全和生存问题是深层的心理问题,它并不以要求安全和生存的方式表现出来,而是以集中注意力于自身疾病的变化及痛苦体验,迫切要求了解病情的程度、检查结果和治疗方案。有些病人甚至企图参与治疗和护理方案的制订,要求医护人员对自己的治疗和预后有所承诺。疾病接受期病人的心理护理的主要任务是帮助病人了解病情变化和治疗护理情况,必要时,让病人参与治疗和护理方案的制订。问题是参与到什么程度,对病情的变化了解到什么程度,这是一个很难把握的实践问题。不让病人参与和较少了解其病情变化情况,病人得不到心理满足甚至会产生猜疑心态,但让病人全面参与和系统了解病情的发展变化情况,有时又会带来一些不必要的麻烦。对此,护士不可能从书本上得到什么灵丹妙药,获得自己仿效的心理护理模式和具体方法,而只能根据具体病人进行具体分析,根据自己的实践经验,选用适当的心理护理方法。

三、疾病恢复期的心理护理

(一) 心理特点

1. 愉快和欣慰　恢复期的病人多半是比较愉快的,病人一方面经受了疾病对躯体的痛苦折磨,另一方面则是医护人员的治疗护理措施,如手术、打针、吃药和输液等给病人增加的心理紧张或恐惧的负担一下子全部解除,面对即将走出医院、回到家中、回到亲友中、回到工作岗位上,深感战胜疾病的欣喜,因此,心情较为愉快和感恩,为能够重新获得自由行动、重返工作岗位而感到无比欣慰,对医护人员和家属为其辛勤的治疗和耐心的护理充满感激之情。

2. 担心和忧虑　病人即将离开休养环境,从病人的角色转变回社会人的诸多角色,适应这个角色转变需要一段的时间,因此,他们在欣慰之余,又产生如下的忧虑:① 害怕疾病恢复不彻底而迁延成慢性疾病。② 害怕疾病的复发。③ 某些慢性疾病需要长期治疗和护理的病人担心自己成为家庭的负担。④ 怕自己的体力胜任不了原来的工作。⑤ 一些传染科病人怕传染给亲人和同事。

3. 被动和退缩　久病后的病人依赖性增强,始终认为自己不能多活动,不能胜任工作,不愿意脱离病人角色,习惯于别人照顾的生活。有些病人有退缩表现,如术后因怕痛而放弃功能锻炼;或怀疑身体尚未痊愈,害怕接受原先的工作任务。极危重病人可能会对重症监护病房产生依赖。

(二) 心理护理的内容

1. 指导病人提高自护能力　由于病人将要离开正规的医疗环境,因此发挥其主观能动作用显得尤为重要,使病人认识到康复期是恢复自主生活的阶段,鼓励病人克服依赖性,提高适应能力,做情绪的主人。

2. 关注特殊病人　对恢复期有抑郁状态的病人,应密切观察,主动与病人接触,了解其思想动态与困难,严密防止该阶段的自杀行为,对躯体致残的病人,要加强教育,用模范事例来鼓舞他们建立信心,克服消极情绪,最大限度发挥自己的潜能,做生活的强者。

3. 健康教育　讲解有关疾病的知识及自我防护的技能,病人日常生活中的健康教育是不可缺少的一项功课。护士除了针对病人对预后的担心做一些耐心细致的解释工作外,还应向病人介绍有关的心理卫生知识、防病知识及护理常识,一定程度上消除病人出院后的顾虑。护士可做如下引导:① 鼓励病人参与制订康复计划。② 鼓励病人在力所能及的范围内承担自己生活的责任。③ 协助病人适应生理、心理压力的刺激,学习压力的防御方式。④ 帮助病人恢复原有社会角色的功能。⑤ 协助病人正确认识目前的健康状态,并锻炼和适应新的生活方式。⑥ 帮助病人制订符合实际的自我护理计划,并提供支持和咨询。

四、临终病人的心理护理

(一)心理特点

“生如夏花之绚烂,死若秋叶之静美,点一盏心灯,让生命泊于安宁。”作家毕淑敏认为,生命本是一个完整的过程,但这个过程,我们往往画得不圆。而我们医护人员有幸参与人生之始末。人之初,医护人员看到的是生机、欢笑和希望;而人之末,满眼的衰落、泪水和绝望。如何做好这份神圣而艰难的工作,既做好临终病人的心理护理,同时也关注自身的心理维护,是临床护士要面对的重要内容。

临终病人的心理反应因人而异,与个体的人格特征、病情发展快慢、家庭与社会的支持以及宗教信仰等均有关系。有些病人表现为严重的痛苦、恐惧及意识障碍,有些病人则表现为临终前反应强烈、烦躁不安、怨天尤人、喊叫挣扎、敌对或不合作,有些则坦然面对,认为这是生命的必然过程。

一般而言,临终病人由于受到疾病的折磨,表现为焦虑、抑郁、孤独、消极、绝望、恐惧等心理特征。概括起来,临终者的共同心理特点为恐惧感、失落感、自卑感、孤独感。临终前的病人,特别是年轻的病人,求生欲很强,不惜用任何手段,只希望出现医学奇迹,达到其生命的延续。他们的临终阶段是在痛苦与希望的矛盾中度过的,病人的家属也会从内心里不舍得病人离去,不惜用任何代价延续病人的生命。虽然,临终期病人的心理反应是有个体差异的,但也有其阶段性特点。大多数濒死病人会经历否认期、愤怒期、协议期、抑郁期和接受期五个阶段。(参见第十章和《基础护理》相应内容)

(二)心理护理的内容

1. 临终病人的心理支持　临终病人的疾病有急性和慢性两种。对于急诊入院的病人,首先要了解其病因以及急性期病人的心理反应。濒死感所带来的悲哀失助、恐惧和绝望情绪往往会加速病人的死亡,因此,护士要根据病人的社会、文化背景,分析病人的心理状态,有针对性地做好心理护理。其次,增加病人的安全感。护士要热情接待、悉心照顾,使病人感到温暖,使他们愿意并积极配合治疗。另外,医护人员要以高超的医疗技术取得病人的信任,使其感到生命有可能被挽救而减轻心理上的压力。通过家属和医护人员的积极鼓励和暗示,使病人心身放松,感到安全,以延长生命,提高临终生命的质量。慢性病人因长期忍受病痛的折磨,对疾病预后失去了信心,因而会因消极情绪而产生自杀的想法和行为。因此,医护人员要根据慢性疾病病程长、见效慢、易反复的特点,耐心调整病人的情绪和心境,给予他们心理上的支持,使病人树立与疾病顽强斗争的信心。如让他们观看一些与疾病抗争而生存下来的典型病例的录像,也可欣赏音乐以改善心境,享受到临终关怀,平静、安然地面对死亡。

临终病人的心理支持包括尊重病人的人格。有的病人一辈子受人尊敬,患病后因不能自食其力而感到惭愧,怕被人奚落、挖苦。因此,医护人员的言行要有礼貌,举止要端庄大方,谈话要有耐心,切忌生硬粗鲁。对于一辈子含辛茹苦、清贫无助的病人要予以同情、关心,以打消他们的顾虑,安心养病以延长生命。临终病人多希望得到亲朋好友的关心,以解除其孤独感。因此,医护人员要动员社会力量,在精神上和物质上给予病人关怀,如安排领导、同事或亲人、朋友与病人见面,使病人感受到周围人的关心。

2. 帮助病人减轻恐惧和痛苦　对死亡的种种恐惧不是来源于死亡本身,而是对死亡的种种可怕想象。害怕死亡常常比死亡本身更不堪忍受。帮助病人减轻恐惧及痛苦,是临终心理护理的主要任务。护士应首先弄清病人恐惧及痛苦的原因,再针对原因,用适当的方法进一步减轻病人的恐惧和痛苦。真正让病人从恐惧及痛苦中解脱出来,关键是帮助他们树立正确的人生观、生死观。死亡是人生不可回避的现实,每个人都要走向死亡。护士本身也应有正确的生死观,有一定的哲学、伦理学、心理学知识及良好的语言素养,才能深入浅出地给病人讲清这些深奥的人生哲理。

3. 做好临终病人家属的心理护理　争取家属的配合,做好临终病人家属的心理支持也是医护人员的责任。临终病人的家属在精神上受到了打击,护士对病人家属心理上的支持,可以缓解他们的悲痛心理,减轻他们心理上的压力,使其能尽心地照顾病人。因为临终病人已经因自己患病给家人带来经济上的损失和心理上的负担而倍感不安,若家属不能正确理解并宽慰病人,则会加重病人欠债、欠情又无力偿还而产生的焦虑心理。因此,护士要做好家属的心理护理,以自身的体会和行为来感动家属,以取得家属对病人的关怀,与病人共渡难关。

4. 必须尊重宗教信仰和风俗忌讳　宗教信仰和风俗忌讳,作为人类社会的一种文化现象,无处不在。特别是在一个人的生死关头更是被重视。宗教信仰和风俗忌讳有力地约束着人们的世俗生活。把宗教信仰和风俗忌讳一概看成是虚无的、荒谬的、迷信的,全部加以抵制排斥,不予尊重,这样对病人不利,因为病人及其亲属可能把这一切认为是神圣的、现实的、不容侵犯的。

总之,临终病人的生命非常脆弱,医护人员不应该放弃任何能够挽救病人生命的希望,在争取家属和病人配合的同时,应以热心和爱心给予病人临终关怀,使临终病人能以正确的心态正视死亡,安然地度过生命的最后时刻。

思考题

请结合自己的生死观,思考临终期病人需要哪些心理护理?

专栏 11-2　儒、释、道的生死观①

作为医护工作者难免会直面生死的话题,生死观在一定程度上决定了医护人员对临终病人的心理护理工作的开展。中华文化从古至今一直关心并研究生死问题,儒、释、道文化对此话题不仅有其各自的理论,也有其各自的实践。

儒家的生死观:以孔子为代表的儒家生命观,符合自然讲究,实际是以重生轻死为其主要特征。主要观点有:第一,儒家从人与其他"物",尤其与一般动物比较出发,从而得出人是天地之杰出,万物之精灵,是宇宙万物主宰的正确认识。第二,从人的自身生产角度出发,得出了"身体发肤,受之父母"的朴素直观的唯物主义正确认识。在此基础上逐渐形成了关于个体生命现象的起点界定标准,即有生才有命。孔子提出的"命"是指对个体生命作为客体的被动性和有限性所作的经验概括。并没有把"命"托付于全能而神秘的天或上帝,而是实实在在的个体生命。第三,提出重生、贵生、珍生思想,强调生命的价值和意义。第四,提出重功名轻富贵。主张劳动所得,自食其力,非利不取。第五,在做人原则上,主张明伦理、自律。第六,在行为准则上,主张中庸之道。第七,在处世态度上,尊理性、重经验。第八,厚人生,罢彼岸,注重"人道",淡化鬼神,采取理性实用主义态度。儒家死亡观,是以顺其自然主义和功利主义的达观生死为特点。认为人之生死犹如物有始终,时有昼夜的自然规律一样。人固有一死,体现了注重实际的唯物主义理性精神。儒家又绝非是消极被动地屈服于死亡,而是在现实人生的积极进取中去创造生命的"不朽",用不朽的言论和行动来抗拒死亡。通过立德、立言、立功来达到不朽。

佛教的生死观:第一,宇宙万物都是假的、空的、无的、不真实的,它如同水中月、镜中花、梦中景一样虚幻不实。造成这种情况的原因,是因缘和合的结果。在佛教看来,因缘就是事物产生变化、消亡的条件。一切都是暂时的、稍纵即逝的过眼烟云。人亦如此,生死相继,永无止息。第二,人是生物,个体生命现象是五蕴集合而成。人的生命现象不外是物质与精神现象的综合。在佛教看来,人身自我既是无的又是空的。第三,否认人的正常合理需要。主张生命的意义在于一心事佛,追求成佛。因此,佛教死亡观,是以"五蕴散败"为解说,重视死亡现象,尤其以注重灵魂不死为特征。

---

① 张树卿.略论儒、释、道的生死观[J].东北师范大学学报:哲学社会科学版,1998(3):75-79.

　　道家的生死观：第一，生命来源于"道"，道教把"道"解释为宇宙万物之始基，以"人法地，地法天，天法道，道法自然"（《道德经》）理论来囊括一切自然和社会现象并加以说明之。道教类比宇宙学建立了生命学。认为"天法象我，我法象天"（《真气还元铭》）。人"法天象地"为天地之缩影，天地亦可看作是人身之放大；第二，人的生命可贵。道教认为：作为生物意义上的人本身并没有什么贵贱之分。人的生命之所以可贵，关键在于是否得"道"。得道的生命要比一般生命高出千百倍。而"道无形，因术以济人；人有灵，因修而会道"。道教主张人应该通过保形体来保精、气、神，通过发展精、气、神来提高生命的价值和意义。第三，乐生的现实主义态度。道教恶死乐生，追求长生不死，最好成为世上的活神仙，是根植于华夏民族对人生及人世间生活的诚挚的爱，所表现出对人生的肯定与贪恋。这实际上也表达了人类追求美好的愿望。道教死亡观，是以顺其自然的自然主义为特点。在道教看来，生死乃是自然现象。"死生为昼夜。"

第三节　急危重病人的心理护理

案例 11-3　满怀感激之情的老王

　　老王，男，65 岁，因突发心前区压榨性疼痛，胸闷、大汗淋漓，20 分钟后入院急危重症科。入院时情绪紧张，根据心电图，确诊为广泛前壁心肌梗死，立即行绝对卧床休息、给氧、镇痛、镇静、扩管等处理，这对刚入院的病人本身就是一次心理应激。护士用轻松的语言和病人交谈，以熟练而娴熟的操作技术取得病人的配合，并暗示其病情并不严重，以减轻病人的焦虑和恐惧感。通过以上措施和精心护理，老王对治疗有了信心，恐惧心理逐渐消除，病情趋于稳定。在他康复后对医护人员深表感谢。

思考题

1. 急危重症病人通常会有哪些心理反应？
2. 要进行有效的急危重症病人的心理护理，护士要具备怎样的素质？

一、概述

（一）基本概念

　　危重病是急性的或潜在的、危及生命的健康问题，需要多个专业联合，进行持续的评估及治疗，以维持病情的稳定，预防并发症的出现。急危重症护理学是研究急危重症病人对危及生命健康问题的各种反应，并用现代检测、护理手段予以医疗辅助和护理，以解决急危重症病人护理问题的临床实践科学。主要包括急危重症病人的抢救过程中的护理实施和护理行为。它以院前急救护理、院内急诊护理及重症监护为主要内容。

（二）研究范畴

1. 急危重症病人的救护　　急危重症病人的救护包括以下几个方面。

（1）心跳呼吸骤停的救护。

（2）休克的救护。

（3）多发伤的救护。

（4）循环系统急危重症的救护。

（5）呼吸系统急危重症的救护。

（6）消化系统急危重症的救护。

（7）神经系统急危重症的救护。

（8）内分泌系统急危重症的救护。

（9）器官功能衰竭的救护。

（10）其他救护：昏迷、急性中毒、触电、中暑、淹溺等的救护。

2. 急诊医疗服务体系　　是将院前急救、院内急诊科诊治以及加强或专科监护病房救治形成一个完整体系。也就是院前急救负责现场急救和途中救护，急诊科和 ICU（重症监护病房）及 CCU（冠心病重症监护病房）负责院内救护。急诊医疗服务体系的三个部分既有各自独立的工作职责和任务，又相互密切联系，形成一个有严密组织和统一指挥结构的急救网络。

（三）心理护理的意义

出乎意料的天灾、人祸、突发的心肌梗死、脑卒中以及慢性疾病的突然恶化等因素可使人产生濒死、恐惧、悲哀、无助和绝望等消极情绪，可以摧毁一个人的应对机制，出现心理异常。事实告诉我们，病人在应急状态下接受抢救，会影响效果。如果能在急危重症的护理中加入良好的心理护理，就能解除病人对疾病的紧张、焦虑、悲观、抑郁情绪，能调动其主观能动性，能协助病人适应新的社会角色和生活环境，能帮助病人建立新的人际关系。因此，急危重病人需要关心、帮助，也需要心理护理。病人如果对治疗信心不足，即使采用最好的药物及医疗措施，也不一定能达到最好的效果。对病人及其家属开展必要的心理护理，可以促进病人遵守治疗方案，促使病人朝着目标不懈努力，激励病人热爱生活，树立战胜疾病的信心，调动潜在的积极因素，达到促进康复的作用。

二、急危重病人的心理特点

临床观察表明，不同病种急危重病人的心理反应存在一定的共性规律。

1. 恐惧、焦虑　　危重病人大多数对所遭受突然的意外伤害或病情急剧恶化缺乏足够的思想准备，表现出惊慌失措、恐惧万分。尤其以入院或进入重症监护室的1～2 天，病人多出现明显的恐惧与焦虑、睡眠障碍，严重者可有惊恐发作或精神疾病症状，这是自然的心理反应。而恐惧与焦虑的程度及持续时间取决于疾病的严重程度、医院环境因素和诊疗因素。首先,如果疾病来势汹涌,伴随着生命体征的改变和剧烈的疼痛等,这将给病人造成难以忍受的痛苦和不适,担心医护抢救不及时会危及生命安全,由此产生恐惧死亡的心理体验。其次,急诊室或重症监护室环境特殊,各种抢救仪器、周围其他急危重病人的痛苦状态、医护人员紧张而严肃的表情都会给病人心理上带来巨大的压力和恐惧。最后,由于诊断及抢救的需要,病人短时间接受许多不熟悉的医疗护理操作及特殊检查,如血气分析、气管切开、动静脉插管等,给病人带来痛苦和不便,使其产生紧张、恐惧和焦虑。

2. 否认　病人进入重症监护室后的第 2 天即可出现否认心理,第 3~4 天达到高峰。病人否认自己有病,或者否认自己的疾病已严重到要进入 ICU 的必要性。调查显示,约 50% 的急危重病人出现否认心理。短期的否认可以缓解病人的过度紧张,是一种正常的心理防御机制,对病人具有积极的保护作用,但若长期存在否认心理则不利于其适应疾病过程和康复,不利于建立战胜疾病的心理准备。

3. 孤独、抑郁　约 30% 的病人在入住 ICU 的第 5 天后出现孤独、抑郁情绪,且常与现实的丧失密切相关。主要原因有:① 与外界隔离。② 急危重症病人之间很少有交流,缺乏心理上的相互支持。③ 家属探视时间短。④ 由于医护人员的工作性质和病人的自身状态,和病人之间沟通较少。⑤ 病人由于疾病和意外伤害而造成的生理功能和社会角色功能的丧失。

4. 期待与乞求　一般来说,急危重病人期待心理更为强烈和迫切,急切盼望医护人员能及早接触其身体痛苦,这是正常而可以理解的心理反应。但有的病人过于心急,期望值过高,在短期内达不到的情况下就会走向另一面,由期望变失望,由积极变消极。还有一些病人,由于自己地位发生变化,进入“病人角色”,对医护人员百依百顺,产生卑微心理,苦苦哀求医护人员的同情,对医护人员的言行举止过于敏感,担心遭到抛弃和忽视。

5. 愤怒　急危重病人在病情危急情况下或自知不能治愈情况下,会产生绝望情绪,出现急躁、愤怒、粗暴、反常、愤世嫉俗。对自己、他人和命运产生抱怨和愤怒,抱怨自己患病前对健康的忽视,也可能将愤怒外化到其他人(同事、单位、亲友)身上,无端发泄胸中的积怨和不满,埋怨命运的不公和嘲弄。

6. 求生欲望　求生是动物本能,也是人的自然属性,尤其急危重病人,感到离死亡近,更为害怕,产生强烈的求生欲望。因此,在有些病人经精心治疗与护理后,病情明显好转、允许其离开 ICU 时,他们却因熟悉并习惯、认同 ICU 环境对其生命安全的较为全面的监护和保障而产生依赖心理,不愿意离开。可以说,求生欲望贯穿始终。以上所述的所有心理反应可以说某种程度上都是求生欲望的不同侧面和不同表现。

三、急危重病人心理护理的内容

(一) 心理护理的基本原则

1. 提高认识,重视心理护理　心理护理对于急危重症病人渡过心理应激和后期的康复都有重要的作用。但是在目前现实的护理工作中,临床医护人员对急危重症护理较多关注急救理论和技术的提高、规范的抢救流程、设备的前进、体制的完善等方面内容,而很少关注病人心理护理。因此,提高护士心理护理的意识是开展心理护理工作的首要条件。

2. 提高护士的自身素质　心理护理不是简单机械地完成具体护理任务,而是一种综合知识,特别是心理学知识的熟练运用。它需要护士掌握心理学、行为学、社会学等相关理论知识,需要护士自身有正确的人生观、价值观、生死观。在此基础上,在不断的实践中提高自己的工作能力和技巧,让病人在"随风潜入夜,润物细无声"中得到生理和心理上的双重安慰。

3. 加强心理护理的针对性　护士在进行心理护理时,应根据病人的病种、家庭状况、精神状态、认知水平、体质、经济水平、心理需求等,有针对性、有目的地开展心理护理。这样才能得到病人的信任,使自己和病人保持良好的心理关系,促使病人保持良好的心境,增强治疗的信心。用准确的"钥匙",去打开病人心理之"锁"。做到有的放矢,收到实效。

4. 开展综合、立体的心理护理　综合的、立体的心理护理就是不仅护士开展心理护理,也要调动病人的社会支持系统,对其进行教育启发,使家属了解病人的心理特点,懂得如何应对。另外,发动同病室病友现身说法,分享经验和感受,疏导病人的情绪。总之,调动病人自身、护士、家属、病友、社会等一起开展综合的、全方位的、立体的心理护理,使病人和家属对疾病保持积极乐观的心理,从而有益于疾病的康复。

(二) 心理护理的具体措施

1. 改善监护室的环境　营造舒适的环境,给病人一个愉快的心理。由于病人对医院环境和手术气氛极为敏感,所以手术间一定要整齐、清洁、床单无血迹,手术器械要掩蔽,室温保持在 23℃左右。医护人员在手术时不要闲谈嬉笑,也不要窃窃私语,相互间谈话要低声谨慎,抢救病人时应沉着冷静、动作敏捷,操作时尽量减少、减轻器械的碰撞声,避免给病人造成一些不良的刺激,影响手术的顺利完成。

2. 建立良好的医护关系　做好急危重病人的心理护理,必须建立良好的护患关系,使病人产生安全感、信任感和舒适感,要全面地观察了解其心理护理,及早发现病人的异常心理,做好说服、解释工作,使病人的心理恢复正常。

3. 缓解病人的负性情绪　针对病人恐惧、焦虑、悲观、抑郁、愤怒等情绪,可以采取以下心理护理措施:① 热情接待,礼貌地询问病人或家属病情,以恰当的言行稳定病人的情绪,增加病人的安全感和对护士的信任感。例如,对需要急诊手术的病人,说明手术的目的、一般步骤及手术过程中可能出现的情况,增强病人和家属的信心。医护人员应主动热情地关心病人,使病人感到医护人员可信、有安全感,特别是护士应善于观察,及时发现病人术前的心理问题,以便给予安慰、鼓励和疏导,也可让一些成功做过手术的病友与其交谈,互相鼓励,争取术中很好地配合。

② 树立时间就是生命的时效观念,沉着、冷静、有条不紊地进行抢救和护理工作,尽快采取如吸氧、输液、输血、包扎、止血、固定等措施,维持生命体征平稳,减轻疼痛。使病人看到生命希望,树立病人战胜疾病的信心。适当给予镇静剂,以减少病人的恐惧、焦虑心理。③ 对有些病情不宜向病人交代的切勿在病人面前交代和议论,以免影响病人的情绪。④ 鼓励病人合理宣泄,向护士或亲友倾诉烦恼,以缓解心理压力,稳定情绪。

4. 对病人家属进行心理支持　在危重病人积极抢救的同时,应做好对病人家属的心理护理。病人家属都有一个共同的愿望,就是希望医护人员让他们的亲人尽快脱离危险,这一点与医护人员的愿望是一致的。但是病人家属往往对医学知识知之甚少,面对亲人的病痛焦虑、恐惧,甚至大声喊叫、哭哭啼啼,这时医护人员首先要同情和理解他们的心情,要冷静温和地阻止他们。边抢救的同时边告诉他们哭叫对病人的病情没有帮助,反而会增加病人的思想负担,不利于病情的治疗。对惊慌失措、哭啼的家属,应先劝说他们离开,使他们安下心来相信医护人员的治疗与护理;对比较镇静的家属,可如实地告诉病人情况及准备采取的治疗,争取让他们向病人做好解释工作,使抢救、治疗工作顺利进行。

本 章 小 结

1. 患病儿童的心理特征主要有分离焦虑、恐惧不安、孤独沮丧、抑郁自卑;儿童病人的心理护理基本原则有针对性原则、启发原则、关系原则;主要方法有沟通方法符合儿童心理特征、病房环境设置符合患儿心理需求、创造条件满足患儿的情绪需求。

2. 患病青年的心理特征主要有独立、自我,焦虑、悲观,羞涩、不安,闭锁、孤独;青年病人的心理护理主要方法有合理安排、适当娱乐,细心答疑、耐心解释,了解原因、安慰交流,理解善诱,暗示疏导。

3. 患病成年人的心理特征主要有适应不良、恐惧多疑、悲观失望;成年期病人心理护理的内容有尊重、消除顾虑、自我调节、调动病人的社会支持系统。

4. 老年期病人的心理特征主要有否认心理、偏执心理、恐惧心理、自卑、抑郁心理、幼稚依赖心理;老年期病人心理护理的内容有表现尊重、尊敬,表达温暖、关心,建立良好生活方式,丰富社会支持。

5. 患病初期病人的心理特征有矛盾心理、敏感、埋怨与自责;心理护理的内容包含倾听和解释,帮助病人适应"病人"角色。

6. 疾病发展期/稳定期的心理特征有接受和依赖,与治疗有关的心理反应;心理护理的内容提供信息,建立良好的医患关系。

7. 疾病恢复期的心理护理的心理特征有愉快和欣慰,担心和忧虑,被动和退缩;心理护理的内容有指导病人提高自护能力,关注特殊病人,健康教育,进行慢性病的疾病管理教育。

8. 临终病人的心理特点有焦虑、抑郁、孤独、消极、绝望、恐惧等心理特征；心理护理的内容有临终病人的心理支持，帮助病人减轻恐惧和痛苦，做好临终病人家属的心理护理，必须尊重宗教信仰和风俗忌讳。

9. 急危重病人的心理特点有恐惧、焦虑，否认，孤独、抑郁，期待与乞求，愤怒，求生欲望；心理护理的基本原则有提高认识，重视心理护理、提高护士的自身素质、加强心理护理的针对性、开展综合、立体的心理护理；心理护理的内容有改善监护室的环境，建立良好的医护关系，缓解病人的负性情绪，对病人家属进行心理支持。

（何苗苗）

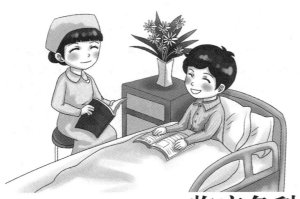

第十二章
临床各科病人的心理护理

案例 12-1　急性心肌梗死病人的心理护理

　　张某,男,67 岁,退休教师,因胸骨后压榨性痛,伴有恶心、呕吐,2 小时后入院。病人于 2 小时前搬重物时突然感到胸骨后疼痛,呈压榨性,有濒死感,休息与口含硝酸甘油均不能缓解,伴大汗、恶心,呕吐过两次,为胃内容物,二便正常。既往无高血压和心绞痛病史,无药物过敏史,吸烟20 余年,每天 1 包。入院后诊断为急性心肌梗死,需绝对卧床休息,并予以药物为主的综合治疗。病人焦虑不安,担心发生生命危险。

 思考题

　　1. 请评估病人当前的心理状况。

　　2. 如何对该病人进行心理护理?

　　3. 随着病程的发展,如何调整心理护理方案?

　　在临床中,病人常见的心理反应包括:退行、依赖性增强,情绪不稳、易激惹,感觉过敏,焦虑、恐惧、抑郁、愤怒,孤独等。但不同疾病和疾病的不同阶段心理状况有所不同,因此,我们在对病人进行护理时,应针对各科病人的心理特点和疾病不同阶段的心理特征进行。本章将按照医院科室的分类,以内科、外科、妇产科、儿科、肿瘤科、传染科和五官科等为例对各科常见病人的心理特点进行阐述,并探讨各科病人的心理护理问题。

第一节 内科病人的心理护理

内科,通常包含呼吸内科、消化内科、神经内科、心血管内科、肾内科、血液内科、内分泌科、免疫科等科室。内科疾病病种繁多,病因复杂,且有一个共同的特点——除少数疾病,如大叶性肺炎等可以一次性治愈外,多数疾病迁延时间长,具有反复性,并由此带来一系列心理问题。因此,在内科疾病的护理中,除了给病人做好基础护理外,还必须注意病人的心理状态,了解和掌握病人的心理需要,消除各种不良的心理因素,以取得病人的积极配合。

一、内科病人的心理特点

根据病程的发展,疾病通常可以分为急性期、慢性期和康复期三个时期。不同时期的病人心理特点不同。

1. 急性期 急性期是指根据疾病的临床表现及病理变化,在疾病发展过程中比较严重的时期。这一时期的共同特点是起病急骤、进展迅速、病势凶猛,自觉症状明显,常导致病人的不良心理反应。此期易出现的心理反应包括:

(1)焦虑:起病急,自觉症状重,缺乏足够的思想准备都容易使病人产生紧张、焦虑的情绪,他们常担心自己的生命可能会有危险,怕耽误工作和学习,担心难以承受经济负担等。

(2)恐惧:病人在急诊入院后,需要接受医护人员的检查和治疗,尤其是侵入性的检查和治疗,如插胃管等,会使病人感到害怕和恐惧。有些急重症病人如急性心肌梗死者看到同室病友的不良状况,也会产生恐惧。

(3)急躁:由于病人对医院环境陌生,加之起病急,病情重,害怕知道疾病的检查结果及对治疗缺乏信心等原因而表现出情绪急躁不安,往往对医务人员及自己家人的态度生硬粗暴。

2. 慢性期 当急性症状缓解后,内科疾病大多进入慢性期,此期病期冗长,身体有不可逆转的病理变化,不能完全康复。病情时好时坏,疗效不显著,病人需要长期治疗和护理,造成病人的躯体痛苦和精神折磨。因此容易出现孤独、恐惧、伤感、绝望等心理。

(1)孤独:病人离开温暖的家来到医院,环境的隔离(包括与家人、朋友、同事的隔离)、疾病的困扰或语言沟通障碍会使他们感到孤独。

(2)恐惧:有些病人由于经常或常年输液导致血管穿刺困难而害怕输液,或病人对入院后进行的必要诊断方法、医疗措施及医疗护理操作缺乏认识,从而产生恐惧和不安心理。

(3)抑郁:有些病人想到今后不能像以前那样生活,需要别人的帮助,自尊心受挫,会出现抑郁情绪。

（4）愤怒：由于治疗效果不明显或时有反复，有的病人会出现焦虑易怒情绪，挑剔任性，常为不顺心的小事发怒，怨天尤人，责怪医生护士不够尽心，埋怨家属照顾不周。

（5）绝望：多见于内科中晚期病人及常年卧床的病人，由于疾病病程长，经常反复发作，药物疗效差，使病人备受疾病折磨，对疾病的恢复缺乏信心，产生绝望甚至轻生的念头。

（6）防范心理：因病情的迁延反复，病人对医护人员产生怀疑，不愿配合医护人员的治疗，疑虑重重，甚至拒绝必需的治疗。

除上述情况外，病人还会出现其他心理问题，如对周围环境微小的变化极为敏感，常猜疑自己的病情加重或患有不治之症；或有退行，依赖他人的关心和照顾，要求医护人员时刻关注自己，如不能满足，则忧心忡忡。

3. 康复期　疾病或理化因素造成的组织器官器质性改变已基本修复，进入了疾病好转或功能恢复阶段，特殊情况可留有后遗症，甚至废用性残疾。由于疾病的康复情况和预后不同，病人会有愉快、担心、退缩等不同的心理表现。（详见第十一章）

二、内科病人的心理护理

针对不同病程的病人，需要采用的心理护理内容也有所不同。

1. 急性期　针对急性期病人的心理特点，心理护理应从以下几个方面入手。

（1）热情接待：向病人介绍医院周围环境和住院须知，操作时动作轻柔熟练，使病人入院后就感到有一种亲切、安全和可信赖感，使其更好地配合治疗，才能够达到预期目标。

（2）消除恐惧：首先要耐心解释，消除病人对检查和治疗的顾虑，护士在操作前应向病人说明治疗操作的目的，操作过程中可能出现的不适感。例如，向病人说明洗胃的目的是迅速清除毒物，减少毒物的吸收；在插入胃管时对鼻腔有一定刺激或有少量出血；当胃管经过咽部时可引起恶心呕吐等不适感，这些都属于正常情况，不会对身体造成不良后果，嘱咐病人不要过分担心。在治疗过程中要始终保持沉着、冷静、果断、自信的态度，切勿由于忙乱而产生紧张气氛，主动介绍治疗用药的目的等病人最关心的问题，避免通过家属及病友反应造成对病人的不良影响和刺激。

（3）密切观察：随时深入病房与病人接触，多交谈，以便及时了解病人的心理状态，做出适当处理。

2. 慢性期　依据病人慢性期的心理特点，心理护理应做到以下几方面：

（1）建立良好关系：良好的护患关系是进行心理护理的前提，是一切心理护理的基础。病人入院后接触最多的是护士，护士的每一个细微动作、每一句话都对病人的心理状态有着直接的影响，尤其是经常反复住院的内科病人。所以护士要关心、体贴病人，接待病人时态度要和蔼，热情认真，帮助他们解决生活中遇到的困难,鼓励他们面对现实,正确地看待疾病。

（2）合理运用技巧:用共情体会病人的痛苦,设身处地地理解病人的想法和行为。运用支持疗法,耐心听取病人的诉说,给病人以温暖和鼓励,根据病人不同的心理需要,采取相应的心理护理。用认知行为疗法帮助他们正确地看待目前所处的情况,并建立积极有效的行为,如健康的作息习惯。对退行的病人,要让他们看到自己的有效资源,增强自理能力的信心。另外,对多因素造成的心身疾病的病人,要加强心理卫生指导,寻找合理疏泄的途径,摆脱心理问题,保持身心良好状态。

（3）耐心解释说明:护士需要帮助病人提高对疾病的认识,减轻对疾病的顾虑。在护理操作前做好解释说明,如在给病人进行导尿、灌肠等护理操作时向病人说明操作的目的、步骤及在操作中可能产生的不适感、应注意的问题等,这样不仅可以消除病人的顾虑,还可以发挥病人对诊治和护理的主观积极性,取得病人的合作,促进康复。

思考题

1. 为什么说建立良好的护患关系是有效心理护理的前提?
2. 治疗中对疾病的解释是不是越详细越好?

（4）创造优美环境:优美的环境能使病人心情舒畅,有利于病人的身心健康。因此护士应保持病房空气清新、安静、整洁,为病人创造优美、舒适的治疗环境。

3. 康复期　除了对急性病病人心理护理外,对康复期病人的心理护理也不能忽视。除本书前述的康复期病人的心理护理外,对于性情急躁的病人要防止在恢复期过早参加工作,以利于康复。

第二节　外科病人的心理护理

外科包含普通外科、肝胆外科、泌尿外科、神经外科、心外科和骨科等科室,其疾病可分为五大类:创伤,感染,肿瘤,畸形和功能障碍。外科疾病通常需要通过手术治疗,这种创伤性的治疗方法往往会对病人的生理、心理产生较大的影响,若病人对这种反应过于强烈,则会影响到手术的实施,进而会影响治疗效果。本节我们将主要探讨围手术期病人的心理特点及其心理护理。

围手术期（perioperative period）是围绕手术的一个全过程,从病人决定接受手术治疗开始,到手术治疗直至基本康复,包含手术前、手术中及手术后的一段时间,具体是指从确定手术治疗时起,直到与这次手术有关的治疗基本结束为止,时间约在术前 5~7 天至术后 7~12 天。

一、手术病人的心理特点

1. 手术前期病人的心理特点　无论手术大小,对病人来说都是较强烈的心理应激源,会使病人产生各种心理反应。

（1）焦虑:这是病人术前担心手术会带来影响自身安全和其他不良后果的一种情绪。术前之所以会普遍存在恐惧焦虑的心理反应,是因为病人对手术治疗疾病的目的、意义、预后、必要性和迫切性等没有足够的认识,加之对周围环境的陌生感,以及以往创伤的体验,产生担忧和惧怕。

思考题

术前焦虑水平是不是越低越好?

病人术前焦虑的主要来源有:① 害怕手术。② 对手术过程和结果担心。害怕的是疼痛与死亡,担心的是是否会发生意外、出现残废或损害等。一旦确定需做手术治疗,病人即对手术产生种种猜测,或查看、打听有关手术的问题,急切盼望早日用手术解除疼痛。同时,又表现为惴惴不安,情绪不稳定,食欲和睡眠也会受到影响。一旦手术日确定,则情绪更为紧张,惶恐不安,吃不下饭,睡不好觉。

（2）抑郁:手术对病人来说意味着脏器组织的破坏或丧失,甚至可能是生死考验,因此可致使负性情绪增强,表现出闷闷不乐、忧愁压抑。由于个性及手术部位和性质不同,不同病人可产生轻重不等、表现不一的情绪变化。如有的病人心情压抑,但极力掩饰,不易被觉察;有的病人则表现为情绪低沉,忧心忡忡,愁眉不展,唉声叹气,甚至忧郁沮丧,悲观绝望,大有"度日如年""生不如死"之感。

（3）猜疑:疾病通常使病人对自己的健康状况比较敏感,因此有些手术病人——特别是大手术病人术前对别人的一言一行,一举一动均细心观察,听到别人低声细语就以为是在讲自己的病情严重或无法救治,把别人的安慰和关心认为是暗示自己将不久于人世,或担心误诊,怕手术部位搞错,甚至否认自己患病。

（4）择优心理:病人为了满足安全的需要,迫切希望具有高水平的医生为自己做手术,同时也希望得到技术熟练、态度和蔼的护理人员为自己护理。

专栏 12-1　术前心理状态与术后康复的关系

大量的相关研究表明,大多数手术病人在手术的前、中、后期均会产生比较剧烈的生理与心理应激反应。如果反应过于强烈,会给病人的手术及预后带来不良影响。因此,手术病人的心理问题已引起国内外许多医学家及临床心理学家的关注,并为此做了大量研究。

研究发现,个性特征、情绪状态、应对能力、社会支持、生活事件数量等心理社会因素对外科手术病人的心理应激强度、手术顺利程度及术后康复状况都有影响。如 C. D. Jenkins(1994)对 463 名接受心脏冠状动脉架桥术或心脏瓣膜手术的病人进行研究发现,下述术前测量的指标可以预示病人在术后 6 个月时的彻底康复:低水平的焦虑、抑郁、敌意,发生的低数量或低影响的生活事件,高自尊、活力,较多的社会活动参与,广泛的兴趣爱好,高水平的社会支持。再如 B. Bunzel(1994)通过对 50 名心脏移植手术病人及其配偶的追踪研究指出,下列心理社会因素可以成为预示手术成功的指标:对付应激的能力、情绪的稳定性、高的挫折耐受力、低的攻击性、配偶的同情、关心和支持及其经常帮助病人进行情感疏泄等。B. Enqvist(1995)对上颌面手术病人的实验研究发现,接受术前指导的病人与对照组相比术中失血量减少 30%;而接受围手术期指导的病人与对照组相比术中血压较低,术后康复较快。因此,他认为,情绪因素不仅影响术中的出血量和血压,而且影响术后康复。当外科医生向病人提供信息、保证与方向时,病人体验不到焦虑,护士、配偶及病友在提供方向、消遣与自我增强时,病人的焦虑分也降低。可见社会支持有利于减轻术前焦虑、改善手术应激效应,而且社会支持可以通过广泛的角色形象从许多途径获得。综上所述,可以得出心理社会因素在病人的手术前、中、后均起到了极其重要的作用。

2. 手术期病人的心理特点　病人进入手术室,经历手术的全过程,加之手术室的特殊环境、手术器械和气氛,使病人更加恐惧,甚至难以自制,可表现为全身发抖、面色苍白、四肢发冷、出冷汗、血压上升、心率增快、惶惶不安,有的表现为惊恐、胸闷,甚至濒死感。对手术者的谈话和环境、气氛的变化极为敏感。

3. 手术后期病人的心理特点　多数病人术后因手术顺利,表现为情绪稳定、能以坚强的意志忍受疼痛,主动配合治疗护理。但有少数病人仍有不良心理反应。

(1) 焦虑:经过手术,尤其是承受大手术的病人,一旦从麻醉中醒来,意识到自己还活着,颇感侥幸,这时他们迫切想要知道自己疾病的真实情况和手术效果。但由于手术部位躯体组织受到不同程度的损伤,术后不久的切口疼痛,加之躯体不能自主活动,怕切口流血或裂开,多产生焦虑情绪。开始,感到紧张、痛苦难熬,2~3天后疼痛缓解,但对预后的担心又紧紧地围绕着病人。

(2) 惧怕:疼痛是术后最主要、最痛苦的不良感受。病人对疼痛的耐受有明显的个体差异。平素惧怕疼痛者,在术后表现尤甚,可能会呻吟不止或痛苦哀叫。疼痛不仅使病人不适,还可使其烦躁焦虑,也可因惧怕疼痛而不敢活动,不敢咳嗽、排痰和深呼吸,易导致术后并发症。

(3) 疑虑:病人的身心在手术之后较为脆弱,各种不适和虚弱状态会使其产生种种疑虑,如手术是否真正成功,疾病是否已经根除,机体功能是否能够恢复等,并希望医护人员能确切答复。

(4) 依赖:手术使病人遭受痛苦,更加强化了"病人角色"的被动依赖。表现为情感脆弱、幼稚、顺从、撒娇、依赖。此时,病人完全依赖于医护人员和家属的照顾,自己能做的事比如洗手、洗脸、吃饭、翻身、大小便等都不去做,全靠他人的帮助。

(5) 抑郁:术后病人平静下来,大都出现抑郁反应。主要表现为不愿说话、不愿活动、易激惹、食欲不振、睡眠不佳等。病人的这种心理状态导致其不能及时下床活动,卧床又影响心、肺及消化系统等功能,容易产生营养不良,静脉血栓和继发感染等。

(6)缺陷心理:一部分破坏性的手术,如截肢、毁官、脏器移植和手术造成的各种重要功能破坏等,尽管为病人解除了痛苦、保全了生命,但却导致了病人的生理缺陷,给病人造成难以平复的缺陷心理。具有缺陷心理的病人多表现出自卑感,不愿和他人接触,孤独,回避,内心有强烈的压抑感。

二、手术病人的心理护理

1. 术前心理护理 在建立良好的护患关系的前提下,术前心理护理可以从以下几个方面进行。

(1)术前教育和术前训练:术前教育对减少忧虑恐惧,增强自信心,促进组织修复、机体恢复均有显著作用。在研究中发现,无论是对病人单独进行术前教育,还是对病人和其亲属共同做术前教育,均比未接受术前教育者住院天数减少,卧床时间缩短,麻醉药使用量减少,病人更加合作,且焦虑、抑郁程度较轻。和亲属共同接受术前教育的病人比病人单独接受术前教育者更明显。

专栏 12-2 术前教育和术前训练的内容

术前教育和术前训练可以让病人有充分的思想准备,增加营养,保证睡眠,树立必胜的信心。

一、术前教育

1. 解释手术的目的、意义、方法、预后,使病人对手术有比较全面的了解。

2. 说明术前准备的目的、意义,取得病人在化验、X 光检查、备皮、灌肠、导尿、插胃管等操作时的合作。

3. 说明术前用药的目的、意义和时间。

4. 向病人家属说明手术的目的、意义、预后,讲述手术中、手术后可能出现的意外情况和并发症,指导家属给病人以鼓励和支持的方式方法,争取家属协助医护人员给病人以良好的帮助和护理。

二、术前训练

术后病人的某些生理功能、机体状态将会发生改变,尤其是切口疼痛给病人带来许多限制。在术前认真做好某些功能训练、会使术后痛苦减少到最低限度。

1. 训练病人在床上排便、翻身、深呼吸、咳嗽,要告知其注意事项,并使病人了解做这些动作对预防术后并发症的意义。

2. 讲解用手固定伤口的方法,训练病人和家属用手固定伤口,以减轻因活动、咳嗽造成的切口疼痛。

3. 训练病人在床上进行下肢运动,使病人了解下肢运动对预防下肢静脉栓塞的意义。

　　4. 说明术后引流管的作用及保护措施,引导病人及家属注意引流管的保护。

　　(2)心理干预:可通过观察、晤谈以及必要的问卷测查等手段,对病人做出综合心理评估与护理诊断,制定相应的心理护理计划。

　　针对术前紧张、焦虑的情绪和饮食、睡眠不佳的状况,可以使用不同的心理干预方法。如通过改变病人的认知使其接受手术治疗。当病人认识到手术是其疾病治疗的唯一最佳方法时,病人就知道手术是不可避免的,并会逐渐对家庭成员、个人及其经济因素让步,慢慢接受手术并设法解决其他问题,如寻找经济帮助等。如能向病人的亲属说明可以帮助病人的方法和态度,不但可以缓解某些病人家属的紧张和焦虑不安的情绪,以免给病人的情绪产生一种影射作用,而且可以通过提高病人的家庭和社会支持,使病人得到多方面的安慰与鼓励,从而减少心身反应,提高手术成功率和术后康复的最佳效果。

　　放松训练也是可以使病人情绪稳定的方法。且放松训练能使肌肉松弛,增加对手术的耐受力,加速恢复机体功能,必要时可利用肌电生物反馈仪指导病人进行肌肉放松训练。

　　(3)消除思想顾虑:通过做好病人家属、朋友的工作以提高病人的家庭和社会支持,使病人摆脱顾虑,增强战胜疾病的信心。还可以通过示范作用,如通过有针对性地组织病区已手术过的、恢复比较好的病人进行交流,使之看到手术成功的希望,增强自信心。而对于同病室手术效果不理想的病人,则会对病人产生一种消极的影响,此时应强调他本人的优势以及在手术中的有利条件。对于病情重、手术比较复杂而心理负担特别重的病人,可以重点进行心理教育和心理治疗帮助其建立有效的应对机制,减轻心理负担。

　　2. 术中心理护理　　心理护理在手术过程中的回旋余地较小,但仍应注意一些问题,例如在情况允许时护士应主动与病人交谈,对术中可能出现的一些不适给予指导,如术中探查、牵拉脏器时,嘱病人张口做深呼吸,尽量放松自己。对情绪特别紧张者,可抓住病人的手及时给予支持、安慰、鼓励。有报告使用催眠暗示语言对术中紧张病人有良好的安定作用。为避免术中给病人造成不良刺激引起紧张害怕,医务人员在术中应尽量减少各种声音刺激如手术器械的碰击声,并且要尽量沉着冷静地面对和处理在术中发生的任何病情变化或意外。应尽可能保持手术间安静,不谈论与手术无关的话题。

　　3. 术后心理护理　　由于手术后短期内的根本问题是生理功能恢复,故心理因素常被忽视。但是随着时间的推移及术后病人各种功能恢复的情况,其心理行为问题如长期卧床、社会隔离、药物副作用、活动受限或迟钝等也逐步突显出来,此时如果不帮助病人消除有关的不良心理行为因素,病人常难以用生物医学的治疗手段获得完全康复。

（1）消除疑虑：病人往往会担心和关注手术的结果，所以医护人员在病人手术结束后恢复意识之时，应主动向病人说明手术已成功地切除了病灶，即使术中不顺利或病灶未能切除，亦暂时不能把真情告诉病人，应对病人实行保护性措施。如果手术后仍然需要用鼻管、导尿管及其他附在身体上的仪器，都应事先向病人说明，病人醒来后才不会对自己的周围环境感到陌生或惧怕，对护士或医生的要求，也会很自然地表示合作。尽量帮助病人减少心理负担，安心休养，减少手术后的其他不适。

（2）缓解疼痛：术后疼痛是普遍的，疼痛的程度不仅与手术部位、切口方式、镇静剂和镇痛剂的应用有关，而且与个体的疼痛阈值、耐受能力和对疼痛的经验有关。病人如果过度集中于疼痛感觉，情绪过度紧张，就会使疼痛加剧，意志薄弱、烦躁和疲倦等也会加剧疼痛，许多环境因素如噪音、强光也会加剧疼痛。因此，医护人员应体察和理解每个病人的情况，从具体环节减轻病人的疼痛。除了术后药物镇痛外，还可以教病人使用暗示和注意力转移的方法缓解疼痛。对术后情况的正确认知也可以使病人焦虑减轻，疼痛减缓。

（3）减轻抑郁情绪：乐观的情绪有助于术后康复。应根据病人的性格特点、兴趣和能力给予启发，使他们能接受现状，配合治疗，以便早日恢复健康。

（4）加强活动和功能训练：术后的消极依赖是普遍的。护理人员应诚恳地向病人说明依赖心太强不利于术后康复的道理，而不要嘲笑、训斥和冷落病人。鼓励术后病人尽早开始活动，协助和促进其在床上运动、翻身、坐起，循序渐进，可有效地预防并发症和促进脏器功能的恢复。Norton 认为，康复期（rehabilitation period）的行为治疗至少将能起到与术前行为指导同样重要的作用。当手术后病人进入康复期，行为因素在一部分病人身上甚至会成为决定手术最终结果是否理想的最重要的影响因素。

（5）克服缺陷心理：对因手术造成生理缺陷的病人，医护人员要特别尊重他们的人格，鼓励他们加强功能锻炼，促进代偿能力，以适应生活、工作、学习的需要。

（6）正确对待人生：手术后要经过相当长时间的恢复过程，如果手术效果良好，即使再痛苦也有补偿的希望，若手术效果不好或预后不良，如恶性肿瘤转移，则还要在死亡线上挣扎。因此，对预后不良的病人，是否告知病人其真实病情应视情况而定。但无论哪种情况，给予病人积极暗示都是必要的。

第三节　妇产科病人的心理护理

妇产科包括妇科和产科两个部分，主要研究女性生殖器官疾病的病因、病理、诊断及防治，妊娠、分娩的生理和病理变化，高危妊娠及难产的预防和诊治，女性生殖内分泌，计划生育及妇女保健等。妇科和产科工作的内容不同，病人的心理也有差异。

一、妇产科病人的心理特点

1. 妇科病人的心理特点　妇科住院病人患有女性生殖系统疾病,常见的有子宫肌瘤、卵巢肿瘤、宫颈癌等,此类疾病多施以手术治疗,因此也会出现上述手术病人的围手术期心理变化。不同的是,由于妇科病人人群以及病种的特殊性,病人心理改变的原因和表现与外科手术病人有差异。主要表现在以下几个方面:

(1)焦虑和恐惧:病人患病后不仅遭受病痛的折磨,还身处医院这个陌生的环境,所以迫切希望了解自己的病情,如确切的诊断结果、如何治疗、病情会持续多久、自己的经济状况能否应对等,特别是一些急、重症病人,起病突然,发展迅速,病势迅猛凶险,病人缺乏足够的思想准备,其心理反应尤为强烈,容易产生焦虑、恐惧心理,从而造成极大的精神压力。

对妇科手术病人而言,由于涉及生殖系统,生育年龄妇女对子宫切除或卵巢手术有严重的心理负担,担心术后性功能改变,影响夫妻生活;担心术后性别改变;担心肿瘤为恶性;担心术中或术后伤口疼痛;担心麻醉或手术意外。因此会表现出多虑,无所适从,紧张恐惧,易激惹、爱挑剔,不与医护人员合作等行为,且会出现食欲不振、失眠等现象。

(2)悲观和失望:有些病人因患病只能躺在床上,自己的日常生活得由他人照顾,或因牵挂父母和子女及自己是否成为家庭的累赘等问题而忧心,产生悲观、失望心理,甚至拒绝治疗。

(3)敏感和猜疑:妇科病人的自尊心很强,子宫和卵巢切除病人常出现自身脏器的缺失心理及术后女性特征、性功能、生育能力、家庭生活等的损失感,担心被嫌弃、轻视,特别希望得到他人的尊重。一些知识女性更为敏感,他人的一个眼神、一个动作、一句话,都会使其情绪低落,产生自卑、自责的心理。

2. 产科病人的心理特点　产科住院人群以孕产妇和新生儿为主,是一组特殊的人群。孕产妇的心理状态与胎儿的健康有着密切的关系,因此产科护士必须深入分析孕产妇的心理特征,并对她们实施正确的心理护理。

由于孕产妇的性格、职业、思想观念、文化程度、家庭状况和孕产次不同,所以在怀孕和分娩过程中,她们的心理状态和需求也不同。大多数孕产妇因期待新生命的到来而心情愉悦,但同时由于处在产科这个陌生而又特殊的环境,会使她们产生焦虑情绪和忧郁、害羞的心理。

(1)焦虑和恐惧:妊娠和分娩是自然生理过程,但对孕产期妇女来说,需要面对机体的躯体、心理和社会功能的种种改变,因此容易出现心理问题。焦虑和恐惧是常见的心理反应。妊娠期的女性常有期盼和担心,包括担心胎儿畸形,担心胎儿性别,担心难产,担心自己是否能做好母亲等。恐惧一般出现在临近分娩时,害怕生产或手术疼痛,害怕分娩过程不顺利或有后遗症。然而这种恐惧心理可能引发"恐惧-紧张-疼痛症候群",致使胎儿宫内缺氧窒迫,或诱发子痫和难产等。

一些有妊娠并发症的孕产妇,如妊娠高血压综合征、胎盘前置、产后出血等会使病人的焦虑和恐惧情绪更甚,她们由正常的社会角色意外地进入危重病人角色,受病痛的折磨和面临死亡的威胁而处于极度恐惧之中。

(2)忧郁和害羞:这类心理反应常见于未婚先孕女性和生育知识缺乏者,主要表现为紧张孤独,忐忑不安,思想顾虑重,不与人交流,回答问题也比较犹豫。未婚先孕女性同时会存在羞愧、悔恨、自责负罪心理。

二、妇产科病人的心理护理

1. 妇科病人的心理护理　要做好妇科病人的心理护理,同样离不开良好的护患关系。对妇科手术病人,除了同外科手术病人一致的围手术期心理护理外,还需有针对特殊心理问题的处理方法。

妇科手术病人,特别是子宫或卵巢切除的病人,因担心是否影响身体健康、是否影响夫妻关系或是否影响生育能力而产生心理问题,因此要进行良好的术前沟通,用通俗易懂的语言及一定的沟通技巧,结合病人的病情进行讲解。比如告诉病人子宫肌瘤剥离术不会影响病人的生育能力;或子宫次全切术后阴道长度与术前基本一致,对夫妻的性生活几乎无影响,通常在术后 6 个月即可恢复性生活。通过纠正病人的错误认知增强其自信心,使其能够积极配合治疗。

放松训练可以缓解焦虑情绪,而对病人家属的心理干预可以为病人提供更多社会支持,间接缓解病人的焦虑和抑郁情绪。

2. 产科病人的心理护理　孕产期的焦虑、恐惧心理通常基于孕产妇对相关医学知识的缺乏。心理上的恐惧和生理上的创伤将直接影响到产妇的正常心理活动,并对正常分娩后产妇的康复产生一定的影响。让产科病人获得相关知识,并充分了解病人的心理和生理需求,给病人关怀和支持,满足病人的各项需要是解决其心理问题的有效方法。同时,为增加孕产妇的社会支持,可请孕产妇的家人共同参与相应的指导。

在中国,大多数医疗机构没有设置家属陪产,剖宫产更是如此,因此在产程中心理护理显得尤为重要。为缓解产妇的焦虑情绪和惧怕疼痛的心理,可以从以下几点入手:

(1)产前心理护理:产前向产妇积极宣传教育,帮助其熟悉环境并初步了解分娩过程及相关情况。放松训练有助于缓解产妇的疼痛感,因此在产前教病人练习。

(2)产时陪产护理:安排专业助产士全程陪伴,并密切观察产妇宫缩的反应及表情,一旦有异常反应及时调整。并鼓励产妇,加强分娩信心。

(3)产后心理护理:护理人员应擦拭干净病人身上血迹,整理其衣着,并将其送至病房,以温和的言语说明分娩结果。随后,严密观察病人切口和生命体征变化,指导病人自我调节呼吸,并提前告知病人术后疼痛情况,使其对术后疼痛做好心理准备。教病人母乳喂养和婴儿护理知识,减少初产妇的焦虑。同时,鼓励病人家属多陪伴、关心病人。

第四节　儿科病人的心理护理

儿科一般收住从出生到 14 岁的患儿,他们的共同特点是身心的生长发育都不成熟,不完善,无论从生理或心理上都与成人存在着很大差异。因此,在临床工作中,儿科护士应掌握各阶段小儿的心理特点,有效、有针对性地实施心理护理,以减少和消除患儿的不良情绪,使其保持接受治疗和护理的最佳心理状态,促使其早日康复。

一、儿科病人的心理特点

由于儿童的神经系统发育不够完善,患儿对疾病的认知能力有限,耐受力差,反应性强,缺乏自制力,活泼好动,情感表露直接,单纯,适应能力强。1～3 岁的婴儿具有认知能力差,情绪易激动,疲劳,易受外界影响而注意力不集中,不稳定等特点。出入院时产生厌恶、对立、发脾气、大声喊叫、哭闹不休等行为。3～7 岁幼儿认知能力有所增长,但有局限性,情感尚不稳定,具有冲动性和易感染性,容易受环境的影响。7 岁以上的儿童情感稳定性和有意性有所增长,有一定的控制能力,能理解医护人员的语言,并有一定的自我调节能力。一般说来,儿科病人通常有以下几种心理反应:

1. 焦虑和恐惧　这是病人常见的负面情绪,儿科病人亦是如此。产生这类情绪的原因除了身体不适,还有陌生而特殊的环境,检查和治疗带来的不适,紧张的气氛,医护人员的白衣服和严肃的面孔,其他患儿的哭闹等。由于儿童易受父母情绪的影响,因此来自患儿父母的紧张、焦虑也是导致儿童焦虑、哭闹的原因之一。

分离焦虑是低龄患儿常见的心理问题,分离焦虑较严重的患儿更易产生恐惧,表现为哭闹、拒食、拒绝服药与注射等。

2. 孤独和抑郁　患儿在住院几天之后,整日置身于单一的白色色调及特殊的气味之中,医务人员除固定的操作,如按时查房、定时打针等,极少与患儿交流,使患儿逐渐产生压抑感。医院内的空气、光线、活动空间与外界差异较大,也可使患儿感到乏味、枯燥、沉闷继而思念小伙伴。由于感到孤独他们会不愿活动,不思饮食,沉默寡言,易哭甚至出现睡眠问题。如若患儿本身的家庭内部关系出现问题,也会造成患儿上述心理问题的出现。

3. 偏执和敌对　此类心理问题常发生于病程长,病情迁延不愈甚至逐渐恶化的患儿。由于患儿住院时间长,体会到很多肉体上的痛苦和精神上的折磨,或没得到较好的照顾,或是某些要求没有得到满足,都可产生强烈的反抗行为,不愿配合治疗,甚至仇视和攻击医护人员。患儿通常易激惹,固执任性。

4. 退行　　儿童生病后由于疾病的折磨、治疗的痛苦或被过度关注、过度照顾等都会使孩子的行为发生退行,原本能独立吃饭的儿童不能自行进食,原本能自己睡觉的孩子睡前哭闹,或出现与年龄不符的尿床、尿裤子等现象。

二、儿科病人的心理护理

由于儿童有注意力容易转移、沟通能力有限、模仿能力强、需要赞赏等心理特征,因此在熟知儿童心理发展特点的基础上,护士可以对不同年龄的儿童施以不同的心理护理。

1. 婴儿(1～3 岁)的心理护理　　对待此期患儿我们应做的是:尽力满足患儿的生理和心理需要,让其母婴同室,母乳喂养,护士经常和他们讲讲话、给以微笑,也经常抱抱、抚摸患儿、拍一拍后背、摸摸头等,让他们感到熟悉,使他们有安全感、依恋感,从而减轻患儿的焦虑,并很快适应环境,这对疾病的康复也有积极意义。

2. 幼儿(4～6 岁)的心理护理　　此年龄段的患儿具有一定的认知能力,我们可主动接近患儿,运用他们能够听懂的语言,讲明生病住院的道理,帮助他们熟悉环境,认识小伙伴,和他们一起玩游戏、讲故事,使其尽快消除紧张感、陌生感。对配合治疗的行为及时鼓励予以强化。对有退化行为的患儿倍加关照,对尿床、尿裤的患儿不责备和讥笑,保护患儿的自尊心,及时更换衣裤和被褥,使其摆脱困境以免引起紧张和自卑。对合理的依赖心理要给予支持和理解,但随着病情的好转,应设法逐渐消除其依赖心理,鼓励患儿主动去做力所能及的事情。

3. 儿童(7 岁以上)的心理护理　　此年龄段的患儿已具备较强的认知能力,入院时告诉他们生病、住院、治疗等大概情况,并动员家长配合,让孩子理解治疗疾病的重要性,为其顺利住院安心治疗做好心理准备。患儿住院期间,根据病情许可组织一些有趣的娱乐活动,如唱歌、下棋、讲故事、做游戏等,以调节其精神生活,消除住院的枯燥乏味感。在治疗过程中鼓励患儿要坚强勇敢,对他们的出色表现要及时表扬鼓励,以强化他们的有益行为。

在对患儿进行心理护理的同时,我们也不能忽视对患儿家长的心理干预。

专栏 12-3　儿科病人家长的心理特点和心理干预

儿童易受家长的情绪感染,因此做好家长的宣教和心理干预是帮助儿童尽快适应医院环境、配合治疗的必要环节。

一、患儿家长主要心理问题的产生原因及表现

1. 焦虑和紧张　　入院时对疾病缺乏认识,对环境的陌生感引起紧张与焦虑。

2. 恐惧　　由于心疼孩子而对各种注射和侵袭性的检查产生恐惧感。

3. 怀疑和不信任　　对疾病不了解引起的对治疗方案的怀疑。或对医务人员由于年龄、性别、言语、着装等外在条件和表现引起的不信任。

4. 容忍　对于患儿不正确行为的容忍和支持是许多家长的共同表现。他们认为孩子生病是自己照顾不周造成的,对孩子有歉疚感,于是对孩子病中的不合理要求尽量满足。

5. 依赖感　家长对患儿日常生活上的照顾也依赖于护理人员,而对自己的表现缺乏信心,生怕自己的动作会伤及孩子。

二、对患儿家长的心理护理

首先要找出患儿家长存在的心理问题,分析形成这些心理问题的原因,根据不同的原因进行心理护理。

1. 对家长焦虑心理的护理　对环境陌生引起的焦虑,我们可详细介绍医院环境,病区设施,住院期间需要遵守的各种规定,帮助家长尽快熟悉就医环境。

对由于对疾病不了解引起的焦虑,可以通过进行病人教育,如介绍病情、疾病的发病原因、一般治疗方案、护理措施,尤其对家长在平常可以做到的护理措施进行讲解,如饮食护理,详细说明哪些食品可以吃,哪些不能吃等。使家长对疾病有所了解,并对自己可以为孩子所做的事情有信心。

对病情变化引起的焦虑,我们应耐心解释可能造成病情变化的原因,并向家长说明目前的治疗方案是针对患儿病情需要制定的,使家长对医疗方案放心,同时还要加强巡视,以实际行动使家长安心。

2. 对家长恐惧心理的护理　对疾病预后的担心引起的恐惧,护士应针对患儿的疾病对可能发生的情况有所了解和准备。对预后良好的疾病,在对家长说明时可多用鼓励的语言,让家长看到治愈的希望;预后差的,应用婉转的语言,安慰家长,使家长能够正确面对疾病,尤其对慢性病应指出现代科技进步,不要放弃希望;而对病情发展较快的,要用肯定的语言告诉家长,医院会尽最大的努力进行治疗。

在做治疗时应提高操作成功率,如头皮静脉穿刺如一次成功,可帮助家长减少恐惧感。

3. 对家长怀疑与不信任心理的护理　对由于与书籍上治疗方案有差异引起的对治疗怀疑,可以向患儿家长解释个体存在差异,而书籍上治疗是针对大多数人的一般治疗,治疗要因人而异,根据不同的情况给予不同的措施。通过与患儿具体情况相同的治疗方案的分析,消除家长的怀疑。

对由于医务人员言行等外在条件引起的不信任,应主动与患儿家长进行沟通,注意有技巧地交流,通过树立自身良好的形象来赢得家长的信任。

对由于医疗条件有限引起的对医疗水平的不信任和怀疑,可以通过提高医疗诊断水平和护理技术来弥补硬件上的不足,以良好的护理服务来增强家长的信心。

4. 对其他心理表现的护理 要向家长指出一味容忍孩子的溺爱行为是不利于儿童身心健康发展的,指出孩子不仅要有健康的体魄,也要具备良好的心理素质。希望家长在护士对患儿进行教育时,不要一味袒护,可以利用家长对护士的依赖,建立良好的护患关系,但不是将家长原本能够进行的对患儿日常护理的工作全部交给护士来做,而是教给家长正确的日常护理知识,如怎样正确更换尿布,怎样保持患儿皮肤清洁,如何正确喂养患儿,如何及时添加辅食等,帮助家长独立地进行日常护理,这样做即使患儿得到了正确的护理,也改善了护患感情,有利于护理工作的开展。

第五节 肿瘤科病人的心理护理

一、肿瘤科病人的心理特点

肿瘤科的住院病人大多为恶性肿瘤放化疗者。他们需要面对的共同问题是放化疗带来的不适以及如何提高生存质量。不同阶段、不同恶性程度的癌症病人心理反应不同,同一阶段、同样恶性程度的癌症病人心理反应也会不同。心理的变化受到癌症病人的个性、对疾病的认知、家庭和社会支持度等因素的影响,通常会表现为下面几种情况:

1. 恐惧和绝望 有些病人限于对医学知识有限的了解,在听到自己患上了"肿瘤"特别是"恶性肿瘤"时,都会感到恐惧和绝望。因为人们通常认为癌症的治愈率极低,甚至有些人认为患了癌症就意味着死亡,认为治疗只是"死马当活马医",是"无力回天的",因而产生悲观、绝望等不良情绪,甚至放弃或拒绝接受治疗。

癌症可能带来的疼痛也是病人恐惧的原因之一,特别是目睹或听说过那些"生不如死"的事例的病人。

2. 怀疑和否认 这类心理问题通常出现在癌症确诊的早期,病人对是否患上了癌症心怀疑虑,甚至出现不真实的感觉,同时对身体的变化过于警觉,导致其表现出恐惧、紧张、坐卧不定、寝食难安等状态,反复到各大医院进行检查确认,最终耽误了最佳的治疗时机。

3. 依赖 有些癌症病人在患病以后,会表现出极强的依赖性,总希望有人陪伴,不愿独处,渴求家属及医护人员给予其更多的关怀和照顾。

4. 抵触心理 由于有些肿瘤病人对放化疗知识片面,认为放化疗是十分痛苦的,且效果不确定,因此对治疗没有信心,不愿接受治疗。

5. 抑郁 癌症本身及治疗所带来的创伤,使病人出现情绪低落,悲观失望,不愿与周围人群交流、睡眠障碍等状态,甚至萌生自杀念头。

6. 治疗迫切感 病人迫切希望得到很好的治疗和护理,有些病人盲目相信传闻寻找偏方,但往往因治疗不当,使病情恶化。

二、肿瘤科病人的心理护理

从我们搜集到的资料和相关信息中可以得知:心理护理可减少癌症病人的负性情绪,有助于缓解癌症疼痛,改善睡眠和饮食情况,提高生活质量。具体的心理护理方法包括:

1. 改变认知 首先要普及关于癌症和放化疗的基本知识,教会他们应对不良反应的方法。如化疗引起恶心呕吐等症状时,需食用清淡饮食。随着医学诊断和治疗技术的发展,癌症已不再是"一旦查出,必死无疑"的疾病了。对很多病人来说,癌症是一种"慢性病"。改变对癌症的认知,不仅能建立正确的知识结构,使病人接纳疾病的存在,配合治疗,提高病人的依从性,减少依赖感,而且能减轻他们的抑郁和焦虑等负性情绪。

2. 支持疗法 处于病痛中的癌症病人,尤其是晚期癌症病人,孤独而无助,需要社会支持。心理护理是社会支持的来源之一:良好的护患关系,精湛的护理技术,积极的交流沟通都可以使病人感受到温暖,提高他们的生活质量,树立他们治疗的信心。

家庭是癌症病人心理支持的重要来源。指导病人家属做好配合工作,耐心和细心地照顾,言语安慰,减轻癌症病人对给家人带来负担、对家庭经济状况的拖累等想法产生的愧疚感,借助亲情力量增强病人的康复信心。

团体支持也很重要,因此可以组织病友互相学习和支持,通过集体的配合,学习放松的方法,提高应激力,减少孤独感。

第六节 五官科病人的心理护理

按照医院科室划分的细致程度的不同,五官科也可分为眼科、耳鼻喉科和口腔科。耳鼻喉科是诊断治疗耳、鼻、咽喉及其相关头颈区域的外科学科,眼科和口腔科则分别从事眼和口腔疾病的诊断和治疗。眼科、耳鼻喉科和口腔科病人除具有病人普遍的心理反应外,还有因其为头面部疾病而带来的相关反应,因此需要根据疾病特点加强心理护理的针对性。

一、五官科病人的心理特点

1. 眼科病人的心理特点 眼睛是心灵的窗口,使人的生活丰富多彩。视觉在人类感知外部世界时所提供的信息占84%,一旦眼睛发生疾患,人类和外部世界的信息沟通、交流将受到极大阻碍,给病人的生活工作以及心理状态带来严重的不良影响。

眼科疾病的治疗,包括手术治疗均包括门诊和住院两种。由于眼睛对人的重要性,同时由于眼科治疗操作的相对复杂性与特殊性,病人尤其是初诊者易对其产生多种不利于治疗的不良心理。

(1)焦虑和恐惧:对眼睛这个特殊部位的治疗,尤其是手术治疗极易引发病人的焦虑和恐惧情绪。担心主刀医生的水平、手术意外的可能性、麻醉剂效果的好坏以及手术后伤口疼痛等,导致病人紧张、恐惧、食欲减退、血压升高。

眼科手术病人中,老年病人的比例逐年上升。白内障、青光眼等眼疾使他们多年受疾病折磨,年龄的增长使他们的生活质量下降更多。手术会给他们带来希望,但如果手术失败则意味着他们的生活更加艰难。因此,他们期盼得到治疗,同时对手术充满焦虑,而这种焦虑情绪会对他们的康复带来负面影响。

(2)悲观和失望:长期受眼疾影响的病人容易产生悲观情绪,对生活的希望日渐减少。他们会因为自己的问题感到难过,同时对家人和社会心存负疚。如果得知可以治疗,会给他们带来强烈的希望,使他们对治疗有很高的期待。如果治疗的结果达不到他们臆测的程度,也会使他们失望。

(3)孤独和无助:眼疾带来生活和交往上的不便,使病人产生孤独和无助感。长期患有眼疾的人更是如此。

2. 耳鼻喉科病人的心理特点　耳鼻喉科病人可分为门诊病人和住院病人两大类。门诊病人以数量多、流量大、来去匆匆为特点。住院病人则相对稳定,可进行心理护理和干预的时间较充分。

(1)急诊病人的心理特点:急诊病人一般起病急、病情重、发展快、病程短,病人缺乏心理准备,往往出现紧张焦虑易激动等状况。有些疾病会导致病人惊恐不安,如气道异物导致的气道阻塞等。

(2)慢性病人的心理特点:虽然很多耳鼻喉慢性病不致命,但却给病人带来许多麻烦和痛苦,导致生活质量的下降,如鼻窦慢性炎症引起的鼻黏膜水肿,可造成鼻塞、多涕、嗅觉障碍、头痛以及说话时鼻音过重等症状。因此,此类病人通常情绪低落,疑虑较重。

(3)手术病人的心理特点:除急诊手术外,耳鼻喉科手术病人一般有以下情况:一种是病程较长,总是反复迁延不愈所导致的;还有一类是耳鼻喉肿瘤。

耳鼻喉科手术的部位常见为头面部,病情一般会影响病人的正常生活,如面部影响病人的外貌,咽喉影响病人的发声等,因此病人对手术治疗期望值很高,容易产生焦虑、恐惧、抑郁心理,总是担心手术效果差,害怕术后影响容貌等。

3. 口腔科病人的心理特点

(1)恐惧:恐惧是最常见的口腔科病人的心理反应,有些病人怕见到血,有些害怕疼痛。口腔科治疗的器具也常常会使在清醒状态下的病人感到恐惧。由于恐惧治疗,很多病人会等到疾病无法忍耐的程度才来就诊。这种情况加大了治疗的困难,使治疗过程长,操作复杂,之后又进一步加重了病人的负面情绪。

(2)担忧:口腔是颜面部的器官,口腔疾病治疗后病人常担心影响进食,影响容貌,也担心治疗费用问题。过多的担忧使病人背上沉重的思想包袱,面带愁容、心情不好,影响疾病的康复。

(3)抑郁:一些颜面部损伤的病人,很容易留下疤痕或功能障碍。这些给他们的生活带来不便、工作受到影响,甚至影响婚姻和家庭,导致他们情绪低落、郁郁寡欢。

因此,口腔科治疗是一项精细的工作。病人有各种负性情绪,对医护人员期待高,当失望时容易不满。口腔科病人的年龄跨度很大,从几岁的幼儿到耄耋老人都是口腔科的服务范围。不同年龄的病人也需要有不同的对待。

二、五官科病人的心理护理

1. 眼科病人的心理护理　眼科病人受疾病影响大,期待高,因此护理中需要对他们的心态进行调整。

焦虑和恐惧的情绪多由手术治疗引起。术前宣教和练习使病人了解手术的情况和注意事项能够有效降低焦虑和恐惧水平。改善他们的饮食和睡眠,有利于手术治疗和术后康复。

多数病人在手术成功后,其抑郁水平会降低,但如果病人对手术的期待值高于手术疗效,又会引起病人的失望情绪。因此,对此类情况,我们需要告诉他们手术所能达到的效果,使他们的期待能够停留在合理的水平。

2. 耳鼻喉科病人的心理护理　对急诊病人,首先要及时处理危急情况,要有熟练的专业技术水平,沉着、冷静、快速、有效地处理并简要说明情况,自己不要慌乱,以免加重病人的焦虑和愤怒。

对慢性病病人应有同情心,并给予理解,不计较病人的情绪好坏和说话方式,以诚相待,取得病人的信任。这样病人就愿意提供更翔实的信息,有利于我们制定护理措施和计划。帮助病人分析过去治疗效果不佳的原因,找出解决办法,为增强病人战胜疾病的信心,可有针对性地介绍其他病友的治疗经验,以典型的成功病例作心理暗示,减轻病人的心理压力,使病人树立与慢性疾病做斗争的毅力和勇气,达到早日康复的目的。

对手术病人而言,术前宣教做好基本情况介绍和术后可能出现的情况如何应对的指导,使病人对手术"有备而来",可减轻他们的焦虑、恐惧情绪。对面部创伤较大的病人,首先帮助他们做好术后康复,如上颌骨截除病人,应尽早进行张口训练,以防下颌关节粘连所致的进食困难和吐字不清。然后解决个体化问题,如面部畸形严重者,告诉他们可进行整容矫正,让他们对面容问题不再担忧。

3. 口腔科病人的心理护理　首先为病人提供舒适方便的就医环境,保持诊室清洁安静,调节手术灯避免灯光直射病人眼睛。主动把可能给病人带来的痛苦和威胁作适当的说明,给予安全暗示和保证,要和蔼可亲,沉着稳定,让自己一举一动都给病人以安全感,减轻他们的焦虑和恐惧情绪。适时调整体位,给予必要的解释也可以让病人感受到放松。

第七节 传染科病人的心理护理

案例 12-2 乙肝病人的心理护理

68 岁的李大爷被诊断为乙型肝炎,自己的儿女感到非常紧张,每天用"84"消毒液把家中里里外外擦拭好几遍。只要老人碰过的物品就赶快消毒,开门也要消毒门把手,上完厕所更不用说,均要统统消毒一遍。顿时,老人感觉自己成了祸根,成了多余,在家里一切都不自然了,一切都变了,无奈只好住进医院。在医院,当看到护士每天热情的笑脸,亲切的问候,为他查体、输液,搀扶他进进出出时,老人感动地说:住在这儿比家里好多了,我的儿女都嫌弃我,你们却对我这么好,我的心里踏实多了。

思考题

1. 传染科病人有什么心理特点?
2. 如何对传染科病人进行心理护理?

传染病(infectious diseases)是由致病性病原体感染人体后所产生的有传染性的疾病。常可引起传播、流行而严重危害人的健康。传染性疾病种类繁多,如病毒性肝炎、麻疹、流行性出血热等。传染病的治疗是以促进病人康复、控制传染源、防止播散、坚持综合治疗为原则的,即治疗、护理与隔离、消毒并重。病人被确诊为患传染性疾病后,不仅自己要蒙受疾病折磨之苦,更痛苦的是自己成了对周围人造成威胁的传染源。实行隔离治疗的传染病病人,还因社会交往需要被限制或者被剥夺,导致心理需要上的剧烈变化而产生孤独心理或自卑感。

一、传染科病人的心理特点

传染病的种类繁多,病程长短不一,危害性和预后不同。由于疾病具有传染性,可以影响到婚姻和家庭;加之社会中人们认识上的偏见,病人在求学、就业中感受到巨大的压力;同时求医带来经济负担,因此传染科病人的心理问题较多。综合各方面因素,将传染科病人的心理问题总结如下:

1. **自卑和孤独** 传染科病人一旦进入病人角色,易产生一种自卑孤独心理。他们在心理上和行为上都与周围的人们划了一条鸿沟。由于传染性和隔离治疗,他们会感到自己成了人们躲避的对象,使自我价值感变低,产生自卑心理。许多传染病病人会刻意隐瞒自己的病情,如把肺结核故意说是"肺炎",或不让别人知道自己有乙型肝炎等。

2. **愤怒和自责** 这类情绪产生的原因通常是悔恨自己疏忽大意,埋怨别人传染给自己,有时还迁怒于人和事,易激惹,爱发脾气。

3. 抑郁和恐惧　因为许多传染性疾病具有病程长、难治愈的特点,而且在慢性迁延的过程中会导致其他疾病的发生,如想到乙型肝炎可能会诱发肝硬化和肝癌,使得病人对未来产生抑郁甚至恐惧情绪。还有一些抑郁和恐惧情绪来源于对疾病的错误认知,如肺结核病人受几千年流传下来的对"肺痨"的观念影响而感到害怕。

4. 担心和焦虑　有了传染病,有些病人会觉得这是一件很不光彩的事,憋在心里自己难受,说出去又怕被人歧视,遭人嫌弃和厌恶,更怕自己的病传染给孩子、爱人和家人。由于传染病他们的生活发生较大的改变,因此会焦虑、烦躁,急切希望病情好转,有些慢性传染病病人会因为病情迁延、反复发作或担心预后而四处求医,甚至盲目搜集偏方。

二、传染科病人的心理护理

护理人员在了解传染科病人的心理活动特点及其情绪变化的基础上,以良好的护患关系为桥梁,实施心理护理。

1. 改变对疾病的错误认知　纠正如"肺痨"治不好、乙肝必定会转为肝硬化和肝癌、患上禽流感就会死等观念,告之以正确的疾病知识,减轻其心理负担,鼓励配合治疗,不要盲目轻信广告,争取达到治疗的最佳效果。

2. 支持疗法　护士应密切观察病情变化,给予必要的处理。在护理的过程中,不能表现出惧怕的情绪和嫌弃的行为。同时,告知病人家属关于传染病的知识,使他们能正确看待传染病,了解传染病的预防方法,不过多流露对疾病的惧怕,以免进一步加重病人的心理负担。

由于传染病通常需要隔离治疗,病人和家属的接触有限,病友间的鼓励和支持也很重要。

本　章　小　结

1. 临床病人常见的心理反应包括:退行、依赖性增强,情绪不稳、易激惹,感觉过敏,焦虑、恐惧、抑郁、愤怒,孤独等。但由于各科病人不同,病期不同,其心理状况亦有不同。

2. 根据病程的发展,内科疾病通常可以分为急性期、慢性期和康复期等三个时期。急性期的病人通常会有焦虑、恐惧、急躁等情绪;慢性期的病人容易感到孤独、恐惧、抑郁、愤怒和绝望,同时也会有防范心理;康复期的病人心情总体愉悦,但如有后遗症等问题,则会使病人担心、退缩。

3. 手术病人在术前通常会有焦虑、抑郁、猜疑和择优心理;术中则以紧张、焦虑为主;术后心理反应多为焦虑、惧怕、疑虑、依赖、抑郁和缺陷心理。

4. 妇科病人因多为手术病人，因此表现出同外科手术病人类似的心理，如焦虑和恐惧，但由于涉及女性病人的生殖系统问题，因此病人容易悲观和失望、敏感和猜疑。产科病人兴奋与焦虑共存，且会有恐惧、忧郁和害羞心理。

5. 儿科病人因年龄不同会有不同的心理表现，但通常有焦虑和恐惧、孤独和抑郁、偏执、敌对和退行。

6. 肿瘤科病人容易感到恐惧和绝望、抑郁，对疾病和治疗产生怀疑和否认心理，依赖性变强、治疗需求迫切但有时却有抵触心理。

7. 五官科多涉及头面部，除了病人常见的焦虑、恐惧、悲观、失望等情绪外，还常常会担忧自己的容貌是否受到影响。

8. 传染科疾病的传染性和隔离治疗通常使病人感受到自卑与孤独，他们常常自责和愤怒，产生抑郁、恐惧、担心和焦虑心理。

9. 在各科的心理护理中，一般要在良好的护患关系基础上，让病人尽快熟悉环境，对病人即将面临的治疗进行介绍，对之后可能出现的问题进行讲解并练习应对的方法。注意对病人家属进行心理干预，使得病人最大限度地获得社会支持。不同年龄、不同文化程度、不同疾病、不同病程的病人心理护理基本可以遵照上述方法，但也要注意具体情况区别对待。

（金明琦）

参 考 文 献

[1] 陈力. 医学心理学[M]. 北京:北京大学出版社,2009.

[2] 曹枫林. 护理心理学[M]. 3版. 北京:人民卫生出版社,2013.

[3] 常俊梅. 心理护理干预对恶性肿瘤放疗患者心理状况及治疗依从性的影响[J]. 湖南中医药大学学报,2016,36(6):286-287.

[4] 戴晓阳. 护理心理学[M]. 北京:人民卫生出版社,2006.

[5] 董竹便. 妇产科患者的心理护理[J]. 中国医药指南,2011,9(14):319-320.

[6] 邓德光,李安民. 梅尼埃病病人110例心理、社会因素配对调查初步分析[J]. 医学理论与实践,1997,10(1):7-9.

[7] 费尔德曼. 发展心理学:人的毕生发展[M]. 苏彦捷,译. 北京:世界图书出版公司,2007.

[8] 郭丽贞,刘亚玲. 品管圈活动对提高肿瘤内科护理人员手卫生依从性的效果分析[J]. 临床合理用药杂志,2016(31).

[9] 高新义. 巴林特小组改善医护人员职业压力与职业倦怠[J]. 中国健康心理学杂志,2016(10).

[10] 胡捍卫. 心理与精神护理[M]. 南京:东南大学出版社,2007.

[11] 胡佩诚,宋燕华. 心理卫生和精神疾病护理[M]. 北京:北京医科大学出版社,1999.

[12] 胡佩诚. 心理治疗学[M]. 北京:人民卫生出版社,2007.

[13] 胡崇涛,奎晓艳,田莎祺. 浅谈对肿瘤化疗病人进行心理护理的方法及体会[J]. 求医问药,2012,10(11):192-193.

[14] 杭荣华,刘新民. 护理心理学[M]. 合肥:中国科学技术大学出版社,2013.

[15] 黄文胜,陈春霞. 儿科病人的心理护理[J]. 医学创新研究,2008,5(27):89.

[16] 姜乾金. 医学心理学[M]. 4版. 北京:人民卫生出版社,2007.

[17] 姜乾金. 护理心理学[M]. 杭州:浙江大学出版社,2012.

[18] 姜乾金. 医学心理学理论方法与临床[M]. 北京:人民卫生出版社,2012

[19] 李小妹. 护理学导论[M]. 2版. 北京:人民卫生出版社,2006.

[20] 李永鑫,李艺敏.国内护理工作应激研究现状[J].护理研究,2003,17(6):629-631.

[21] 李正姐.护理心理学[M].北京:中国中医药出版社,2015.

[22] 李爱华,荆素卿,相振乐.耳鼻喉科门诊病人的心理反应特点与护理策略[J].专科护理,2003,9(9):692-694.

[23] 李平,徐华,高燕红,等.儿科护士如何做好患儿的心理护理[J].空军总医院学报,2006,22(2):118-119.

[24] 林崇德.发展心理学[M].北京:人民教育出版社,1995.

[25] 林崇德.发展心理学[M].2版.北京:人民教育出版社,2009.

[26] 林崇德.发展心理学[M].杭州:浙江教育出版社,2002.

[27] 林崇德,杨志良,黄希庭,等.心理学大辞典[M].上海:上海教育出版社,2003.

[28] 刘新民,程灶火.医学心理学[M].合肥:中国科学技术大学出版社,2012.

[29] 刘晓红.护理心理学[M].上海:上海科学技术出版社,2005.

[30] 刘翔平.当代积极心理学[M].北京:中国轻工业出版社,2013.

[31] 娄凤兰.护理心理学[M].北京:北京大学医学出版社,2006.

[32] 娄凤兰,徐云,厉萍.护理心理学[M].2版.北京:北京大学医学出版社,2015.

[33] 雷俊,何国平.社会支持对健康的影响研究[J].实用预防医学,2010,17(3):622-624.

[34] 罗杰·霍克.改变心理学的40项研究[M].北京:人民邮电出版社,2010

[35] 马莹.发展心理学[M].北京:人民卫生出版社,2013.

[36] 龙吟.探讨心理护理对顺产产妇焦虑和分娩痛的缓解作用[J].世界最新医学信息文摘,2016,16(27):205-206.

[37] 潘蕴倩,袁剑云.系统化整体护理[M].济南:山东科学技术出版社,1997.

[38] 潘蕴倩.心理学基础[M].北京:人民卫生出版社,2002.

[39] 彭聃龄.普通心理学[M].北京:北京师范大学出版社,2003.

[40] 皮亚杰.儿童心理学[M].北京:商务印书馆,1987.

[41] 钱明.护理心理学[M].北京:人民军医出版社,2007.

[42] 邵晓华.儿科护理中对患儿家长心理护理的体会[J].中外医疗,2009,29(4):124.

[43] 石寿森,张凤进.不同行为类型青光眼病人手术前后焦虑情绪与血液流变学的变化[J].中国行为医学科学,1998,7(1):49-50.

[44] 石晶,程青红,王子迎.品管圈在国内护理工作中的应用现状[J].农垦医学,

2011(05).

[45] 孙艳,李宇军. 内科病人的心理护理干预[J]. 全科护理,2009,7(5):1396-1397.

[46] 田兆华. 儿科病人的心理护理[J]. 中外健康文摘,2011,8(11):331-332.

[47] 汪向东. 心理卫生评定量表手册[M]. 北京:中国心理卫生杂志社,2000.

[48] 王江红. 护理心理学[M]. 南京:东南大学出版社,2006.

[49] 王丽,陈思,贾明华. 癌症患者述情障碍及影响因素研究进展[J]. 护理学杂志,2016,31(16):109-112.

[50] 王月霞. 浅析儿科心理护理[J]. 当代医学,2009,15(10):116-117.

[51] 吴斌. 护理心理学[M]. 合肥:安徽大学出版社,2011.

[52] 徐斌. 心身医学[M]. 合肥:中国科学技术大学出版社,2000.

[53] 许建国,廖建英. 心理及社会因素对支气管哮喘影响的研究进展[J]. 医学综述,2013,19(15):2784-2786.

[54] 杨艳杰. 护理心理学[M]. 3版. 北京:人民卫生出版社,2012.

[55] 杨雪莉,梁宗保. 述情障碍的研究现状及干预[J]. 心理研究,2016,9(1):9-14.

[56] 姚树桥. 心理评估[M]. 北京:人民卫生出版社,2007.

[57] 姚树桥. 医学心理学[M]. 北京:人民卫生出版社,2008.

[58] 张贵平. 护理心理学[M]. 北京:科学出版社,2010.

[59] 张履祥,葛明贵. 普通心理学[M]. 合肥:安徽大学出版社,2002.

[60] 张树卿. 略论儒、释、道的生死观[J]. 东北师大学报:哲学社会科学版,1998(3):75-79.

[61] 张静. 耳鼻喉科患者手术前的心理护理分析[J]. 中国医药科学,2013,3(1):137-138.

[62] 张丽君,赵桂珍,索玉霞. 传染科患者心理与心理护理[J]. 中国实用医药,2009,4(35):152-153.

[63] 张红杰,黄桦. 巴林特小组在综合医院的应用[J]. 生物技术世界,2012,(01).

[64] 周英. 护理心理学[M]. 北京:人民军医出版社,2011.

[65] 周郁秋. 护理心理学[M]. 2版. 北京:人民卫生出版社,2006.

[66] 周玉琴,金虹. 心理应激与心理护理[J]. 中国实用护理学杂志,2004,20(236):75.

[67] 朱瑞杰,金昌德,王彦鑫. 治疗性沟通对食管癌手术患者希望水平的影响[J]. 中华护理杂志,2013,48(6):515-517.

[68] Bunzel B, Wollenek G. Heart transplantation: are there psychosocial predictors for clinical success of surgery? [J]. Thorac Cardiovasc Surg, 1994, 42 (2): 103-107.

[69] Enqvist B, von Konow L, Bystedt H. Pre- and perioperative suggestion in maxillofacial surgery: effects on blood loss and recovery[J]. Int J Clin Exp Hypn, 1995, 43(3): 284-294.

[70] Erb C, Batra A, Brömer A. Psychiatric manifestations in patients with primary open-angle glaucoma[J]. Ophthalmologe, 1993, 90(6): 635-639.

[71] Ending violence against doctors in China[J]. The Lancet, 2012, 379(9828): 1764.

[72] Jenkins C D, Stanton B A, Jono R T. Quantifying and predicting recovery after heart surgery[J]. Psychosom Med, 1994, 56(3): 203-212.